国家卫生和计划生育委员会住院医师规范化培训规划教材

口腔医学
口腔修复科分册
Prosthodontics

主　编　周延民　陈吉华

副主编　高　平　陈　江　余占海　麻健丰

编　者（以姓氏笔画为序）

于海洋（四川大学华西口腔医院）　　陈吉华（第四军医大学口腔医院）

冯云枝（中南大学湘雅二医院口腔中心）　周永胜（北京大学口腔医院）

朱洪水（南昌大学附属口腔医院）　　周延民（吉林大学口腔医院）

吴　江（第四军医大学口腔医院）　　郑立舸（泸州医学院附属口腔医院）

吴　哲（吉林大学口腔医院）　　　　高　平（天津医科大学口腔医院）

余占海（兰州大学口腔医院）　　　　麻健丰（温州医科大学附属口腔医院）

陈　江（福建医科大学附属口腔医院）

主编助理　吴　哲　吴　江　钱　明

人民卫生出版社

图书在版编目（CIP）数据

口腔医学.口腔修复科分册/周延民,陈吉华主编.
—北京:人民卫生出版社,2016
国家卫生和计划生育委员会住院医师规范化培训
规划教材
ISBN 978-7-117-22689-9

Ⅰ.①口… Ⅱ.①周…②陈… Ⅲ.①口腔科学-职业
培训-教材②口腔矫形学-职业培训-教材 Ⅳ.①R78

中国版本图书馆 CIP 数据核字(2016)第 110617 号

| 人卫社官网 | www.pmph.com | 出版物查询，在线购书 |
| 人卫医学网 | www.ipmph.com | 医学考试辅导，医学数据库服务，医学教育资源，大众健康资讯 |

口腔医学　口腔修复科分册

主　　编：周延民　陈吉华
出版发行：人民卫生出版社（中继线 010-59780011）
地　　址：北京市朝阳区潘家园南里 19 号
邮　　编：100021
E - mail：pmph @ pmph. com
购书热线：010-59787592　010-59787584　010-65264830
印　　刷：北京铭成印刷有限公司
经　　销：新华书店
开　　本：889×1194　1/16　　印张：15
字　　数：413 千字
版　　次：2016 年 8 月第 1 版　2019 年 1 月第 1 版第 2 次印刷
标准书号：ISBN 978-7-117-22689-9/R·22690
定　　价：89.00 元
打击盗版举报电话：010-59787491　E-mail：WQ @ pmph. com
（凡属印装质量问题请与本社市场营销中心联系退换）

出 版 说 明

为深入贯彻国家卫生计生委、中央编办、国家发展改革委、教育部、财政部、人力资源社会保障部、国家中医药管理局联合发布的《关于建立住院医师规范化培训制度的指导意见》文件精神,满足全国各地住院医师规范化培训的要求,在国家卫生和计划生育委员会科教司领导和支持下,全国高等医药教材建设研究会、全国住院医师规范化培养教材评审委员会组织编写了《住院医师规范化培训规划教材》,人民卫生出版社正式出版。

本套教材的编写原则是:①坚持"三个对接":与5年制的院校教育对接,与执业医师考试对接,与专科医师的准入和培训对接;②强调"三个转化":在院校教育强调"三基"的基础上,本阶段强调把基本理论转化为临床实践、基本知识转化为临床思维、基本技能转化为临床能力;③强化"三个临床":早临床、多临床、反复临床;④提高"四种能力":职业道德、专业能力、人际沟通与团队合作能力、教学与科研的能力;⑤培养"三种素质":职业素质、人文素质、综合素质;⑥实现"三医目标":医病、医身、医心。不仅要诊治单个疾病,而且要关注患者整体,更要关爱患者心理。

本套教材强调"规范化"和"普适性",实现培训过程与内容的统一标准和规范化。其中临床流程、思维与诊治均按照各学科临床诊疗指南、临床路径、专家共识及编写专家组一致认可的诊疗规范进行编写。在编写过程中不断地征集带教老师和学员意见并不断完善,实现"从临床中来,到临床中去"。本套教材的编写模式不同于本科院校教材的传统模式,注重体现PBL和CBL的教学方法,符合毕业后教育特点,并为下一阶段专科医师培训打下坚实的基础。

本套教材共47种。根据新近印发的《住院医师规范化培训内容与标准(试行)》的文件要求,分为临床学科(42种)、医学人文(5种)两类。本套教材充分考虑各学科内亚专科的培训特点,能够满足不同地区、不同层次的培训要求。

本套教材是在全面实施以"5+3"为主体的临床医学人才培养体系,深化医学教育改革,培养和建设一支适应人民群众健康保障需要的临床医师队伍的背景下组织编写的,希望全国广大住院医师培训基地在使用过程中提供宝贵意见。

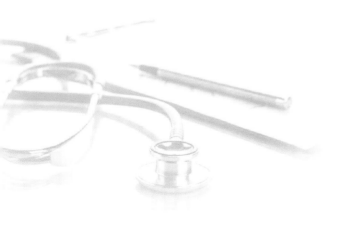

国家卫生和计划生育委员会住院医师规范化培训规划教材

教 材 目 录

序号	教材名称	主编		副主编			
1	内科学 心血管内科分册	张 澍	霍 勇	陈 红	高海青	何 奔	周玉杰
2	内科学 呼吸与危重症医学科分册	王 辰	高占成	康 健	王 虹	李海潮	代华平
3	内科学 消化内科分册	唐承薇	张澍田	陈旻湖	房静远	陈卫昌	王蔚虹
4	内科学 血液内科分册	黄晓军	吴德沛	王健民	邵宗鸿	侯 明	卢振霞
5	内科学 肾脏内科分册	梅长林	余学清	陈江华	陈 楠	付 平	倪兆慧
6	内科学 内分泌科分册	童南伟	邢小平	郭晓蕙	肖海鹏	余学锋	陈 兵
7	内科学 风湿免疫科分册	张奉春	栗占国	鲍春德	刘 毅	毕黎琦	杨念生
8	内科学 感染科分册	魏 来	李太生	范学工	张文宏	党双锁	赵龙凤
9	儿科学	申昆玲	黄国英	母得志	薛辛东	罗小平	黄松明
10	急诊医学	于学忠	黄子通	陆一鸣	陈玉国	陈旭岩	张连阳
11	皮肤性病学	张学军	涂 平	徐金华	高兴华	陆前进	晋红中
12	精神病学	唐宏宇	方贻儒	李占江	刘铁桥	胡 建	贾福军
13	神经病学	贾建平	陈生弟	黄一宁	洪 震	周 东	唐北沙
14	全科医学	于晓松	季国忠	霍洪军	赵 钢	李双庆	王 敏
15	康复医学	励建安	黄晓琳	燕铁斌	何成奇	岳寿伟	吴 毅
16	外科学 普通外科分册	刘玉村	朱正纲	王 杉	胡三元	刘青光	程南生
17	外科学 神经外科分册	李新钢	王任直	赵世光	游 潮	刘建民	康德智
18	外科学 胸心外科分册	胡盛寿	王 俊	孙立忠	高长青	庄 建	肖颖彬
19	外科学 泌尿外科分册	叶章群	周利群	黄翼然	张小东	吴 斌	黄 翔

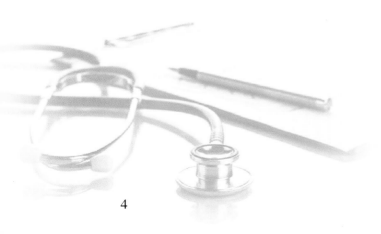

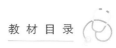

序号	教材名称	主编		副主编			
20	外科学 整形外科分册	祁佐良	李青峰	郭树忠	王晓军	郭 澍	江 华
21	骨科学	裴福兴	陈安民	翁习生	阎作勤	林建华	贺西京
22	小儿外科学	孙 宁	郑 珊	冯杰雄	刘文英	高 亚	董 蒨
23	妇产科学	杨慧霞	狄 文	王建六	赵 霞	薛凤霞	漆洪波
24	眼科学	黎晓新	王宁利	许 迅	刘奕志	刘 平	沈 晔
25	耳鼻咽喉头颈外科学	韩东一	肖水芳	许 庚	唐安洲	张 榕	潘新良
26	麻醉学	刘 进	于布为	王国林	李文志	赵国庆	任家顺
27	临床病理学	陈 杰	步 宏	王连唐	李 挺	吴 强	戚基萍
28	临床检验医学	王 前	王建中	府伟灵	李 莉	续 薇	欧启水
29	放射影像学	郭启勇	王振常	胡道予	龚启勇	滕皋军	刘士远
30	超声医学	姜玉新	张 运	王金锐	田家玮	唐 杰	李建初
31	核医学	黄 钢	李亚明	李 方	王全师	石洪成	王 铁
32	肿瘤放射治疗学	王绿化	朱广迎	郎锦义	郭小毛	马 骏	刘晓冬
33	医学遗传学	邬玲仟	张 学	赵彦艳	张咸宁	余细勇	刘睿智
34	预防医学	朱启星	傅 华	张正东	王 彤	宿 庄	
35	口腔医学 口腔全科分册	周学东	白玉兴	宋宇锋	刘洪臣	章锦才	徐 欣
36	口腔医学 口腔内科分册	凌均棨	陈 智	孙 正	牛玉梅	俞立英	潘亚萍
37	口腔医学 口腔颌面外科分册	俞光岩	王慧明	王佐林	周 诺	胡勤刚	董福生
38	口腔医学 口腔修复科分册	周延民	陈吉华	高 平	陈 江	余占海	麻健丰
39	口腔医学 口腔正畸科分册	王 林	沈 刚	周 洪	邓 锋	毛 靖	王建国
40	口腔医学 口腔病理科分册	钟 鸣	王 洁	李铁军	陈 宇	周 峻	肖 晶
41	口腔医学 口腔颌面影像科分册	王铁梅	余 强	郑广宁	傅开元	程 勇	曾东林
42	重症医学	于凯江	杜 斌	管向东	王祥瑞	马晓春	康 焰
43	循证医学	王吉耀	何 耀	徐佩茹	祁艳波	王聪霞	王小钦
44	医学科研方法	陈世耀	刘晓清	张宏家	吕 明	肖志波	
45	医学伦理学实践	邹和建	陈晓阳	纪宗正	张 欣	杨 薇	王兆良
46	医患沟通技能训练	李惠君	郭 媛	王 颖	刘惠军	韩新生	曹素艳
47	住院医师英语手册	唐熠达	冉志华	蔡世荣	潘 慧	金泽宁	李 刚

全国住院医师规范化培养教材

评审委员会名单

委　　　员（按姓氏笔画排序）

于凯江	哈尔滨医科大学附属第二医院	陈　椿	福建医科大学附属协和医院
毛　颖	复旦大学附属华山医院	陈卫昌	苏州大学附属第一医院
王　兴	北京大学口腔医院	陈昕煜	国家卫生和计划生育委员会科技教
王　前	南方医科大学南方医院		育司
王以朋	北京协和医院	周玉杰	首都医科大学附属北京安贞医院
王共先	南昌大学第一附属医院	周学东	四川大学华西口腔医院
占伊扬	江苏省人民医院	罗天友	重庆医科大学附属第一医院
申昆玲	首都医科大学附属北京儿童医院	胡娅莉	南京大学医学院附属鼓楼医院
伍伟锋	广西医科大学第一附属医院	费广鹤	安徽医科大学第一附属医院
刘　彬	吉林大学第一医院	赵龙凤	山西医科大学第一临床医院
刘建国	天津医科大学总医院	赵增仁	河北医科大学第一医院
刘青光	西安交通大学第一附属医院	唐北沙	中南大学湘雅医院
朱晒红	中南大学湘雅三医院	徐剑铖	第三军医大学第二附属医院
汤宝鹏	新疆医科大学第一附属医院		（新桥医院）
许　迅	上海市第一人民医院	贾建国	首都医科大学宣武医院
吴一龙	广东省人民医院	贾明艳	北京医学教育协会
张东华	哈尔滨医科大学附属第一医院	高　亚	西安交通大学第二附属医院（西北
张成普	中国医科大学附属盛京医院		医院）
张学文	吉林大学中日联谊医院	高　炜	北京大学第三医院
李占江	首都医科大学附属北京安定医院	高长青	中国人民解放军总医院
李海潮	北京大学第一医院	诸葛启钏	温州医科大学附属第一医院
沈　晔	浙江大学医学院附属第一医院	龚启勇	四川大学华西临床医学院 / 华西医院
狄　文	上海交通大学医学院附属仁济医院	董　蒨	青岛大学医学院附属医院
邱海波	东南大学附属中大医院	谢苗荣	首都医科大学附属北京友谊医院

主 编 简 介

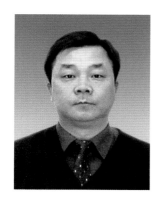

周延民

男，现任吉林大学口腔医院院长，教授，博士生导师，一级主任医师。兼任国际牙医学院院士、国际口腔重建科学委员会中国分会委员、中华口腔医学会常务理事、中华口腔医学会口腔种植专业委员会副主任委员、中华口腔医学会口腔修复专业委员会常委、中华口腔医学教育委员会常委、中华口腔医师协会副会长、吉林省口腔医学会会长、吉林省口腔医学会种植专委会主任委员、吉林省医师协会常委。

从事口腔种植及修复学教学工作 30 年。担任原卫生部影像教材《固定义齿》主编、原卫生部"十一五"本科规划教材《口腔修复学》及研究生规划教材《口腔种植学》编者，担任多部核心期刊副主编及编委。主持及参与国家基金委及省科研项目 30 余项，其中国家自然科学基金项目 5 项、教育部博士点基金 1 项。公开发表论文 180 余篇，SCI 21 篇。获国家发明专利授权 2 项。获吉林省教育成果奖一等奖 1 项，原卫生部教育成果二等奖 1 项，吉林省科技进步二等奖 1 项、三等奖 2 项，吉林省自然科学学术成果奖三等奖 1 项。曾获"全国医药卫生系统创先争优活动先进个人"、"吉林省突出贡献中青年专业技术人才"、"吉林省高级专家"、"长春市'十二五'医学重点专科学科带头人"等荣誉称号。

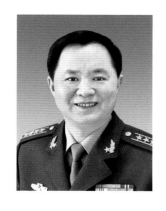

陈吉华

男，1964 年 6 月生于湖北十堰，1986 年毕业于第四军医大学口腔医学系，现任第四军医大学口腔医学院院长，主任医师、教授，教育部"长江学者奖励计划"特聘教授，美国佐治亚瑞金大学客座教授，国家重点学科"口腔临床医学"和"军事口腔医学"国家重点实验室学科带头人，教育部创新团队带头人，总后勤部"科技银星"，教育部优秀教学团队学科带头人，国家精品课程单位学科带头人，国务院政府特殊津贴获得者。担任第三届国际口腔粘接技术大会主席，国际口腔粘接技术学会执行委员、中华口腔医学会常务理事，中华口腔医学会修复专业委员会副主任委员，全军保健医学专业委员会副主任委员，中国人民解放军总后勤部高级专业技术职务评审委员会委员，陕西省口腔医学会副会长，陕西省口腔医学会口腔修复专业委员会主任委员，并担任 8 部国际期刊编委。获 9 项国家自然科学基金、1 项"973"前期专项和省创新工程资助；发表 SCI 论文 60 余篇。获国家发明专利授权 4 项、实用新型 2 项，获省部级科学技术奖一等奖 2 项，国家科技进步三等奖及军队医疗成果二等奖各 1 项。主编专著 5 部，担任原卫生部"十一五"研究生规划教材《口腔修复学》副主编、原卫生部"十二五"本科规划教材《口腔修复学》及卫生计生委"十二五"研究生规划教材《可摘局部义齿修复学》主编。

副主编简介

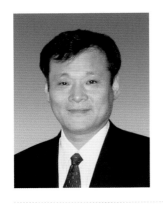

高平

男,1955 年 4 月 28 日出生于天津。现任天津医科大学口腔医学院、口腔医院院长,教授、主任医师,博士生导师,国务院学科评议组成员。兼任中华口腔医学会常务理事、中华口腔医学会口腔修复专业委员会副主任委员、中华口腔医学会口腔计算机专业委员会常务委员、天津市口腔医学会副会长,日本昭和大学客座教授。《中华口腔医学杂志》《实用口腔医学杂志》等编委。从事教学工作 35 年,曾承担国家 863 计划、国家自然科学基金等科研课题 10 余项。在国内外期刊发表学术论文 70 余篇,主编、参编专著与教材 4 部,获天津市科技进步奖 2 项、教学成果奖 1 项。

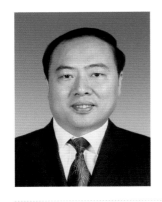

陈江

男,1964 年 9 月生于福建省福州市,现任福建医科大学口腔医学院及附属口腔医院院长教授,主任医师,博士生导师。中华口腔医学会常务理事,中华口腔医学会口腔种植专业委员会常务委员,国务院政府特殊津贴专家,国家自然基金评审专家,国际牙学院院士,福建省口腔医学会种植专业委员会主任委员,《中华口腔医学杂志》审稿专家,《口腔医学研究杂志》副主编等。从事教学工作 29 年,主持国家自然基金、福建省科技重大项目等课题 10 余项,获福建省科技进步二等奖 1 项,省医学科技三等奖 1 项,发明专利 3 项。主编、主译、参编学术专著 6 部。

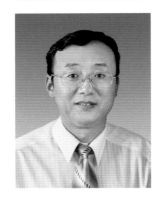

余占海

男,1964 年 11 月生于甘肃。现任兰州大学口腔医学院及口腔医院院长、教授、主任医师、硕士研究生导师,国际牙学院院士。中华口腔医学会理事,中华口腔医学会口腔修复学专业委员会常委,教育部高等学校教学指导委员会委员,全国高等医药院校规划教材评审委员会委员,甘肃省口腔医学会候任会长。《口腔医学研究》及《现代口腔医学杂志》副主编,《实用口腔医学杂志》等编委。从事教学工作 26 年,先后发表论文 100 余篇,其中 SCI 收录 3 篇,主编、参编出版专著、教材 9 部。为原卫生部"十二五"本科规划教材《口腔修复学》、《口腔医学美学》两部教材的编委。曾获省厅级科技进步奖 4 项,2 项省级优秀教学成果奖,省级精品课程 1 项。甘肃省卫生系统中青年学科技术带头人。

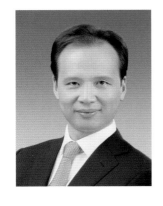

麻健丰

男,1967 年 10 月生于浙江永嘉。现任温州医科大学附属口腔医院院长、主任医师,教授,生物医学工程博士,口腔医学硕士,国际牙医师学院院士,美国 Loma Linda 大学牙学院访问学者。中华口腔医学会委员、中华医师协会口腔医学分会委员、中华口腔医学会修复专业委员会常委、浙江省口腔医学会副会长、浙江省口腔修复专业委员会副主任、原卫生部口腔修复工国家职业标准专家委员会委员、温州市口腔医学会会长。从事教学工作 24 年。主持 2 项国家自然科学基金,公开发表论文 40 余篇,其中 14 篇被 SCI/EI 收录。主译 1 部外文专业教材,主编全国高校统编教材 1 部、参编 4 部,专业书籍 2 部,发明专利并获得授权 3 项。2008 年获得浙江省高等学校科研成果奖三等奖。

前　　言

　　《口腔医学　口腔修复科分册》是国家卫生和计划生育委员会住院医师规范化培训系列教材之一。编者在本教材编写过程中，根据口腔修复科住院医师规范化培训的目标和要求，充分考虑了从医学生身份向临床医师转变的核心需要，体现三个转化原则，即基本理论向临床实践转化、基本知识向临床思维转化、基本技能向临床能力转化。

　　本教材在结构方面，分为理论篇和技术篇两大部分，覆盖口腔修复科常见的牙体缺损、牙列缺损和牙列缺失的修复方法。理论篇中各个章节的编写是以临床常见疾病为主线，对应的临床实际病例为示范，通过问题与思路的形式，对病例进行解读和分析，回顾和拓展在院校教育阶段学习的知识点，培养年轻医师分析问题和解决问题的能力。技术篇中按照临床诊疗流程，采用大量的彩色插图说明临床操作的注意要点，突出了临床标准化操作，提高受训者的临床操作技能。通过本教材的学习，学生能够明晰在临床工作中应该干什么(发现问题)、为什么这么做(分析问题)以及怎么做(解决问题)，真正使临床实践能力得以有效提升。本教材既适合住院医师规范化培训，亦可供临床研究生、进修生和医学院校学生阅读和学习。

　　本教材由四川大学华西口腔医院、北京大学口腔医院、第四军医大学口腔医院、吉林大学口腔医院、天津医科大学口腔医院、福建医科大学附属口腔医院、兰州大学口腔医院、温州医科大学附属口腔医院、泸州医学院附属口腔医院、南昌大学附属口腔医院、中南大学湘雅二医院口腔中心 11 所院校的 13 名教授合作完成的，在此深表谢意。本教材编写中得到了人民卫生出版社的大力支持，谨此致谢。

　　由于在编写形式上的创新，缺乏编写经验，此版教材有很多不足之处，恳请各院校同道、读者批评指正，以便再版时及时改正。

周延民　　陈吉华

2016 年 5 月

目　录

第三篇　技术操作

第 一 篇

总 论

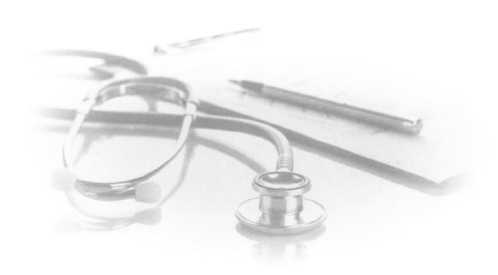

第一章 绪 论

第一节 口腔修复学概况

一、口腔修复学的定义

口腔修复学(prosthodontics)是应用符合生理需要的方法,采用人工装置(artificial device)修复口腔及颌面部各种缺损并恢复其相应的生理功能,预防或治疗口颌系统疾病的一门临床学科。它是口腔医学(stomatology)的重要分支,以基础医学、美学、材料学、制造工艺学和生物工程学为基础,并与临床医学及口腔医学其他分支学科具有紧密联系。依据国务院学位委员会与教育部联合印发的《授予博士、硕士学位和培养研究生的学科、专业目录》,口腔修复学隶属于一级学科"口腔医学"之下的二级学科"口腔临床医学"。

二、口腔修复学的临床内容与要求

口腔修复学的临床内容包括牙体缺损、牙列缺损和牙列缺失的修复治疗,部分牙周疾病和颞下颌关节疾病的修复治疗,以及颌面缺损的修复治疗。顾名思义,修复治疗的主要目的是通过人工制作的各种修复体(prosthesis),如冠桥(crown and bridge)、可摘局部义齿(removable partial denture)、全口义齿(complete denture)、义颌(maxillofacial prosthesis)等作为替代品放置于缺损部位恢复或重建原有解剖形态,从而恢复或部分恢复原有生理功能,维护口颌系统健康,并间接地促进全身健康。实现修复治疗目的的主要载体——修复体的设计和制作必须遵循本学科以及口腔解剖生理学、美学、生物力学、口腔修复工艺学等相关学科的基本原理。因此,口腔修复医师需要将多学科的知识和方法有机结合,综合运用,还需要具备一定的审美水平和操作工艺技能。

三、口腔修复医师应具备的临床素养

各门学科都具有普遍性和特殊性。掌握其特殊性是学好这门学科的关键。口腔修复医师具有以下三大特点:

1. 广博的知识 口腔修复学作为将生命科学与工程技术融为一体的临床学科必然涉及广泛的知识基础,不仅与基础医学、临床医学、口腔医学等医学学科有着密切关系,而且与材料学(如金属材料、陶瓷材料、高分子材料等)、力学(机械力学、生物力学、材料力学)、工程技术、计算机工艺学、美学、心理学紧密相关。

2. 较强的沟通技能和较高的操作技能 作为一门以临床手术为主要治疗方式的专业学科,口腔修复学较其他学科对于实践和动手能力的培养有着更高的要求。迄今为止,口腔修复中的大部分治疗依然主要依靠医师、技师的手工操作完成。修复医师必须掌握基牙预备、印模制取、模型灌制、熔模制作、金属铸造、打磨、抛光、烤瓷、焊接、粘接等操作技术;必须熟练应用金属、陶瓷、树脂、橡胶、黏合剂、印模材料等上百种材料。这就要求医师必须掌握扎实的基本功并完成大量的模拟训练。此外,修复治疗中医师需要与护士、口腔修复工艺技师、患者密切配合,共同完成治疗过程,因此医师需具有良好的沟通能力,善于团队合作,建立并保持良好的医护、医技、医患关系,以确保修复治疗的顺利进行。

3. 具备高标准美学素养 口颌系统位于人面部,是人体最重要的"风景区"。口腔修复的对象是口颌系统的缺损与畸形,其目的不仅要修复缺损、缺失的口颌系统器官,恢复其功能,而且要恢复甚至改善患者的容貌,创造美丽,解除患者的心理障碍,增加患者的自信心。因此,本学科要求医师具有良好的美学素养,涉猎美学、色彩学等相关知识,培养审美情趣、提高审美能力。

第二节 口腔修复科住院医师规范化培训的目标及本教材的特点

一、口腔修复科住院医师规范化培训的目标

住院医师规范化培训是口腔医学毕业生成长为合格口腔医师的必经之路,是毕业后医学教育的重要组成部分。培训的目的是使住院医师掌握正确的临床工作方法,培养其独立从事临床工作的能力。具体到口腔修复科住院医师规范化培训,可以将培养目标归纳为以下几条:

1. 掌握口腔修复科常见疾病的诊治原则。
2. 掌握常见修复体的适应证、设计原则和临床操作规范。
3. 掌握口腔修复科感染控制的理论知识和操作规范。
4. 熟悉口腔修复科的诊疗常规和临床路径。
5. 熟悉常用修复材料的性能和修复体的制作工序。
6. 了解口腔修复疑难病例的诊治原则和操作流程。
7. 了解口腔修复学经典著作及相关文献。

口腔修复科住院医师规范化培训的内容主要涵盖对牙体缺损、牙列缺损、牙列缺失三大病种的修复治疗,具体包括:嵌体、贴面、冠、桥修复;各类桩核冠修复;可摘局部义齿修复;全口义齿(含单颌全口义齿)修复;咬合重建、固定-活动联合修复或多专业合作的美学修复等复杂病例的修复(作为助手)。

二、教 材 特 点

本教材立足于住院医师规范化培训这一特定学习阶段,为口腔修复科住院医师规范化培训学员量身定制。考虑到参加住院医师规范化培训的学员已经完成口腔医学本科教育、具备了基础理论和基本技能的特点,本教材在深度和广度上高于院校教育阶段教材。根据培训标准的相关要求,本教材内容涵盖国家卫生计生委在住院医师规范化培训标准中所规定的口腔修复科三大病种及其临床诊疗技术与操作,以培养住院医师的口腔修复临床工作能力为核心来设定知识点,按照口腔修复科诊疗流程,分步呈递信息,逐步解决不同阶段可能遇到的临床问题。希望住院医师规范化培训学员通过学习本教材,明确如何将理论知识应用于临床实践的各个阶段,掌握临床相关流程与技能,从而能够独立解决临床中所遇到的问题,并且在诊疗过程中表现出正确的口腔修复临床思维和决策能力。

(高 平)

第二章 临床接诊

临床接诊是临床医师与患者沟通交流后，针对患者主诉，通过病史采集和临床检查，明确病因、制订并逐步完成治疗方案的过程。按诊疗程序可分为初诊、复诊和复查三部分。在临床接诊过程中，要求医师必须举止文明、以礼相待，认真负责、全面仔细，乐于沟通、善于交流，思路清晰、综合思辨，正确引导、趋利避害，以期为患者制订出一套因人而异、科学合理、行之有效的口腔修复治疗计划和方案，达到在现有条件下为患者提供尽可能符合其对生理功能和美观心理要求的、高质量的修复体，使患者既恢复身心健康，又对社会环境充满信心，恢复正常的社会生活，不断提高生活与生命质量。临床接诊能力的培养要求医师不仅应掌握丰富的专业知识，而且应具备良好的人文素养及道德修养，同时还应该了解一定的医学心理学知识和有关的医学法律法规。

第一节 初 诊

初诊是临床接诊过程的开始，患者首次向接诊医师主诉病症及主观要求，并接受系统的检查并商定治疗方案。

临 床 病 例

牙列缺损初诊

患者，女，27岁，右上后牙缺失3年，要求修复。患者无心血管、传染病等系统疾病史和药物过敏史，平素体健。患者3年前因右上后牙牙根折裂拔除，1个月前曾进行过系统的牙周治疗。

口内检查：口腔卫生较好，色素(+)，牙石(−)，覆𬌗覆盖正常。16牙缺失，缺牙间隙牙龈高度尚可，近远中距离较窄，15、17牙无松动，叩(−)，对颌牙无伸长，颞下颌关节无弹响疼痛，开口度三指，开口型正常。全口牙龈颜色正常，无明显牙周袋，余牙检查未见明显异常(图2-1，图2-2)。

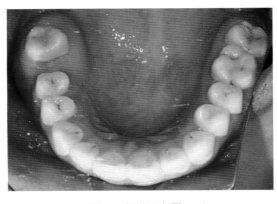

图2-1 初诊上颌𬌗面观

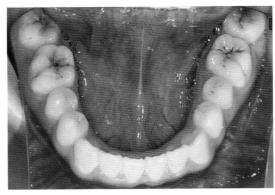

图2-2 初诊下颌𬌗面观

【问题1】初诊接诊时的注意事项有哪些？

思路1：初诊的主要任务就是通过获取患者相关资料，并与患者进行交流协商，共同制订出全面、合理、符合原则的治疗方案。概括地讲初诊接诊主要包括四个方面,即:病史采集,口腔专科检查(必要时做全身检查),明确诊断和确定治疗方案。在病史采集中,一定要做到细致无遗漏,只有这样才能基于此明确诊断并制订综合诊疗方案。除了常规的既往史和现病史以外,还要重视那些有一次或数次口腔修复史、特别是有口腔修复失败史的患者,做到正确引导,合理解释,严密设计,扬长避短。

对患有艾滋病、乙肝等传染病的患者,应注意一视同仁,体现出对患者的人文关怀。一个目光坚定、令人信赖、表情和蔼、在检查治疗过程中动作轻柔的口腔医师,给患者传递的信息是可以信赖的,这样能较好地达到治疗目的。取得患者的信任是完成治疗的保障。但对于传染病患者,最好在特殊的诊疗间进行初诊接诊,铺用一次性治疗巾、防护套,医护人员应戴防护面罩,穿隔离衣。诊疗完毕,上述用品应及时集中销毁。

> **知识点**
>
> 初诊的主要内容
>
> 1. 准确地获取患者的主诉。
> 2. 详尽地收集患者的相关病史。
> 3. 系统全面地完成专科检查及必要的全身检查。
> 4. 得出初步诊断或在病情明确的情况下得出诊断。
> 5. 对与主诉有关的局部和全身病症提出诊疗方案或转诊建议,尽可能提供必要的卫生指导与帮助。

思路2: 如何根据初诊检查结果,确定合理的治疗方案?

根据该患者的口腔检查,可以明确诊断为牙列缺损。根据该诊断,合理制订治疗方案应基于患者的主观愿望、口腔条件(包括基牙、牙槽骨、黏膜和咬合等)、经济条件等。确诊后,医师能够给予患者的总体治疗计划一般是确定的,但是一些具体的步骤,比如修复材料的选择,比如牙列缺损后选择活动修复还是固定修复等,常常是需要和患者仔细沟通,综合经济、时间、患者依从性等因素,才能最终确定。特别强调的是,患者的依从性对于整个治疗方案的完成是非常重要的,不容忽视。此外,医师应详细介绍修复方案的各自特点、治疗时间和愈后情形,让患者充分比较后,再进行选择,尊重患者的知情权和选择权。

若患者还需要进行牙周、牙体等治疗,要向患者明确为什么要进行这些治疗、治疗时间和顺序。如果对于某些牙齿(松动牙、深龋、残根、异位牙等)的治疗或愈后无法最终确定,可以请求相关科室医师会诊,并征求患者意见,制订最终的治疗方案,以期提高最终治疗的成功率。

在确定治疗方案时,要明确治疗方案并非一成不变的。若患者口腔情况较复杂(如存在牙周炎,多个牙缺失、缺损,咬合紊乱等),在经过牙周、牙体等科室综合治疗后,还需根据治疗后的口腔情况再次修订治疗方案,这些情况均应在初诊时向患者说明。

在本病例中,患者通过医师的介绍,不接受可摘义齿修复。表示考虑种植义齿修复或固定桥修复。为了进一步明确治疗方案,应对缺牙区的情况进行 CBCT 骨量分析(图2-3)。该患者 CBCT 骨量分析显示,缺牙区近远中距离约

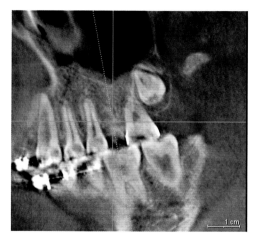

图2-3 缺牙区 CBCT 影像

6.5mm,属于种植手术适应证的临界边缘,若想种植,仍需要正畸科医师协作调整咬合,使得缺牙区近远中间隙符合种植要求。但是患者因个人原因,拒绝种植修复和可摘局部义齿修复方案,最后选择固定义齿修复方案。

> **知识点**
>
> 制订修复方案的注意事项
>
> 1. 修复设计要在全面、细致的检查与资料获取的基础上进行。
> 2. 尽量保留和维持患者的口腔余留条件,但也要兼顾最佳的功能恢复。
> 3. 修复设计过程中,要与患者积极沟通,考虑患者的要求与预期。
> 4. 要充分考虑患者的口腔余留条件、耐受力等是否适合所设计的治疗方案。
> 5. 修复设计要考虑患者的经济承受能力和依从性。

【问题2】面对该初诊患者如何接诊,首诊语言有何技巧? 需要沟通交流些什么?

思路:需注意不同患者人群对诊治要求有所不同。例如,年轻女性患者对美的追求比较高,所以应该先了解该女性对于修复效果的预期值以及要求,针对患者的要求把可能的治疗计划与患者进行沟通。在患者就诊时,应仔细观察该年轻女性的身体健康情况,例如精神状态、是否在怀孕期或哺乳期,以便更好的沟通,制订治疗方案。医师应该将检查结果以及可能的治疗计划详细的告知患者,耐心的与患者进行沟通,取得患者的理解、信任和配合。

针对该病例,首先我们应该与患者进行沟通,了解该年轻女性对于自己病情的评判,了解她预期的修复效果,然后就右上后牙的病情向患者说明缺牙的部位有三种修复方案,告知每一种修复方案的优缺点,最终由患者自己决定修复的方式。

概括起来,需要和患者沟通的共同性问题主要有:

（1）修复的周期:选择的方案不同,修复的时间、复诊的次数也不同,若要选择种植修复,时间会更长一些。

（2）修复的效果:选择的修复方式不同,其功能及美观程度也不同,若要选择活动义齿修复,需要向患者说明戴入后可能异物感比较强,舒适度较差,咬合力量不够大。

（3）修复的费用:选择修复方案的不同,义齿种类和材料的差异,其价格也是不一样的,种植修复则周期较长、费用较高。

（4）各种修复方案的优缺点、潜在并发症:一定要详细地给患者讲解清楚。

> **知识点**
>
> 首诊医师首问的语言技巧示范(供参考)
>
> "您好,欢迎您到我院口腔修复科就诊。我是×××医生,很荣幸作为您的首诊医生。请问您的口腔健康有什么问题,请您说说看我能为您做些什么?"

第二节　复　　诊

复诊是患者按照初诊治疗计划要求完成相关转诊治疗(如牙体牙髓治疗、牙周治疗或口腔外科治疗)后,重新接受修复治疗并最终完成修复治疗的过程。复诊与初诊的任务和内容并没有绝对的界限。一般来说,初诊的内容有时并不能一次完成,而复诊的部分内容有时能在初诊时一次完成。

【问题1】复诊的主要任务是什么?

复诊是治疗计划实施和完成或者是治疗目标实现的过程,可以一次或分数次完成。复诊的目标是将初诊时确定的治疗计划按照医疗规范、医疗质量要求完成。其主要任务应包括:

1. 确认其他科室转诊治疗后的效果,系统全面地完成口腔专科检查及必要的全身检查,重新评估患者口腔的条件。

2. 根据患者现在的口腔状况相应地修改治疗计划或方案。

3. 根据治疗计划进行修复体设计、牙体预备。

4. 试戴修复体,调改修复体至合适后戴入。

针对本病例,该患者在确定了固定义齿修复后,复诊时,在局麻的情况下,进行了牙体预备和取模(图2-4,图2-5)。

1周后,再次进行了固定义齿的戴牙,完成了最终的修复(图2-6,图2-7)。

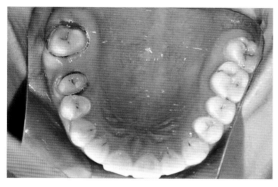

图2-4 牙体预备𬌗面观

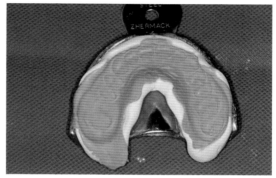

图2-5 精细印模

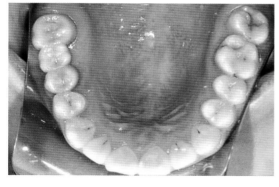

图2-6 义齿试戴后𬌗面观

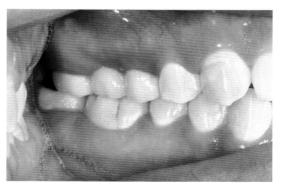

图2-7 义齿试戴后侧面观

【问题2】复诊有哪些注意事项?

患者复诊时,医师需要继续跟患者进行融洽的交流与协作,通过再次认真的口腔检查和评估,与患者协商确定修复方案,开始实施和完成修复治疗计划。应注意的是,在进行操作之前,应仔细检查患者是否按照原定治疗计划完成牙周、牙体、外科等治疗计划。此外,在配戴义齿前,应检查基牙、黏膜等有无不适等症状,严禁在症状存在的前提下,完成义齿配戴。对于配戴可摘局部义齿、全口义齿的患者,因其承受力量方式、义齿组成和口腔条件等情况不同,其复诊次数要较固定义齿修复的患者复诊次数多。针对该类患者,应在修复治疗前向患者说明,复诊次数多的原因,以便减少医患纠纷。对于固定义齿修复的患者,虽然复诊次数较少,仍需向患者说明复诊的流程,若出现任何不适症状,应及时复诊。

第三节 复 查

复查是患者定期或不定期返回医院进行专业检查、信息反馈、接受健康指导甚至治疗处理,以达到持续观察口腔修复体使用效果等目的的过程。修复后定期的复查,是十分必要的,可以早期发现问题,及早处理,减少患者的痛苦和损失。根据修复的手段不同,复查的内容也不尽相同。

【问题1】定期复查有何意义?

复查是整个就诊疗程的重要组成部分,医师要正确认识复查的重要性和必要性,在初戴义齿时,要就这一点反复强调。对于戴用修复体的患者,定期复查可以延长修复体的使用时间,发现问题,及早处理,有利于口腔预留组织的保存。在复查过程中,仍然要做到与患者进行良好有效的沟通,增进患者对医师的信任感,这将有利于提高修复的成功率。

【问题2】复查的主要内容有哪些?

复查的内容主要包括以下几点:①询问并了解患者戴用义齿后,美观以及功能的恢复情况;②检查修复体的完整性、固位稳定性、咬合平衡性;③检查患者的口内情况,对于新发现的问题要及时处理;④评估修复体的使用情况,对于患者不正确的戴牙习惯,要及时纠正并予以指导;⑤约定下次复查的时间。

知识点

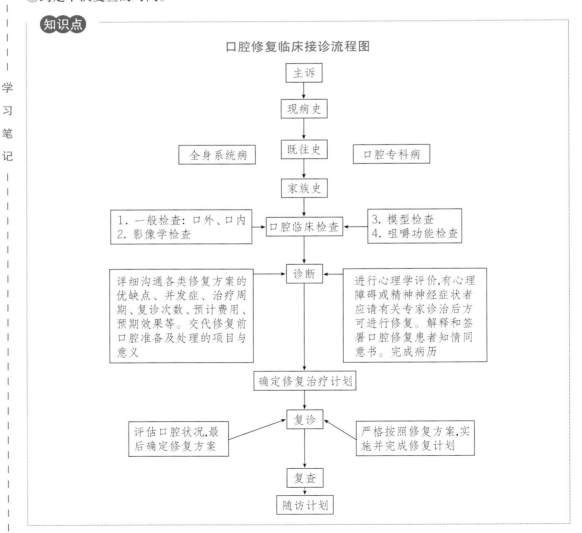

口腔修复临床接诊流程图

第四节　临床接诊中的其他注意事项

在接诊中,临床医师不仅要具备扎实的理论知识和娴熟的临床操作技能,更要能运用现代的医疗理念服务于患者,充分尊重患者,牢固树立爱伤观念,科学严谨,认真负责,密切医患、医技之间的交流与合作,制订科学严密的修复治疗计划,不断提高诊治水平。同时,在接诊过程中,要认真履行首诊负责制度,按照三甲医院电子病历书写规范认真如实记录患者就诊情况,妥善保存病历记录,为患者提供最优化的服务。

【问题1】在接诊中医师的行为举止和语言要注意些什么?

良好的沟通源于医务人员较高的人文素质和知识修养、救死扶伤的崇高信念、真诚的服务态度、整洁的着装、优雅的举止和文明的谈吐。与患者交谈应该把握以下几个关键环节:

1. 要尊重对方,平等相待,使医患双方的关系处于一个开诚布公、融洽交流的位置。

2. 应采取悦纳态度,对患者的要求、询问甚至是质疑,都应该心平气和,表述明确,友好委婉,坦诚恳切。

3. 用科学精神对待疾病和治疗,情理交融,诚信相待,让患者心悦诚服。

4. 利用深入浅出、通俗易懂的语言解释与疾病和治疗相关的问题,讲究方法,述理明确,解释到位。

5. 在整个医疗过程中医护人员要注意有技巧地使用保护性语言,避免因语言不当引起不良的心理刺激。

6. 双向交流　要注意倾听患者的发言,以便使自己的发言更具针对性。在谈话过程中要善于收集患者反馈的信息,及时调节自己的谈话方式和言辞导向。

7. 模糊语言的应用　所谓模糊语言,并不是指说话含混其词,表达模糊不清,而是医务人员根据实际需要,在符合特定要求的前提下,主动运用的一种表达方式。例如患者询问烤瓷牙会不会坏? 医师回答时就应用模糊语言。

【问题2】什么是首诊医师负责制,其基本要求有哪些?

医师首诊负责制是指第一位接诊医师(首诊医师)对所接诊患者,特别是危重患者的检查、治疗、会诊、转诊、转科、转院,病情告知等医疗工作负责到底。

1. 首诊医师须按要求进行病史采集,体格检查,做好必要的辅助检查及病历记录等。对诊断已明确的患者及时治疗。

2. 对已接诊非本科疾病患者,首诊医师应详细询问病史,进行必要的体格检查,认真书写门诊病历后,向患者介绍其病种及应去就诊的科室,并主动与他科联系或护送。

3. 对已接诊不明诊断的患者,首诊医师应在写好病历做好检查,请示上级医师会诊或邀请有关科室医师会诊,诊断明确后及时转有关科室治疗,对诊断不明者给收入住院观察治疗。

4. 如遇危重患者需抢救时,首诊医师应当先抢救并及时报告上级医师、科主任及院领导,不得以任何理由拖延或拒绝抢救。

【问题3】口腔修复患者知情同意书要特别明确哪些内容?

为了充分尊重患者的知情权,预防各种修复并发症出现以后患者的不理解、不接受,甚至引出各种各样的纠纷,在患者修复治疗方案确定下来后,一定要与每位患者签署口腔修复知情同意书或者修复治疗同意书。口腔修复知情同意书至少要明确以下内容:

1. 将口腔修复过程和需要用到的一些辅助治疗(如麻药)存在的合理的、可预见的风险或者对患者可能产生的不便告知患者。

2. 将预期的治疗周期、复诊次数和时间告知患者。

3. 将进行该治疗需要遵守的相关步骤告知患者。

4. 将进行该治疗患者预期的花费及付款方式告知患者。

5. 将修复过程中和修复后可能产生的不适告知患者。

知识点

口腔修复患者知情同意书模板

本人＿＿＿＿＿＿同意在×××口腔医院修复科接受＿＿＿＿＿＿＿＿＿＿治疗。在治疗前,医师就以下方面向我作了详细的解释:

一、修复前需要局部麻醉,麻醉前医师已经向我详细询问过敏史及身体健康状况,我已如实回答,具体内容如实记录于我的病历档案。麻醉前医师还向我叙述了麻醉方法和麻醉剂选择以及麻醉可能会引起的一些并发症,如神经麻痹和损伤、过敏、血肿、甚至麻醉意外等。

二、做修复体时需要将相应的牙齿做一定调磨修改,在磨牙前具体牙位医师已经让我确认。

三、在有些时候,牙体预备可能会出现牙髓、牙龈损伤,并需要做进一步治疗,若出现以上情况我会配合医师完成治疗。

四、在戴正式牙套前有 1~2 周需要佩带塑料暂时冠,在此期间会给我的生活带来一定影响,如局部疼痛,牙龈肿胀,冷热敏感,咀嚼不便等,并要求我不能咀嚼硬物和粘食,以免暂时冠损坏或误吞。

五、修复体有很多种类,医师详细向我讲解了不同种类修复体的区别以及优缺点,如普通金属对人体的副作用(镍铍毒性、龈边缘发青、过敏);烤瓷全瓷修复体表面瓷层受力过大崩瓷等,经过考虑我最终选择＿＿＿＿＿＿＿＿＿＿修复。

六、我知道修复体的颜色一旦制作完成后将不可以随意改变,所以在比色时我已仔细选择和校对颜色,最终选择＿＿＿＿色。备注:＿＿＿＿＿＿＿＿＿＿＿。

七、修复体完成后,我明白必须注意口腔卫生,定期进行口腔检查和维护,小心、正确使用修复体,否则基牙可能会产生龋坏、牙周病以及修复体损坏,导致修复失败,重新治疗时医院将收取一定费用。

八、通过医师的讲解,我对治疗费用已经清楚并能够接受。

九、在整个过程中(包括治疗前交流准备、治疗进程中、约诊期间、治疗结束后),我承诺一旦有任何不适、疑义或不清楚之处、不能按时复诊等,我将立即和主诊医生或科室负责人交流联系,行使我的知情权和改预约期,以便得到优质的治疗效果。

十、我对阅读理解中文无障碍,语言交流无困难。

十一、其他需要说明的问题:＿＿＿。

在和＿＿＿＿＿＿＿＿医师交流完后,我已完全了解了整个治疗过程的方法、时间、费用、注意事项、可能出现的并发症及全文的所有内容,如有特殊要求我已写入第十一条。

同意×××口腔医院为我进行＿＿＿＿＿＿＿＿＿＿治疗。

患者:＿＿＿＿＿　　首诊医生:＿＿＿＿＿＿　　日期:＿＿＿＿＿＿

电子病历模板如下：

卡号：××××　　姓名：王×　　性别：女　　年龄：×岁　　电话：×××××

主诉：作全面口腔健康检查并行坏牙修复。

现病史：患者于1年前拔除右上后牙，一直未曾修复。10天前咀嚼时，左下后牙一牙尖劈裂，遂来我院要求治疗及修复缺失牙。

既往史：患者否认有心血管疾病，高血压病史；否认有糖尿病等系统性疾病；否认有肝炎、艾滋病等传染性疾病；否认有（如青霉素类、头孢等）药物过敏史。

检查：36龈上劈裂1/3，叩（±），松（−），龈（−）；16和17游离端缺失，牙槽嵴高度尚可，未见明显骨尖、骨突，对颌牙无伸长。颞颌关节无明显弹响，疼痛，全口牙结石Ⅰ度。

医学检查：全口曲面体层片可示36根管呈低密度影，髓腔高密度影，根尖未见病变，牙槽骨未见明显吸收；16和17游离端缺失，骨量正常。

诊断：1. 上颌牙列缺损

　　　　2. 36牙冠纵折，曾行干尸治疗

治疗计划：1. 全口牙洁治；

　　　　　　2. 36完善RCT后，桩核冠修复；

　　　　　　3. 16,17活动义齿修复或种植义齿修复。

处置：患者因个人原因择期处理。

医嘱：保持口腔卫生，尽快行患牙治疗。

科室：口腔修复科　　椅位：2号椅位　　医师签名：_____　　　日期：×年×月×日

知识点

病历书写的注意事项

1. 病历对患者病情的记录要准确、全面、完整。重要检查项目的阴性结果及体征应有记录，不要遗漏；支持诊断的异常发现、检查结果、X线片、研究模型等必须充分详细地记录下来，并将病历资料标注清楚，以防混淆。

2. 病历资料是具有法律依据的文件，书写应当字体工整、整洁、无错别字，不得涂改以免造成不可挽回的损失。

3. 诊断和治疗计划的书写要清楚明了，不应忽视记载口腔内其他病理性改变的诊断和治疗计划，以免由于病历书写过于简单而引发纠纷。对于治疗过程中可能发生的并发症和意外情况等治疗风险，各种治疗方案的优缺点及预期效果、费用等都应向患者或监护人如实告知，并在病历中做如实详尽记录，必要时可补充知情同意书等资料。

4. 当患者拒绝接受某项治疗项目，或者坚持进行不符合治疗原则的治疗项目时，应当详细向患者说明利害关系，如患者仍然坚持，医师可终止与患者的治疗关系，并将上述过程详细录入病历资料。

【问题4】在临床诊疗过程中还需要树立哪些现代理念？

临床接诊过程中医师的态度及言行反映出自身的道德理念和价值观念，同时也直接关系到患者对医师本人以及整个医疗机构的印象和评价。所以临床接诊医师必须要有救死扶伤的人道主义观念，自觉遵守职业道德，树立"以患者为中心"的思想，为患者提供优质的医疗服务。"无痛治疗,无交叉感染治疗,无碍害"三大理念应是口腔医师在口腔诊疗过程中"以患者为中心"思想的具体体现,只有这样,才能赢得患者信赖,减少医疗纠纷,提高医师和医院的声誉。

（余占海 吴江）

学
习
笔
记

第 二 篇

临 床 各 论

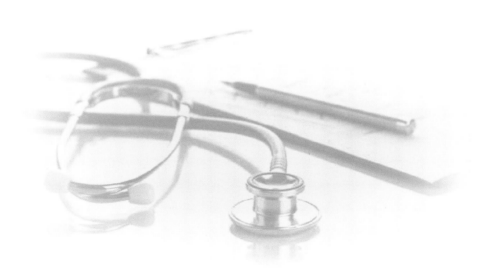

第三章 牙体缺损的修复

　　牙体缺损是指牙体硬组织不同程度的外形和结构的破坏、缺损或发育畸形,造成牙体形态、咬合和邻接关系的异常,影响牙髓和牙周组织甚至全身的健康,对咀嚼、发音和美观等产生不同程度的影响。牙体缺损一般情况下可以采用充填方法进行治疗,当牙体缺损严重,充填困难或需要更高的美观要求时,则采用修复体恢复缺损牙的形态和功能。根据牙体缺损范围的大小,可依次选用嵌体→冠→桩核冠进行修复治疗。

第一节　嵌　　体

　　嵌体(inlay)是一种嵌入牙体内部,用以修复牙体缺损患牙的形态和功能的修复体。嵌体镶嵌于牙体的内部,被牙体组织所包绕,其固位主要通过箱状固位形及粘接获得。因嵌体未覆盖所有的牙尖及𬌗面,不能防止牙尖的劈裂。因此,使用嵌体修复牙体缺损时,要求剩余牙体组织有足够的抗力并能为嵌体提供有效的固位。在修复牙体缺损的各种修复体中,嵌体一般用于修复较小的牙体缺损。

临床病例一

常规嵌体修复

　　患者,女,35 岁,因为右侧上颌牙充填物断裂,部分脱落,反复嵌塞食物,要求修复。

主诉:右侧上颌牙充填物脱落,嵌塞食物 2 年。

现病史:8 年前,患者因牙齿龋坏于外院行银汞充填。现因右侧上颌充填物断裂,部分脱落、反复嵌塞食物 2 年,来我科要求修复。患者否认有心血管疾病、糖尿病等系统性疾病;无肝炎、肺结核等传染性疾病;无药物过敏史。

口腔检查:口腔卫生可,软垢(-),牙石(-);14DO、15^{MOD}、16^{MO}大面积银汞充填体(伴部分牙尖釉质发育不全),部分充填体断裂、不完整,边缘不密合,接触区不良;叩诊(-),松动(-),冷热测同对照牙(图 3-1)。咬合关系正常,开口度正常,无明显关节弹响等颞下颌关节症状。

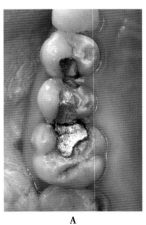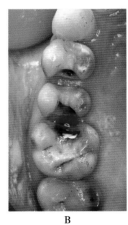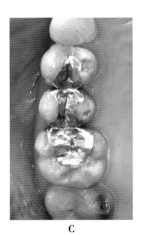

A　　　　　　　**B**　　　　　　　**C**

图 3-1　嵌体

A. 修复前;B. 牙体预备完成;C. 金属合金嵌体修复粘接完成

影像检查：X 线示 14、15、16 无根管治疗影像，根尖周无异常。其余未见明显异常。

诊断：14、15、16 牙体缺损。

【问题 1】针对该患者，选择重新充填、嵌体修复还是冠修复？

思路：选择充填治疗、嵌体修复或全冠修复，与牙体缺损的大小、牙髓的状态、缺损的原因、缺损的位置等因素相关。

就牙体缺损修复的范围而言，充填治疗与嵌体的区别不明显。当龋洞较小且嵌体修复可能会磨除较多的牙体组织时，优先选择充填治疗。当用充填治疗时，若充填体较大且不能满足自身强度，或充填体不能有效恢复𬌗面形态和功能，或充填体不能有效恢复邻接触区形态，或当充填体不能满足患者美学要求时，建议优先选择嵌体修复。

当冠𬌗龈径低、龋坏率高、缺损大、外形线长、牙体薄弱，或为失髓牙时，应尽量选择冠类修复体。当固位力差、𬌗力大、磨耗重、有磨牙症时也不适合选择嵌体修复。

> **知识点**
>
> ### 嵌体修复的特点
>
> 能够采用充填治疗的牙体缺损原则上都可以采用嵌体修复。与充填治疗相比，嵌体修复具有以下特点：①嵌体是在口外模型上间接制作完成，可以更精确地恢复𬌗面的形态和与对𬌗牙的咬合关系；②更易于恢复良好的邻面接触关系，包括接触点的部位、大小、松紧度等；③嵌体具有更佳的机械性能，尤其合金嵌体能抵抗各种外力而不易出现变形、折裂等；④全瓷嵌体和树脂嵌体具有更好的美学性能；⑤嵌体更易于高度抛光，减少菌斑的附着；⑥嵌体预备时要求制备出一定的固位形和抗力形，预备量较多，对预备的技术要求较高。

> **知识点**
>
> ### 嵌体适应证选择的注意事项
>
> 由于嵌体位于牙体内部，只能修复缺损部位的牙体组织，不能为剩余的牙体组织提供保护。咬合时，嵌体受力后将力传导至洞的侧壁，对剩余牙体组织造成不利的作用力；同时，当力作用在未被覆盖的牙尖时，侧向力也会增加剩余牙体组织劈裂的风险。因此，剩余牙体组织有足够的抗力是选择嵌体修复的基本要求。当牙体缺损大，剩余牙体组织不能为嵌体提供足够固位和保证患牙自身的抗力时，不宜选择嵌体修复。当患者有磨牙症、紧咬牙等咬合力大的情况时，不宜选择嵌体修复；当存在磨耗重等容易导致嵌体洞形预备露髓的情况时，也不宜选择嵌体修复。

【问题 2】选择嵌体修复时，如何选择材料类型？

思路 1：要兼顾修复体和剩余牙体组织的强度。

合金嵌体自身强度大，对牙体预备量的要求较全瓷或树脂嵌体小，适宜于对美学要求不高的情况，也适宜于剩余牙体组织量较少，需要尽量减少牙体组织磨除量的情况。尤其当缺损大，支持的牙体组织较少时，选择合金嵌体利于获得比全瓷或树脂嵌体更佳的强度。在全瓷嵌体和树脂嵌体之间，全瓷嵌体的强度又优于树脂嵌体。此外，当𬌗面等位置的预备量不能满足全瓷或树脂嵌体预备量时，或预备露髓风险较高时，或剩余牙体组织因强度因素不宜过多磨除时，应优先考虑使用合金嵌体修复。

思路 2：考虑美学因素。

嵌体修复时，也应考虑美学因素。美学效果最好的是全瓷嵌体，其次为树脂嵌体。因此，对于美学要求非常高的患者,应优先考虑全瓷或树脂嵌体修复。但在上颌后牙区使用殆面嵌体或远中殆面嵌体修复时,由于通常情况下金属不易显露,此时也可考虑使用合金嵌体。

思路3:考虑经济因素和其他因素。

嵌体修复时,材料的选择也需考虑经济因素。一般来说,价格的排序是:全瓷嵌体>贵金属合金嵌体>树脂嵌体,需要根据患者的经济情况并结合患者的其他因素来做出综合判断,比如粘接因素。全瓷或树脂嵌体需要使用树脂黏合剂进行粘接,树脂粘接有利于提高修复体的抗折强度和长期使用效果,但树脂粘接对操作技术的要求较高。若缺少相关条件时,应选择金属合金嵌体,因为对于金属合金嵌体,常规的水门汀粘接就可满足其强度要求。

 知识点

金属合金嵌体与全瓷或树脂嵌体的比较

根据制作嵌体材料的不同,可以分为金属合金嵌体、全瓷嵌体和树脂嵌体等。

1. **金属合金嵌体** 金合金、镍铬合金等均可用于嵌体制作,因金合金化学性能稳定、铸造收缩小、有良好的延展性和机械性能,是制作后牙嵌体的首选材料。

2. **全瓷嵌体** 用于嵌体修复的全瓷材料中主要为玻璃基全瓷材料,其特点包括透光性好,美学性能好,利于树脂粘接,通过嵌体周围牙体组织的支持和粘接作用,利于提高其强度。

3. **树脂嵌体** 需通过间接法在模型上利用硬质树脂制作并在口内试戴,因此也被称为间接树脂嵌体。常规充填用的复合树脂强度、耐磨性较差,不能被用来制作嵌体。硬质树脂一般通过两类方法增加其强度和耐磨性:①通过改良复合树脂的组成成分,通过增加无机填料或增强用的玻璃纤维;②通过改变聚合方法,如在体外光聚合过程中额外使用加热、加压等,或在惰性气体中聚合等,从而减少树脂聚合中产生的内部气泡并阻止表面氧化阻聚层的形成。虽然树脂嵌体的美学和机械性能不如全瓷嵌体,但其具有操作简便,容易在口内修补、抛光,弹性模量与牙本质近似,对对殆牙磨耗小等特点,是全瓷嵌体的一种补充。

全瓷嵌体和树脂嵌体在适应证和预备要求方面具有一致性;而金属合金嵌体在适应证和预备要求方面与前两者略有不同(详述见后)。

【问题3】针对该患者,牙体预备中应注意什么?

思路:首先,应去除所有的旧充填体,并去除可能存在的继发龋坏的组织;若有盖髓及垫底的材料,且完整、牢固及密合,则可以继续保留。其次,应去除所有的倒凹,并保证窝洞各轴壁具有共同的就位道或具有6°以内的外展,从而易于嵌体完全就位。第三,因该患牙部分牙尖的釉质发育不全,在修复时可考虑一并修复,因此在预备时可考虑适当的扩展。第四,殆面窝洞的预备深度应保证至少达到1mm,若涉及功能尖,需要增加至1.5mm;为了保护修复体的边缘和洞缘的牙体组织,嵌体殆面洞形的边缘应离开咬合接触点约1mm;为了便于自洁,嵌体的邻面洞形的颊舌边缘应离开邻面接触区,位于自洁区或利于清洁的区域;第五,形成鸠尾固位形(图3-2),起到防止嵌体向邻面方向脱位的作用,其预备应该尽可能利用缺损区和发育沟,鸠尾峡部一般放在两个相对牙尖三角嵴之间,宽度为颊舌尖宽度的1/3至1/2。最后,边缘应形成斜面,以增加密合度并去除洞缘的无基釉。

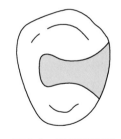

图 3-2 鸠尾固位形

学习笔记

知识点

嵌体洞形预备的特点

嵌体的洞形与充填体的窝洞要求近似,但除了作预防性扩展、底平、壁直、点线角清楚等要求之外,还有诸多特点,对比见表3-1。

表3-1　嵌体洞形与充填体窝洞预备的特点比较

	充填体	合金嵌体	全瓷或树脂嵌体
洞形轴壁	形成适当倒凹	无倒凹、秴向外展5°~6°	无倒凹、秴向外展12°~15°
洞缘斜面	无	需制备	无
秴面洞形边缘的位置	无特殊要求	离开咬合接触点约1mm	离开咬合接触点约1mm
邻面洞形边缘的扩展	需位于自洁或可洁区,扩展较小	需位于自洁或可洁区,扩展适中	需位于自洁或可洁区,扩展略大
洞形的垫底	要求底平,必要时需垫底	同充填体	同充填体
鸠尾固位形峡部宽度	后牙颊舌尖间距的1/4至1/3或前牙邻面洞舌方宽度的1/3~1/2;	颊舌尖宽度的1/3至1/2	同合金嵌体
辅助固位形	一般不需要,严重缺损时可用固位钉	可用钉洞或沟等辅助固位形	同合金嵌体

临床病例二

嵌体美学修复

患者,女,28岁,因为上颌牙牙体充填后出现反复嵌塞食物,要求美学修复并解决食物嵌塞问题。

主诉:上颌后牙反复嵌塞食物5年,且不美观。

现病史:5年前,患者因牙齿龋坏于外院行牙体治疗。现因反复嵌塞食物,来我科要求修复并改善美观。

患者否认有心血管疾病、糖尿病等系统性疾病;无肝炎、肺结核等传染性疾病;无药物过敏史。

口腔检查:口腔卫生可,软垢(−),牙石(−);14DO、15^{MOD}、16MO、25DO、26^{MO}银汞充填体,部分充填体断裂,接触区不良;叩(−),不松动,冷热测同对照牙;25变色牙;23缺失,已无修复间隙;11-21暂时固定桥修复(图3-3)。咬合关系正常,开口度正常,无明显关节弹响等颞下颌关节症状。

影像检查:X线示25已行根管治疗,根充完善。其余未见明显异常。

诊断:14、15、16、25、26牙体缺损。

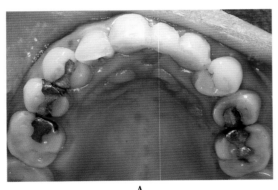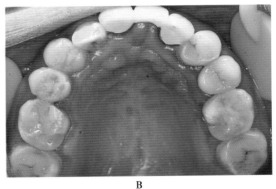

图 3-3 树脂嵌体修复

A. 修复前;B. 修复后(14DO,15^{MOD},16MO,26^{MO}嵌体修复;25 金属烤瓷冠修复;11-21 金属烤瓷固定桥修复)

【问题1】针对该病例,为什么选择树脂嵌体修复 14DO、15^{MOD}、16MO、26MO?

思路: 首先,患者对修复美学有要求,银汞充填不适宜;其次,上述患牙缺损较大,而且都涉及接触区的塑形,若采用树脂等充填法修复缺损,邻面接触区的形态不易塑形,接触区的松紧度不易控制,食物嵌塞的问题不易解决;上述患牙均为活髓牙,从保存修复的角度不考虑全冠修复;兼顾患者的美学要求和经济条件,树脂嵌体是较佳的选择。

【问题2】针对该病例,为什么选择金属烤瓷冠修复 25,而非嵌体或高嵌体?

思路: 首先,25 为根管治疗后的患牙,剩余牙体组织抗力比活髓牙降低,若采用嵌体修复,不能有效防止剩余牙体组织的劈裂;采用高嵌体修复虽然能保护牙尖,但是因患牙临床冠高度不足,无法满足高嵌体的固位要求;同时,因患牙为失髓牙,牙齿的脆性增加,全冠修复可保护牙体组织,防止牙齿劈裂;此外,整体牙齿轻微变色,患者要求美学修复,由于嵌体或高嵌体修复不涉及唇颊面的修复,因此宜选择瓷类的全冠修复。

【问题3】全瓷嵌体或树脂嵌体预备与金属合金嵌体有何不同?

思路: 首先,𬌗面洞形或者牙尖(针对高嵌体)的预备深度或量不同,因金属合金嵌体自身强度高于全瓷或树脂嵌体,因此合金嵌体的预备量相对较少(表 3-2,图 3-4,图 3-5)。其次,因强度偏低,全瓷或树脂嵌体预备洞形各轴壁的𬌗向外展度应增大到 12°~15°(图 3-4,图 3-5),利于全瓷或树脂嵌体在试戴过程中戴入和取出,而不发生嵌体的折裂。因全瓷或树脂嵌体均采用树脂粘接,可以弥补因轴壁𬌗向外展度加大引起的固位力降低的问题。第三,金属合金嵌体在边缘处应制备斜面,而全瓷或树脂嵌体因自身强度较低,不能制备边缘斜面(图 3-4~图 3-6)。第四,金属合金嵌体预备体形态较为清晰锐利,而全瓷或树脂嵌体预备体形态圆钝(图 3-4,图 3-5)。第五,因全瓷或树脂嵌体的强度较低,其邻面的伸展也应比金属合金嵌体适当增加,修复体邻面角约为 60°~80°,以保证修复体和牙体组织均有足够的强度;而金属合金嵌体邻面角约为 30°~40°即可满足自身的强度要求(图 3-7)。

知识点

金属合金嵌体与全瓷嵌体或树脂嵌体或高嵌体的对比

表3-2　金属合金嵌体与全瓷或树脂嵌体或高嵌体预备、粘接方面的比较

	金属合金嵌体	全瓷嵌体或树脂嵌体
高嵌体𬌗面磨除	1～1.5mm	2mm
嵌体洞形深度	1～1.5mm	1.5～2mm
轴壁𬌗向外展度	5°～6°	12°～15°
邻面伸展（邻面角）	较小	较大
边缘斜面	需要	不需要
预备体内线角或外形轮廓	相对锐利	相对圆钝
粘接形式	水门汀粘接或树脂粘接	树脂粘接

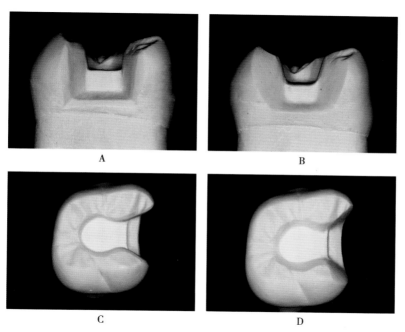

图3-4　金属合金嵌体（A,C）与全瓷或树脂嵌体（B,D）的预备形轮廓
（邻面观和𬌗面观）

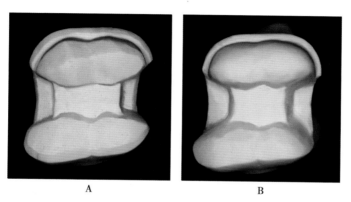

图3-5　金属合金高嵌体（A）与全瓷或树脂高嵌体（B）的预备形轮廓（𬌗面观）

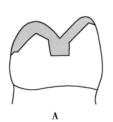

图3-6 下颌金属合金高嵌体与全瓷或
树脂高嵌体对比
A. 金属合金高嵌体；B. 全瓷或树脂高嵌体

图3-7 嵌体邻面角形态
（箭头所指为邻面角）
A. 全瓷或树脂嵌体；B. 金属合金嵌体

临床病例三

高嵌体修复

患者,男,34岁,因为进食中发生牙齿劈裂,冷热敏感,要求修复。

主诉:要求修复左上颌后牙。

现病史:1周前,患者进食中发生左上后牙劈裂,出现冷热敏感,现来我科要求修复。

患者否认有心血管疾病、糖尿病等系统性疾病;无肝炎、肺结核等传染性疾病;无药物过敏史。

口腔检查:

1. 口腔卫生可,软垢(-),牙石(-);

2. 27近中及近中舌尖劈裂,牙本质暴露,探诊敏感,有暂封物暂封,断面与牙龈齐,叩诊(-),松(-),冷热测同对照牙。上下颌第二磨牙咬合较紧(图3-8);

3. 前牙咬合关系正常,开口度正常,无明显关节弹响等颞下颌关节症状。

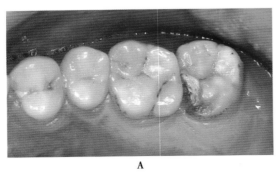

A

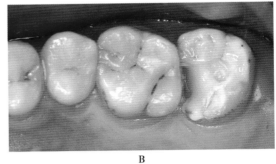

B

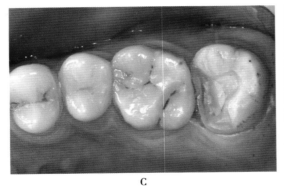

C

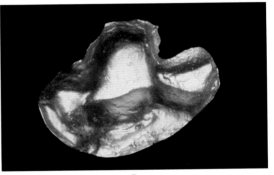

D

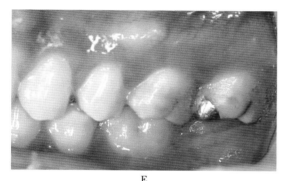
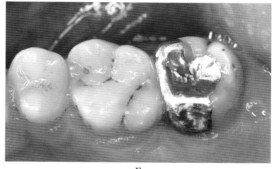

E　　　　　　　　　　　　　　　　　　　　　　F

图 3-8　高嵌体

A. 修复前；B. 光固化垫底材料垫底；C. 牙体预备后；D. 修复体；E. 戴牙后颊面观；F. 戴牙后的殆面观

影像检查： X 线示 27 未行根管治疗，无根尖周阴影。其余未见明显异常。

诊断： 27 牙体缺损。

【问题 1】什么情况下选择高嵌体修复？

思路： 选择高嵌体修复的原因包括三个方面：①缺损的范围已经涉及近中牙尖；②咬合较紧，设计高嵌体也有利于保护牙尖；③患牙为活髓牙，如果设计全冠修复时，四个轴面和所有殆面都需要预备，预备量增加；患牙预备量不足，如本例患者殆面远中部分与对殆牙咬合非常紧，很难创造出足够的预备量。

【问题 2】针对该病例，高嵌体预备时需要注意什么？

思路： 由于患牙区域咬合较紧，且位于磨牙区（图 3-8A，E），从修复体自身强度与保护剩余牙体组织的角度，宜选择金属合金高嵌体修复。正式预备前，需要更换护髓材料及垫底材料（图 3-8B）。原折裂断面位于近中中 1/2 区域，在预备时应该打开邻接触区，延伸到颊面轴角，使修复体的颊侧边缘位于自洁区（图 3-8C）。近中舌尖预备应尽量避开咬合接触点，由于其舌侧咬合较紧，故其近中舌尖殆面肩台尽量靠向龈端（图 3-8C，F）。近中颊尖近中在预备后剩余牙体组织较薄，需去除薄弱牙体组织，高嵌体近中颊相应部分增厚（图 3-8D，E）。剩余牙体组织的厚度应保证足够以抵抗咬合力。同时还应遵循嵌体预备的其他原则，如形成鸠尾固位形、边缘形成斜面等。

> **知识点**

高嵌体与嵌体的区别

高嵌体（图 3-9B）是覆盖殆面牙尖的嵌体修复体。当牙体缺损太累及牙尖时，或牙体缺损导致剩余牙体组织颊舌壁薄弱、邻面受到累及导致 MOD 缺损时，预备嵌体洞形后在受力时容易产生牙体折裂，此时可通过采用覆盖牙体组织殆面的方法以保护剩余的牙体组织。在应用高嵌体时，若邻面箱形颊舌壁外形线超过轴线角后或缺损大使其固位力下降明显时应使用全冠进行修复；当患牙为失髓牙（endodontically-treated tooth）时，应优先考虑使用全冠修复代替（表 3-3）。

表 3-3　高嵌体与嵌体的比较

	嵌体	高嵌体
牙体预备复杂性	相对简单	相对复杂
边缘线	相对较短	相对较长
牙尖覆盖	无	有
牙尖折裂概率	较大	较小
殆面恢复咬合关系	不能	能
修复后牙多面缺损	不能	能

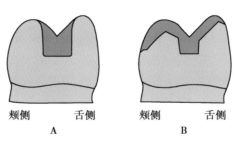

图 3-9　下颌金属合金嵌体与高嵌体对比
A. 嵌体；B. 高嵌体

第二节　贴　　面

贴面(laminate veneer)是在不磨牙或少量磨牙的情况下,应用粘接技术,将复合树脂、瓷等修复材料覆盖在表面缺损牙体、变色牙或畸形牙等牙的患病部位,以恢复牙体正常形态或改善其色泽的一种修复方法。按修复材料的不同,贴面可以分为复合树脂贴面、丙烯酸树脂贴面和全瓷贴面三种类型。一般来讲,复合树脂贴面既可用于直接法贴面修复也可用于间接法贴面修复;而丙烯酸树脂贴面、全瓷贴面则主要用于间接法贴面修复。直接法贴面修复指的是在口内直接、一次操作完成贴面制作、粘接全过程的方法;而间接法贴面修复指的是将预成贴面或技工室制作的贴面在口内试戴、粘接完成的方法。本节仅介绍全瓷贴面修复。

临床病例一

全瓷贴面修复变色牙

患者,男,25 岁,因为全口牙重度染色就诊,要求改善美观。

主诉:要求改善前牙美观。

现病史:患者因儿时服用四环素族药物出现牙齿重度染色,来我科要求用保守的方法进行修复。

患者否认有心血管疾病、糖尿病等系统性疾病;无肝炎、肺结核等传染性疾病;无药物过敏史。

口腔检查:口腔卫生可,软垢(-),牙石(-);

全口四环素染色牙,呈深棕色,以 14-24、34-44 染色更明显;

14-24、34-44 叩诊(-),松(-),冷热测同对照牙,牙体组织健康(图 3-10);

咬合关系正常,开口度正常,无明显关节弹响等颞下颌关节症状。

影像检查:X 线示 14-24、34-44 未行根管治疗,无根尖周阴影。其余未见明显异常。

诊断:14-24、34-44 变色牙。

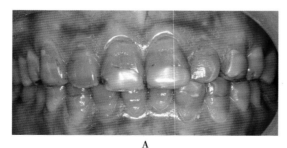

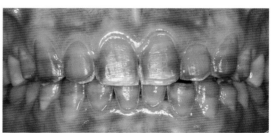

A　　　　　　　　　　　　　　　　B

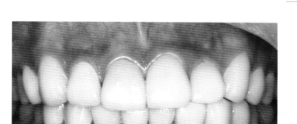

C

图 3-10　四环素重度染色牙全瓷贴面修复
A. 修复前；B. 牙体预备后；C. 修复完成

【问题1】全瓷贴面用于染色牙修复时能达到何种遮色程度？

思路：遮色的程度受到以下因素的影响：首先为瓷贴面的材料类型；用于瓷贴面修复的全瓷材料主要为氧化硅基的玻璃陶瓷类，它具有较高的半透明特征，因此其遮色能力有限，受到患牙染色程度的影响明显；若采用致密氧化铝基底+表面烤饰瓷的方法制作瓷贴面，其遮色能力明显增加，但其粘接效果不理想。其次，要考虑瓷贴面的厚度因素。对于位置正常的牙齿，其瓷贴面的厚度一般在 0.5～0.8mm，若再厚，可能要预备过多的牙体组织，导致釉质粘接层的减少，不利于粘接和保存牙体组织，否则会造成修复牙的外形过突；对于此厚度的瓷贴面，其遮色能力也不足以遮挡重度染色牙。第三，患牙的染色程度显著影响瓷贴面的修复效果。一般认为，全瓷贴面修复轻、中度四环素牙的效果较理想，通过适当加厚瓷层或粘接层及合理应用不同颜色树脂粘接剂即可完成；但是，对于中重度、重度染色牙，在修复前应与患者充分沟通，了解患者的要求和期望值；若患者要求改善，瓷贴面在一般情况下可以使用（见图 3-10）。本患者为重度四环素染色牙，患者仅要求改善染色，并且要求尽量保存牙体组织，此时瓷贴面属于适应证；对于重度染色牙，若患者要求完全遮挡染色，瓷贴面不宜选用。第四，在使用树脂粘接剂粘接瓷贴面时，遮色树脂粘接剂可用于调整遮色的程度。以上几种因素主要决定瓷贴面修复时的遮色程度和修复效果。为获得较完美的修复效果，若条件具备，有时还需要与其他治疗如漂白技术等联合应用。

知识点

全瓷贴面的特点

全瓷贴面的特点包括：颜色美观，可较逼真地模仿天然牙的形态结构、表面特征；经氢氟酸酸蚀后的全瓷贴面可获得理想的粘接强度；高磨光性的全瓷表面不利于菌斑附着；边缘的密合性佳，有利于减少牙龈刺激和边缘微漏；烤瓷内在强度高，抗磨耗和磨损能力较直接或间接复合树脂强；色泽稳定性较树脂贴面佳，不会发生吸水膨胀，基本无边缘微漏或染色现象；间接法制作，需二次就诊，对临床及技工工艺要求高，操作较精细，制作过程费时；厚度薄，受患牙底色的影响，对重度染色牙的遮色效果不理想；与牙齿粘接后，颜色不能调改，若发生折裂等问题时不易修理，须重新制作；价格比直接法和间接法复合树脂贴面相对偏高。

知识点

全瓷贴面的适应证与适应证选择的注意事项

1. 适应证　全瓷贴面有较好的半透明特征,美观效果好,但是它的强度不够高,因此,主要适用于前牙和前磨牙,尤其是上颌牙。全瓷贴面主要适用于:

(1) 釉质发育不良、轻度龋损等其他因素导致的唇面、切端或牙尖的釉质缺损;

(2) 变色牙,如失髓牙、四环素牙及氟斑牙的美学性修复;

(3) 改善前牙外观形态,如畸形牙、过小牙等;

(4) 轻度错位牙,如扭转牙等,患者不接受正畸治疗;

(5) 牙间隙,关闭间隙和其他多个不美观的间隙;

(6) 过短牙或磨耗牙加长切端且釉质量足够者。

2. 适应证选择时的注意事项　包括:上颌牙唇向错位或移位、反𬌗且无修复间隙者;下颌严重深覆𬌗且无修复间隙者;有磨牙症状、咬异物等习惯的患者不建议使用;当重度釉质发育不全等造成釉质粘接面不足时,贴面的粘接力不仅下降,而且贴面与牙表面的封闭作用也下降,容易发生微漏或染色,此时避免使用贴面,应该考虑全冠修复。

【问题2】与正常颜色牙相比,四环素染色牙全瓷贴面修复时的牙体预备和粘接应考虑哪些因素?

思路1:牙体预备的细节要求包括:

瓷贴面遮色的程度受到瓷贴面的厚度、患牙的染色程度等因素影响。因此,在牙体预备时应在尽量保存釉质的前提下适当增加预备的量,使未来瓷贴面的厚度能尽量增大;预备体邻面的外展隙也可以适当加大。

思路2:粘接时的注意事项有:

①与正常颜色牙相比,两者粘接的步骤和粘接的材料相同;②在粘接剂中使用不同程度和不同量的遮色成分可以不同程度地帮助遮色;③因四环素染色牙需要使用粘接剂调整牙色,因此,在正式粘接前使用试色糊剂反复验证是必要的;④使用试色糊剂得出的颜色效果与使用正式的粘接剂产生的颜色效果略有不同,需要注意;⑤对于染色牙,粘接剂中一般要加入适量的遮色剂;遮色剂的量需要调整,建议遮色剂与其他颜色的粘接剂混合使用,若单独使用遮色剂进行粘接,虽然可以显著提高遮挡染色的效果,但是最终形成的全瓷颜色为蜡白色,缺少牙齿表面自然过渡的颜色特点,也不易被患者接受;因此建议不要完全使用遮色剂进行粘接。

知识点

全瓷贴面牙体预备量的影响因素

全瓷贴面牙体预备量的多少取决于以下因素:①牙齿的相对位置:当牙齿舌向倾斜时,很少量的牙齿磨除便可达到美学修复效果;当牙齿为正常位置时,也应磨除适量釉质,否则贴面修复后会形成外形过大、过突;若牙排列位置略靠唇颊侧,磨除量则应适当增加。②染色牙遮色的必要:对于染色较重的牙齿,唇侧预备量要比正常颜色牙齿适当增加,若估计不能达到有效遮盖,更换设计为全瓷冠或金瓷冠修复。③龈边缘位置:龈下边缘美观,但是预备略难,需多磨除牙齿,对牙龈刺激相对大;而龈上边缘预备相对简单,预备量少,易于清洁,有利于牙周健康。④牙间隙是否存在:牙间隙的存在往往可以减少牙体预备量。⑤患者的美学要求:患者对美观和颜色的要求和态度要在牙体预备前了解,这可影响遮色的程度、效果以及边缘位置的放置等。

知识点

全瓷贴面切端的预备形式

全瓷贴面切端牙体预备形式可分为三型（图3-11）：①开窗型（window type）；②对接型（butt-to-butt type）；③包绕型（overlap type）。贴面预备中可根据各自不同的特点选择切端牙体预备形式（表3-4）。

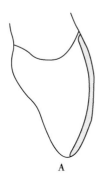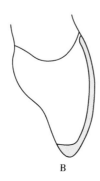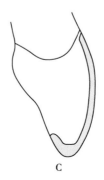

图3-11　瓷贴面切端的预备形式
A. 开窗型；B. 对接型；C. 包绕型

表3-4　全瓷贴面切端预备形式的特点比较

	开窗型	对接型	包绕型
修复的牙位或适用的情况	主要用于上颌牙，不需要加长切端长度	下颌前牙，或需加长切端长度的患牙	下颌前牙，或需加长切端长度的患牙，或缺损已波及切端舌侧
切端预备量	少，利于保存切端或切端舌侧牙体组织	包括切端，预备量较多	包绕切端并至舌侧少许，预备量较多
切端透明度	受所修复患牙的影响	半透明度以修复体切端部分为基础	半透明度以修复体切端部分为基础
切端厚度要求	厚度足够时采用	厚度不足时采用	厚度足够时采用
前伸切道	上牙修复时不影响	可能有影响或需重建	可能有影响或需重建
咬合关系	一般用于上颌前牙，不影响咬合关系，对咬合空间要求不高	要求正中𬌗接触点离开舌侧瓷-牙交界至少1mm，有足够的咬合空间	同对接型

临床病例二

全瓷贴面修复外伤前牙

患者，女，37岁，因为右上前牙外伤折断就诊，要求修复。

主诉：前牙外伤折断要求修复。

现病史：患者2天前因外伤导致右上前牙折断，出现牙齿敏感，但无自发痛，现来我科要求用保守的方法进行修复。

患者否认有心血管疾病、糖尿病等系统性疾病；无肝炎、肺结核等传染性疾病；无药物过敏史。

口腔检查：口腔卫生可，软垢（-），牙石（-）；

11 切1/3～1/2折断，舌侧断面位于中1/2，牙本质暴露，探诊敏感，叩诊（-），松（-），冷热测

同对照牙(图3-12);

咬合关系正常,开口度正常,无明显关节弹响等颞下颌关节症状。

影像检查:X线示11未行根管治疗,根尖周未见异常。其余未见明显异常。

诊断:11牙体缺损。

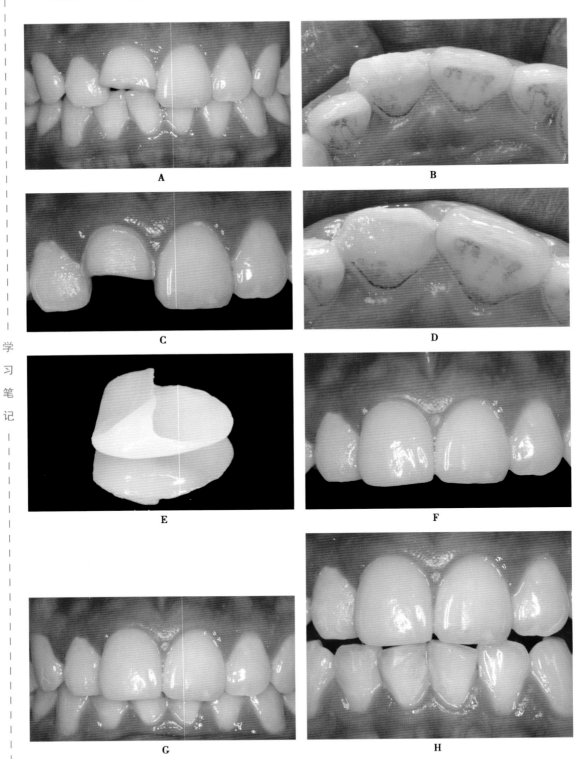

图3-12 外伤牙的瓷贴面修复

A. 修复前(唇面观);B. 修复前(𬌗面观);C. 预备体(唇面观);D. 预备体(𬌗面观);E. 修复体;F. 修复后唇面观;G. 修复后1个月(唇面观);H. 修复体前伸𬌗时的状态(唇面观)

【问题1】外伤牙缺损到何种程度时仍可用瓷贴面进行修复?

思路:

1. 外伤牙仅切端少量折断时,剩余唇面牙体组织能够为瓷贴面提供足够的粘接面积,因此适宜使用全瓷贴面修复。

2. 当外伤导致切端1/3至1/2左右的折断时,则需依据具体的剩余牙体组织进行考虑,同时也应考虑瓷贴面修复体自身的强度是否满足要求。一般认为,唇面牙体组织还剩余1/2以上时仍可以考虑瓷贴面修复,此时剩余牙体组织尚能够提供足够的粘接面积;另外,瓷贴面本身的长度不宜超过2~4mm;有文献报道,可用瓷贴面修复小于4mm的前牙牙体缺损,超过4mm时,瓷贴面与牙齿的粘接界面会形成较大的应力。

3. 还需考虑咬合的情况。如果存在咬合力很小的情况时,即使缺损面积较大,也有利于修复的长期成功;若咬合力正常,此时则需保证前伸殆无干扰,前伸殆过程中尽量保持多牙的同时接触;若咬合力较大,选择瓷贴面修复时则需非常谨慎,缺损较大时不宜采用瓷贴面修复。

【问题2】以本病例为例,牙体预备中需注意哪些方面?

思路:

1. 唇侧的预备同正常情况,保证足够的粘接面,并尽量保证釉质的粘接以获得最佳的粘接效果。

2. 预备深度 因患牙颜色正常,唇面的预备深度可以适当降低至0.5mm即可。

3. 切端设计 由于患牙已经劈裂到舌侧中1/2,采用包绕型切端设计即可,正好覆盖住舌侧断面。

4. 调殆 41、42切端应适当调殆,在确保11切端合适长度的基础上使11瓷贴面在前伸殆时无干扰,前伸至切端时至少保证天然牙21也能与对殆牙接触。

知识点

全瓷贴面牙体预备原则

1. 尽量减少牙体预备量。

2. 牙体预备均匀、适量,并且应保证足够的空间来形成修复体的正确形态,使0.5~0.8mm厚的贴面修复后不致形成过凸的牙齿外形。

3. 应有足够的釉质粘接面以提供有效的粘接。

4. 边缘应光滑连续,边缘线应位于釉质层以利于边缘封闭,并尽量设计于易清洁区。

5. 龈边缘最理想的是无角肩台,应位于釉质内,位置可以齐龈或者稍位于龈下。

6. 预备体无尖锐内线角。

7. 预备体无倒凹影响贴面就位。

临床病例三

贴面修复前牙间隙

患者,女,36岁,因为前牙长期有牙间隙影响美观,要求修复。

主诉:上前牙不美观,要求修复。

现病史:患者前牙长期有牙间隙存在而影响美观,现来我科要求用保守的方法进行修复。

患者否认有心血管疾病、糖尿病等系统性疾病;无肝炎、肺结核等传染性疾病;无药物过敏史。

口腔检查:口腔卫生可,软垢(−),牙石(−);

11、21之间有1.5~2mm的间隙,11、21叩诊(−),松(−),冷热测同对照牙(图3-13)。

咬合关系正常,开口度正常,无明显关节弹响等颞下颌关节症状。

影像检查:X 线示 11、21 未行根管治疗,根尖周未见异常。其余未见明显异常。

诊断:上颌前牙牙间隙。

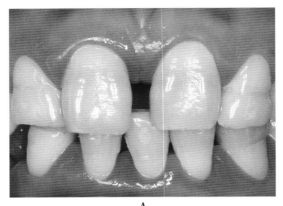 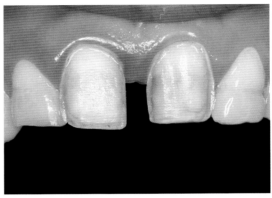

A   B

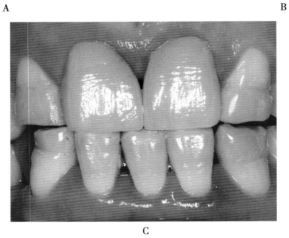

C

图 3-13 瓷贴面用于修复前牙牙间隙

A. 修复前(唇面观);B. 预备体(唇面观);C. 修复后(唇面观)

【问题 1】前牙间隙使用全瓷贴面修复时应该注意什么?

思路:

1. 首先在修复前应排除正畸治疗的可能性,患者不接受正畸治疗或者患者不适合做正畸治疗。

2. 了解前牙牙间隙的形成原因,了解牙间隙形成的时间长短。若前牙间隙形成时间短,前伸𬌗力量大或前伸𬌗有干扰导致其近期出现牙间隙;或者因牙周病导致前牙松动或前牙牙槽骨吸收等支持力不足而呈现上前牙扇形散开,并出现间隙等情况时,不宜选择瓷贴面修复。只有牙间隙形成时间较长,其间隙距离保持长期稳定的情况下可以考虑全瓷贴面修复;若导致牙间隙形成的因素持续存在,即使短期修复成功也不能维持长久。

3. 前牙间隙距离的大小与未来修复完成后前牙的长宽比是否协调,美学效果是否良好或可接受,也是决定是否可用瓷贴面修复的关键因素。若预期采用瓷贴面关闭间隙可形成牙体过宽,长宽比失调时,可分两种情况解决:①当牙冠长度基本合适时,可通过适当加大修复体邻面外展隙,适当调改近远中边缘嵴的位置,也可同时在修复体的邻面或轴角处加深染色或加大邻面透明度,使之产生视觉错觉而加以解决;②当患牙长度较短且存在被动萌出不足时,可在修复前通过牙冠延长术来改善牙冠长宽比。

4. 未来修复后黑三角的存在有时不可避免,患者是否接受。

5. 充分地与患者沟通,让患者了解修复后的效果、了解长期预后等是修复成功的前提。

【问题2】在修复该患者前牙牙间隙时,应注意哪些事项?

思路:

1. 11、21 修复前的长宽比例不协调,唇面外形略显长而宽度不足,因此,11、21 采用瓷贴面修复后有利于改善长宽比,获得更佳的美学效果。

2. 11、21 长度已经较长,在预备时可采用开窗型牙体预备,切端不宜再加长。

3. 11、21 近中颈部边缘预备龈沟内边缘,修复体近中龈1/3的龈外展隙减小,同时增加接触区面积,使邻面接触尽量向龈端,从而尽量减小 11、21 近中颈部黑三角的出现。

4. 前伸𬌗运动至切对切时,保持 11、21 切端的𬌗接触与修复前一致,保持原有的前伸切道。

临床病例四

贴面修复畸形小牙和釉质发育不全

患者,女,22 岁,因为左上颌有畸形小牙及牙齿表面缺损,要求修复。

主诉:上前牙不美观,要求修复。

现病史:患者左上颌前牙区域有畸形小牙及牙齿表面缺损 10 余年,现来我科要求用保守的方法进行修复。

患者否认有心血管疾病、糖尿病等系统性疾病;无肝炎、肺结核等传染性疾病;无药物过敏史。

口腔检查:口腔卫生可,软垢(-),牙石(-);

21 畸形小牙,宽度小于同名牙;22 唇面釉质发育不全,表面局部染色较深,颈部缺损明显,同时其近远中宽度略大于同名牙(图 3-14);

21、22 之间有 1mm 间隙,叩诊(-),松(-),冷热测同对照牙;

咬合关系正常,开口度正常,无明显关节弹响等颞下颌关节症状。

影像检查:X 线示 21、22 未行根管治疗,根尖周未见异常。其余未见明显异常。

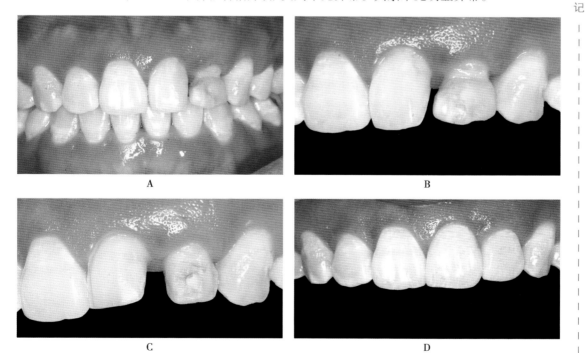

A

B

C

D

图 3-14 全瓷贴面用于修复前牙畸形小牙及釉质发育不全
A. 修复前(唇面观);B. 修复前(前侧面观);C. 预备体(唇面观);D. 修复后(唇面观)

诊断:21、22 牙体缺损。

【问题1】釉质发育不全患牙在使用全瓷贴面修复时的注意事项是什么?

思路: 釉质发育不全的前牙常伴有不同程度牙体缺损及颜色异常,全瓷贴面一般能很好地修复上述不足。但需注意的是,釉质发育不全牙面的缺损和颜色异常常不均匀,常因瓷贴面厚度不均而在同一牙面上有颜色不协调的现象。若表面缺损较大以及颜色不均现象明显,可以在贴面修复前用充填树脂先充填牙体缺损、遮盖较深的变色。

【问题2】在修复该患牙时,应注意哪些事项?

思路:

1. 21 为畸形小牙,颜色基本与同名牙相似,其长度基本正常,仅宽度小于同名牙,牙体预备中采用开窗型预备形式,预备厚度保持在 0.5～0.8mm 即可;22 唇面釉质发育不全,表面局部染色较深,颈部缺损较深但不明显,其长度基本正常,也可采用开窗型预备,预备厚度不必额外加厚。

2. 22 近远中宽度略大于同名牙,21、22 之间有 1mm 间隙;牙体预备时,可以去除 22 近中部分牙体组织,使其宽度与同名牙对称协调;21、22 之间 1mm 间隙加上 22 磨除产生的间隙恰好弥补了 21 宽度不足的情况,从而使 21,22 均与对侧同名牙长宽度协调。

3. 对侧同名牙的色调较深,透明度不明显,且有白垩斑纹(颈部更明显),需要在修复体完成后上色,并在粘接时使用粘接剂进行调色。

(周永胜)

第三节 桩 核 冠

当牙体组织缺损严重,无法通过直接充填恢复牙冠形态或常规的牙冠预备无法形成足够的固位型和抗力型时,就需要采用桩核冠修复缺损牙体组织。桩核修复前需对患牙进行完善的根管治疗。利用插入根管内的桩和根管内壁之间的摩擦力,粘接力获得固位,进而为核及最终的全冠修复提供固位。

临床病例一

前牙桩核冠修复

患者,女,28 岁,两天前因外伤导致上前牙折断,冷热刺激痛明显,今来院就诊,要求尽快治疗患牙,且改善前牙美观。初步检查如下:

主诉: 上前牙折断,疼痛且影响美观。

现病史: 患者于 2 天前因为外伤导致上前牙折断,无口腔治疗史。患者否认有心血管疾病、糖尿病等系统性疾病;无肝炎、肺结核等传染性疾病;无药物过敏史。

口腔检查: 口腔卫生良好,软垢(-),牙石(±);

11 冠折露髓,叩(±),唇侧断面位于龈上 2～3mm,腭侧断面位于龈下 2mm,牙齿无松动。

21 冠折露髓,叩(±),唇、颊侧断面均位于龈下 1mm。

21 和 11 两邻牙牙龈缘曲线协调。

22 轻度唇倾,牙冠完整,叩(-)无松动。口内余牙未见明显异常,口腔卫生状况良好。

咬合关系正常,开口度正常,无明显关节弹响等颞下颌关节症状。

影像检查: X 线示 11、21 冠折达髓腔,根尖周未见明显低密度影像,未行根管治疗,牙周膜微增宽,其余未见明显异常。

诊断: 11、21 牙体缺损。

【问题1】在门诊进行初步检查后,通常还需要进行哪些辅助检查帮助诊断?

思路: 为了进一步明确诊断和确定治疗计划,除了通过上述口腔检查外,我们最需要了解的是患牙的牙根及牙周支持组织的情况。X 线牙片是口腔牙体缺损最常规的辅助检查手段。患者咬硬物致牙冠折断，不排除牙根同时受到损伤的可能性。如果在牙片上看到根折线，并结合叩痛、松动度等临床表现，可以诊断为根折。但是有些不明显的根折在 X 线牙片上没有明显表现，如果仍然怀疑存在根折的话，可以进行 CBCT 检查来明确诊断。另外，如果患牙可以保留并利用牙根进行修复，我们可以通过 X 线牙片了解患牙牙根长度、牙根粗度、根管形态以及牙槽骨高度等，这些都是制订治疗计划时的重要依据。

> 知识点
>
> X 线片
>
> 　　X 线片检查是口腔检查中一项重要的辅助检查手段，特别是 X 线牙片。标准的牙片，应能清楚看到牙釉质、牙本质、牙骨质、牙髓腔，以及牙槽骨、牙周膜、根尖周组织等。牙周膜间隙一般为 0.15～0.38mm，宽窄均匀一致。但是由于 X 线牙片受拍摄角度、影像重叠等因素限制，如根折等病变可能无法确诊，就需要加拍 CBCT 片等特殊手段辅助检查。

　　【问题2】如果 X 线牙片检查结果显示 11、21 牙根完好，牙周膜清晰连续、根长足够，应如何考虑为患者制订治疗计划？

　　思路1：制订治疗计划时，应根据患牙情况、严格遵循适应证、选择修复体类型。

> 知识点
>
> 桩核冠的适应证
>
> 　　①临床牙冠中度以上缺损(2～4 壁缺损)，直接充填无法提供冠修复固位力；②临床牙冠重度缺损，断面达龈下，但牙根有足够长度，经冠延长术或牵引术后可暴露出断面以下至少 1.5mm 的根面高度，磨牙未暴露根分叉者；③错位、扭转牙而非正畸适应证者；④畸形牙直接预备固位形不良者。
>
> 　　患牙应具备完善的根管治疗，根管充填满意，根尖封闭良好，原有根尖周炎症得到控制，方可行桩核冠修复。

　　患牙 11、21 均属于中度以上牙体缺损，直接充填后无法提供冠修复体固位力，且冠折露髓，必须进行完善根管治疗后借助根管固位，即采用桩核冠的方式进行修复。X 线牙片检查后发现，患牙牙根长度足够、冠根比接近 1:2，根管形态正常，牙周支持骨有足够的高度和密度，根尖周未见明显异常，满足桩核冠修复的适应证。至此可确定 11、21 的治疗方案为完善根管治疗后行桩核冠修复。但是由于 11、21 两患牙部分断面位于龈下，也就是说无法满足桩核冠牙体预备中"冠边缘落在健康牙体组织上"和"形成牙本质肩领"的基本要求，故需要进行一些特殊的处理。

> 知识点
>
> 牙本质肩领
>
> 　　桩核冠修复时，原则上核的边缘与冠边缘之间应留有至少 1.5mm 健康的牙本质，即牙本质肩领(ferrule)(图3-15)。无牙本质肩领设计的桩核冠修复体容易导致患牙的牙根折裂。因此，当根面位于龈下时，需通过正畸牙根牵引术或通过牙周手术行牙冠延长术来获得牙本质肩领。

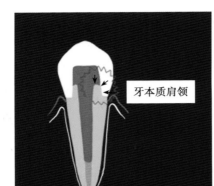
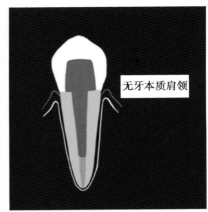

图 3-15 牙本质肩领
A. 牙本质肩领；B. 无牙本质肩领

思路 2：桩核冠修复的患牙，剩余牙体组织不能为修复体提供足够的固位形，因此设计时一定要考虑其固位形和抗力形。

知识点

桩核冠的设计（图 3-16）

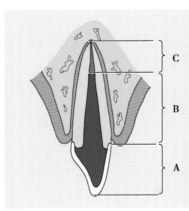

根尖封闭区不少于4mm

骨内桩长度大于骨内根长度的1/2

桩的长度不短于临床牙冠高度

A

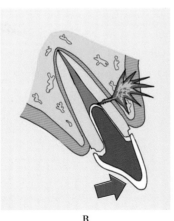
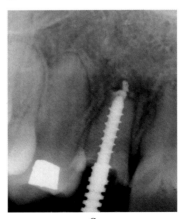

B   C

图 3-16 桩的长度
A. 理想桩的长度；B. 桩过短，侧向力应力集中，最终导致根折；C. 桩过长，破坏根尖封闭，导致根充失败，根尖炎症

知识点

桩的直径(图 3-17)

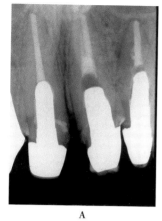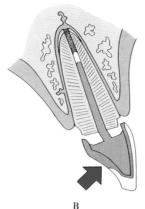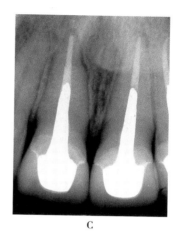

图 3-17 桩的直径
A. 桩过粗;B. 桩过细;C. 理想的桩直径在 1/4~1/3 根径范围内

思路 3:在治疗主诉牙的同时,也要综合考虑患者的其他要求,力争做出最全面、合理的修复方案。

患者 22 虽然不存在牙体缺损等疾病,但是严重的唇倾、外翻同样严重影响前牙美观,在制订治疗计划时应一并考虑进来。对于严重的倾斜、扭转牙,可以采用正畸的方式加以矫正,但需要时间较长。鉴于该患者希望在较短时间内修复患牙并改善前牙美观,可以根管治疗 22 后,通过桩核纠正牙长轴方向,然后与 11、21 一并进行全冠修复,以获得满意的修复效果。

【问题 3】针对 11、21 两患牙部分断面位于龈下的情况,应该如何处理?

思路:当进行桩核冠修复时,经常会遇到牙根断面位于龈下、甚至位于骨内,使得无法形成牙本质肩领的情况。此时要对牙根的状态进行评估,尤其是牙根的长度。如果牙根有足够的长度,就可以采用冠延长术或正畸牵引术暴露出断面以下至少 1.5mm 的根面高度。对于本病例来说,对冠延长和正畸牵引两种不同方法的选择还要依据患牙的具体情况:11 的断面位于腭侧龈下,可以通过冠延长术将患牙腭侧骨质部分去除,露出牙体断面,再行桩核修复冠。但 21 的断面位于唇侧,就必须考虑到修复后前牙美观的问题。如果对于唇侧龈下断面也直接性冠延长术的话,在暴露唇侧牙体断面的同时,唇侧牙龈缘的位置也会随着唇侧骨板高度的改变而上移,最终导致两上前牙的龈缘不对称,破坏前牙美观。所以对 21 的处理应该是通过正畸方法行牙根牵引术,暴露出断面以下至少 1.5mm 的根面高度,获得牙本质肩领;然后对牵引后的唇侧牙龈缘位置及形态重新评估。如果受牵引牙的唇侧牙龈位置形态基本稳定且与邻牙协调,则可直接进入桩核冠修复;如果牵引完成后唇侧牙龈位置下移,则需要通过牙周手术修整后再行桩核冠修复。

知识点

牙根牵引术

由于外伤、龋坏等造成单根牙牙根冠 1/3 的破坏,牙根长度足够,请正畸科医师会诊,并征得患者同意后,确定是否采用正畸方法牵引牙根,牵引牙根后再进行桩核冠修复或调节冠根比例。牵引术后通常保持 3~6 周,应尽快修复。

> **知识点**
>
> 冠延长术适应证和禁忌证
>
> 冠延长术是通过手术的方法,降低牙龈缘的位置,去除相应的牙槽骨,暴露健康牙体组织,使过短的临床牙冠加长。
>
> 该种术式常用于临床冠过短、缺乏固位形的残冠修复。另外当不良修复体破坏生物学宽度时,也通过该手术重建生物学宽度。
>
> 当牙根过短、冠根比失调,折断面达骨下较深位置,术后余留骨量不足;去骨太多,与邻牙不协调严重影响美观;邻面病损深,手术对邻牙牙周支持构成威胁;全身情况不宜手术者为手术禁忌证。

> **知识点**
>
> 冠延长术后修复的时间
>
> 一般建议在术后4~6周进行修复,若患者因某些因素术后愈合延迟,则应适当推迟修复开始的时间;在与美学有关的上前牙区,则建议术后3~6个月后修复。

【问题4】结合上述治疗方案,在选择修复体材料时应该注意什么?

思路:当残留牙体组织位于龈上,条件较好者,可以通过牙体预备形成360°牙本质肩领,无论是选择金属桩、陶瓷桩和纤维桩都能够取得很好的固位效果。鉴于患者主诉牙11、21均缺损较大,应该在完成正畸牵引及冠延长术后重新评估,如果固位形仍欠佳,则应该选择桩核一体的金属桩核或陶瓷桩核。

> **知识点**
>
> 掌握不同种桩核材料的特性,并与实际病情相结合
>
> ①如果为保证足够的强度,应选择金属材料制作桩核。②如果出于保护牙根的考虑,应选择与牙本质弹性模量接近的纤维桩。③如果为保证前牙修复后的美观,可以选择陶瓷类氧化锆桩核及纤维桩加树脂核。④如果考虑对磁共振等检查可能造成的影响,应避免选择钴铬、镍铬等顺磁性金属材料。

患牙22需要通过桩核矫正唇倾的牙长轴,只能选择高强度的金属铸造桩核或陶瓷桩核。对美观要求较高者,可采用陶瓷桩核和全瓷冠进行修复,以达到最佳美学效果。但需要注意的是当牙根过细,桩过长时,由于CAD/CAM扫描的问题,不宜做氧化锆陶瓷桩;另外,氧化锆材料的弹性模量与牙本质相差较大,根管壁较薄时应慎用。

临床病例二

后牙桩核冠修复

患者,女,48岁,右侧下颌后牙治疗后,医师建议做冠修复,防止牙折裂。初步检查如下:

主诉:右侧下颌后牙口内治疗后要求冠修复。

现病史:1个月前患者因右下后牙原有充填物脱落,咀嚼疼痛来我院牙体牙髓病科就诊,行根管治疗术后,建议来修复科行冠修复。

患者否认有心血管疾病、糖尿病等系统性疾病;无肝炎、肺结核等传染性疾病;无药物过

敏史。

　　口腔检查:45 残根,𬌗面见白色暂封物,45 远中壁缺失较大,牙本质肩领明显,叩(-),患牙无松动。

　　46 残根,𬌗面可见白色暂封物,龋坏较大,可见明显牙本质肩领,叩(-),患牙无松动。

　　邻牙健康,未见近远中倾斜;对颌牙无过长(图 3-18)。

　　影像检查:X 线示 45,46 牙已行根管治疗,根尖周未见明显异常,46 根分叉处有轻度低密度影像及轻度骨吸收,根充严密。其余未见明显异常。

　　诊断:45,46 牙体缺损。

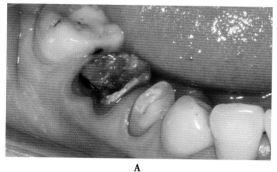
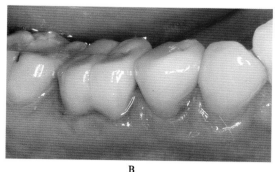

图 3-18　后牙桩核冠修复
A. 修复前;B. 修复后

【问题 1】后牙冠预备如何增大固位力?

　　思路:在制备全冠时前牙预备体的边缘通常制备成龈下肩台,这主要是出于美观考虑。而在后牙临床冠足够者,通常选择龈上边缘,这是从牙周健康角度考虑。但当临床冠不足,或者如上述情况残根基本齐龈时,为了能够获得足够的固位力和在牙体预备过程中形成牙本质肩领,可以选择龈下肩台。另外为了增加桩核的固位形,可以利用后牙根分叉大、近远中根根管方向不同的特点,选择分裂桩进行修复(图 3-19)。通过以上两种手段最大限度增加桩核和冠修复体的固位力。

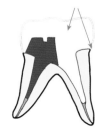
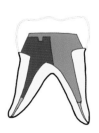

图 3-19　分裂桩示意图

知识点

分裂桩的使用

　　在后牙的桩核冠修复过程中,可以同时利用多个根管以获得较大的固位力。当后牙根分叉较大、各根管之间呈一定角度、没有共同就位道时,可以采用分裂桩核。分裂桩核是将一个桩核分成 2 个或几个部分分别铸造,每个部分按先后顺序从不同的方向插入相应的根管就位。核的部分相互之间紧密贴合,与剩余牙体组织形成全冠预备体形态。分裂桩核就位粘固成为一个整体后,各桩之间成角度相互制约,从任何方向均无法脱位。通过这种方法能够使桩核获得最大的固位力,但同时也极难拆除,故要求患牙根管治疗必须完善。

【问题 2】修复时遇有根分叉处病变者,应如何处理?

　　思路:以本病例为例,患牙 46 在 X 线牙片表现为相应部位的炎症和轻度骨吸收,在正常情况下应该考虑拔除患牙。但是鉴于患牙无松动,近远中根均有足够长度,周围有足够的骨支持,且龈上剩余牙体组织较多,去除暂封物后未见底穿,与患者沟通后可以考虑采用桩核冠修复。如果后牙根分叉处病变严重,可分为近远中两个单根牙,如果牙根长度足够,且两个单根牙周状况良好,可以考虑分别行桩核固位后,联冠修复。在行分根术治疗过程中,术后需制作暂时修复体观察 6～8 周。一方面利于手术创口愈合和牙间乳头的形成,同时也观察分根后炎症恢复情况和患牙的松动度变化。

> **知识点**
>
> ### 分根术的应用
>
> 分根术是牙周手术治疗中的一种。当下颌磨牙牙体缺损累及根分叉部位,而在近远中根的邻面还有相当的支持组织时,可将患牙从牙冠到根部进行颊舌向的分割,形成近中和远中两个单根牙,分别进行根管治疗和冠修复。这样不但可以保留患牙,还能够促进原来根分叉部位炎症的愈合和牙周支持组织的恢复。
>
> 这种手术还适用于下颌磨牙 Ⅲ、Ⅳ 度根分叉病变者,通过手术消除根分叉形态,使该处的牙周袋及炎症较易控制,也利于菌斑控制。但同样要求患牙的近远中有足够的支持组织。

(吴 哲)

第四节 全 冠

全冠修复是口腔中最常见的牙体缺损的修复方式,修复体覆盖整个牙冠表面,恢复缺损牙齿的形态、功能和美观,也可以用作固定义齿的固位体。因为龋病、外伤、磨损、酸蚀和发育畸形等原因造成牙体缺损过大,破坏严重不能直接充填治疗时,多数要用全冠修复。

全冠修复体通常按照材料不同分为金属全冠、非金属全冠和混合全冠(图 3-20)。目前在临床中最常见到的全冠修复体是非金属全冠中的全瓷冠和混合全冠中的烤瓷熔附金属全冠,简称金属烤瓷冠或金瓷冠。

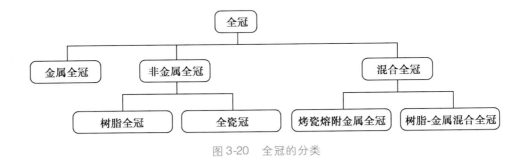

图 3-20 全冠的分类

临床病例一

前牙全瓷冠修复

患者,女,32 岁,因为前牙反复充填,治疗效果不佳且出现牙折来院就诊,要求长久修复,改善美观。初步检查如下:

主诉:上前牙折断,要求美观修复。

现病史:3 年前,上前牙曾因龋齿于外院充填,其后几年,充填物反复脱落,充填。现充填体脱落且切端牙折要求长久修复、改善美观。

患者否认有心血管疾病、糖尿病等系统性疾病;无肝炎、肺结核等传染性疾病;无药物过敏史。

口腔检查:口腔卫生良好。

上前牙轻度拥挤,中线位置正。21 牙体冷诊(±),叩(-),轻度唇倾,近中舌侧邻面有龋坏,近切缘处横向牙折,近远中切角皆缺损(图 3-21)。牙周情况良好。

余牙正常,部分后牙咬合面和颊侧点隙区有充填物,未见继发龋。

牙列咬合关系基本正常,开口度正常,无明显关节弹响等颞下颌关节症状。

影像检查:X 线检查示 21 牙根及根尖区无异常。

诊断:21 牙体缺损。

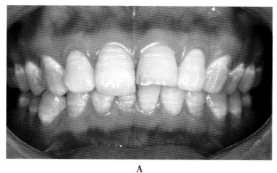
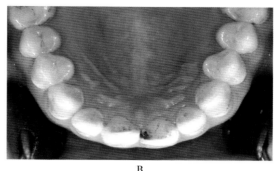

A　　　　　　　　　　　B

图 3-21　前牙牙体缺损修复
A. 术前正面观;B. 术前𬌗面观

【问题1】对于该患牙,是选择充填治疗还是修复治疗?

思路1:选择何种治疗方案要从患者自身的要求和患牙的实际情况两个方面进行分析。

修复治疗相比充填治疗可获得更长久维持的治疗效果。以本病例为例,患者上颌中切牙近中邻面龋损,曾多次行充填治疗,但效果并不持久且存在修复体变色脱落的问题,现牙体缺损已累及切角。如果采用充填治疗的方式,患牙今后在行使功能时,很容易在外力的作用下再次发生充填体的折裂或脱落,导致治疗失败;同时患者希望能有较为长久的修复效果,避免充填体变色或充填体再次折裂。所以从治疗效果考虑,相对于修复治疗而言,充填治疗不是优先选择形式。

本例患者的上中切牙轻度唇倾。在修复过程中,如果采用充填治疗,虽然能恢复患牙的完整形态,但是却不能解决牙齿唇倾带来的牙列不齐问题;如果采用修复治疗,通过适当的牙体预备及合理的修复体设计制作可以在一定程度上解决中切牙唇倾的问题,并获得更好的美观效果。

思路2:如果选择修复治疗,是采用贴面修复还是冠修复呢?

贴面和全冠是前牙常用的两种美学修复方式,对于本病例适用哪种修复方式,需做分析判断。

贴面:目前临床上使用最多的贴面是全瓷贴面。全瓷贴面具有美观、备牙量少、生物相容性好等优点,适用于牙面缺损小、前牙切角缺损、大面积浅表缺损型牙体缺损、变色牙、畸形牙及牙体排列异常影响美观的牙齿美容修复。本病例中,患者为青年女性,患牙为上颌前牙,是瓷贴面修复的适应证。但是患牙同时存在近中邻面中龋导致较大范围缺损的情况,这对选择全瓷贴面修复不利。如果在设计瓷贴面时将近中邻面缺损也一同恢复,则在设计和制作上会存在一定困难,所以贴面不是最佳选择。

全冠：全冠修复是用于此病例的理想选择。相比较于贴面，全冠修复的牙体预备量虽然大，但是修复体强度更高，固位更好，满足患者追求长期稳定美观效果的要求；同时全冠修复在牙体预备时，可以解决牙齿轻度唇倾和近中邻面龋损的问题，所以最终选择全冠修复。

【问题2】进行全冠修复前还需要考虑哪些因素？

思路1：考虑牙髓活力的保存。

本病例中，患牙有轻度唇倾的情况，最终的修复目的是改善美观，尽可能排齐患牙，那么在全冠牙体预备时，其牙体预备量较正常冠修复预备量大，预备前应当考虑有露髓的可能性，要进行一定的预判和采取风险防范预案。如果存在露髓风险，应当与患者沟通，告知可能的情况和后续的治疗方案等。

另一方面，当患牙有龋坏，需要去除龋损和受感染的牙本质。如果感染位置较深，也可能会出现穿髓的情况，医师应预先告知患者。

思路2：结合咬合分析与蜡型分析。

修复时要改变原有牙齿的形态和排列情况，最好能进行咬合分析和蜡型分析。嘱患者做咬合运动，观察上下颌关系；另外，也可以制取分析模型，转移咬合关系，在𬌗架上进行咬合分析，冠修复后尽量保留原有的咬合关系。患者可通过蜡型分析预览修复后效果，有助于医患沟通【问题3】制订全冠修复治疗方案后，该如何选择修复体材料？

思路：修复材料的选择要考虑患者的修复要求和患牙的实际条件，由医师给出可行的选择方案，解释不同方案的利弊，由患者做出最终选择。从生物安全性和美观效果来讲，全瓷冠修复体优于金属烤瓷冠修复体，贵金属烤瓷冠优于非贵金属烤瓷冠。当然价格也是影响患者选择的一个重要因素。本病例中患者要求长久的美观修复，经济条件许可，全瓷冠是最理想的选择【问题4】牙体预备和取模中有哪些需要注意的问题？

思路1：当选择全瓷冠修复时，在牙体预备中要遵循去除倒凹、为修复体预留足够空间等冠修复的基本原则，还要尽量保留牙髓活力。另一个要点是颈缘的设计和预备。前牙应设计为龈下浅凹形肩台或圆角90°肩台。为了尽量保护软组织，预备时可先将肩台预备至齐龈缘处，再置入000#排龈线，降低龈缘高度后，再向根方预备约0.5mm完成肩台预备。

知识点

全瓷冠牙体预备的特点

其特点是：①切端预备量为1.5~2.0mm，唇舌面及邻面预备量为1.0mm；②全瓷冠肩台预备为圆形直角肩台或浅凹形肩台，宽1.0mm，内线角圆钝；氧化锆和氧化铝基全瓷冠还可设计为120°肩台；③咬合接触区设计在有基牙牙体硬组织支持的部位，咬合设计为多牙接触或形成组牙功能𬌗。

知识点

排　龈

排龈的方法分为机械法、机械化学联合法及高频电刀排龈法等。①机械法用单纯排龈线进行排龈；②机械化学联合法在临床最常使用，排龈用药物是血管收缩或收敛剂，如硫酸亚铁、氧化铝溶液等，部分使用外消旋肾上腺素，对心脏病和高血压患者慎用，龈沟浅者可用单线排龈，深者可用双线排龈（图3-22，图3-23）。③高频电刀排龈法是用高频电刀头去除部分沟内上皮，还可以同时进行牙龈成形和电凝止血。

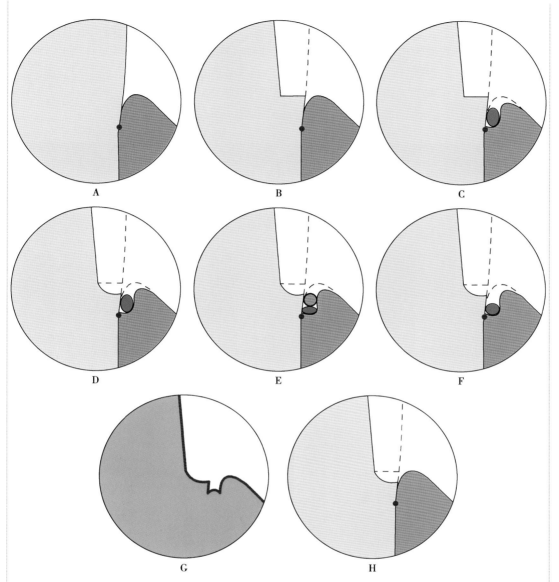

图 3-22 双线排龈法示意图

A. 牙体预备前；B. 预备至齐龈缘；C. 置入第一根排龈线，龈高度降低；D. 继续向根向预备；
E. 置入第二根排龈线；F. 取出第二根排龈线，立即取模；G. 灌模后可看到龈沟；H. 牙龈恢复后，
肩台在龈下

学

习

笔

记

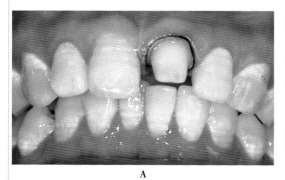

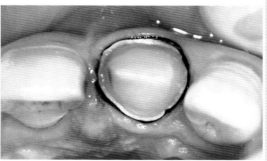

图 3-23 牙体预备排龈
A. 唇面观；B. 𬌗面观

思路2：清晰的模型是准确制作修复体的前提，尤其对于龈下肩台的预备牙，能否通过龈沟将牙体组织和牙龈软组织分辨开来，是评定模型优劣的重要标准。

双线排龈硅橡胶两步取模法通常能取得最为清晰可靠的印模（图3-24）。在肩台预备至龈下前，在龈沟内置入000#排龈线，肩台预备完成后，根据患者龈沟的深浅置入第二根排龈线，较第一根粗，通常为0#或1#，然后用重体硅橡胶取初次印模，之后取出第二根排龈线，再用轻体硅橡胶加初印模取得终印模，最后用超硬石膏灌注成模型（图3-25）。

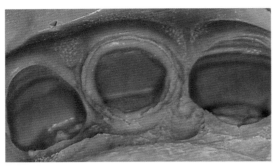 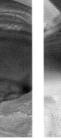 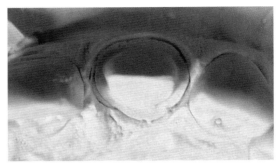

图3-24 硅橡胶终印模　　　　　　　　　　　图3-25 硬石膏模型

【问题5】比色时应该注意哪些问题？

正确运用比色技术有助于修复体的正确选色，将正确的色彩信息传递给技师，以便技师能制作出与患者牙齿颜色尽量接近的修复体。传统比色主要是通过肉眼进行视觉比色，但视觉比色的准确性和稳定性易受多种主观因素影响。近年来，随着科技的进步，仪器比色应用越来越多，仪器比色具有客观性和数字化定量的特点，很好地弥补了视觉比色的不足。无论何种比色，都应当在正确的条件下，遵照正确的步骤进行。有条件时最好对患者的牙色进行拍摄记录，甚至请技师直接进行比色。对

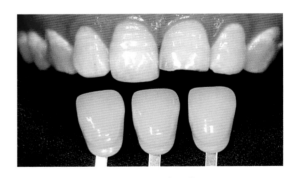

图3-26 牙齿比色

于一些色彩不易判断，或者色彩不均匀，有色斑条纹等情况的牙齿，还可以在戴牙时进行比色和染色。本例患者，牙齿色调偏红，彩度较高但明度偏低，同时切端有白色条纹，都应记录并传递给技师（图3-26）。

知识点

比 色 用 具

1. 比色板　目前国内常用的比色板有经典16色比色板（图3-27A）和3D-MASTER比色板（图3-27B）。其中3D-MASTER比色板是目前在国内应用较广的比色工具。比色时应在自然光下或合适的日光灯下进行。比色每一步骤时间不要过长，通常为5秒左右。每步比色后医师应休息或远望以调整个人视差。比色最好在牙体预备前进行。

（1）选择明暗度：比色板上有5组牙色板，为5级明暗度。比色时应将比色板的切缘部分向内接近患者。比色板的切缘要和患牙的切缘方向一致。

（2）当确定明暗度后，再选择色彩的浓度。取出色彩浓度与明暗度最接近的一组牙色板。

（3）最后选择色调。对照患者的自然牙,在偏红（R）或偏黄（L）方向上选择相似的颜色。

2. 牙科电脑比色仪 牙科电脑比色仪是在光电比色计上测量一系列标准溶液吸光度的仪器（图3-27C）,将吸光度对浓度作图,绘制工作曲线,然后根据待测组分溶液的吸光度在工作曲线上查得其浓度或含量。其操作步骤如下：

（1）按动手柄上的按钮,启动设备。

（2）使用设备上设置的防干扰覆盖面进行校准。

（3）将测量头放置于待测牙面上,按动手柄上的转换按钮。

（4）读取比色结果。

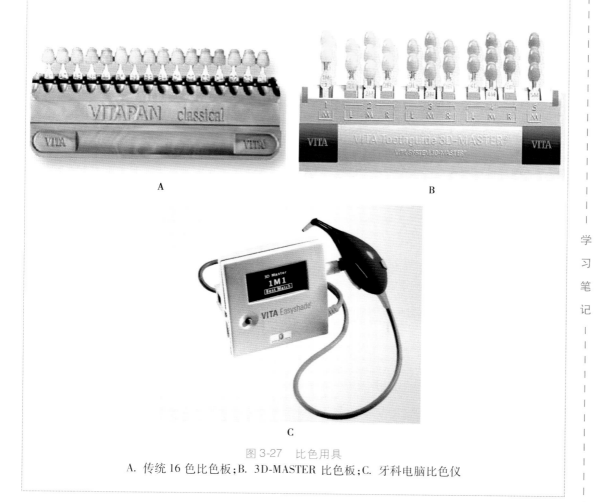

图 3-27 比色用具
A. 传统 16 色比色板；B. 3D-MASTER 比色板；C. 牙科电脑比色仪

【问题6】全冠试戴前后应考虑哪些问题？

思路1：试戴前后需注意以下一些细节：

试戴前,首先询问患者戴临时冠的情况,有无不适和脱落；同时做临床检查,着重对临时冠颈缘及牙龈边缘进行检查,然后去除临时冠及清理基牙表面的水门汀。

试戴时遵循"先就位,后咬合"的原则,先调整过紧的邻面接触关系,检查冠内侧适合性,让全瓷冠完全就位,是否完全就位可以冠颈缘密合性的检查来判断。然后调整牙尖交错位时的咬合接触关系,对于上颌前牙,以轻微接触或略微不接触为佳。最后调整功能位时的咬合接触关系,以没有早接触和𬌗干扰为准。

调𬌗完成后,请患者感受试戴的情况及观察全冠的形态及颜色,是否满意或者提出修改意见,必要时做调改。

思路2:如何选择粘接剂?

选用全瓷冠修复时,冠的透明度较高,粘接剂除了应该具有机械强度高、水溶性低、边缘密封性好等特点,最好还具有透明性好、可选色等特点。因此,树脂粘接剂是最佳的选择。粘接前,先用与树脂粘接剂配套的试色糊剂模拟粘固后的效果,选择最佳颜色的树脂,然后根据全瓷材质对全冠的粘接面进行粘接处理。

该患者选择的是二氧化锆基陶瓷全瓷牙,故而对全冠粘接面进行喷砂、硅涂层处理、硅烷化处理,最后进行树脂粘接。

临床病例二

后牙金属烤瓷冠修复

患者,男,42岁,左下后牙根管治疗后,要求全冠修复。初步检查如下:

主诉:左下后牙要求修复治疗。

现病史:左下后牙数年前曾因龋齿于外院充填治疗,2月前出现"自发痛,夜间痛",来我院牙体牙髓科就诊,诊断为"急性牙髓炎",一周前完成根充治疗,现要求全冠修复。

患者否认有心血管疾病、糖尿病等系统性疾病;无肝炎、肺结核等传染性疾病;无药物过敏史。

口腔检查:口腔卫生可,软垢(±),牙石(-);

36叩(-),松(-),殆面磨耗,伴部分釉质剥脱,中央有近牙色充填物(图3-28),冠轴壁基本完整,牙周健康,与邻牙及对殆牙关系正常。

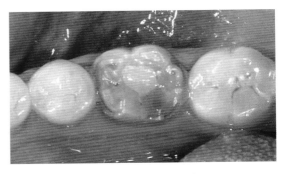

图3-28 后牙牙体缺损殆面观

咬合关系正常,开口度正常,无明显关节弹响等颞下颌关节症状。

病历记录36已行根管治疗,垫底,复合树脂充填。

影像检查:X线示:36根充致密均匀,根尖恰填,根尖周正常。

诊断:36牙体缺损。

【问题1】患牙是否需要修复及如何选择修复方式?

思路1:根管治疗后是否需要修复治疗及如何修复取决于缺损的大小和位置。

本病例中的患牙36是多根后牙,牙冠体积大,虽然牙轴壁完整,但是殆面有磨耗,且伴部分釉质剥脱。如果根管治疗后仅做充填治疗,患牙强度不能满足咬合功能的需要,容易出现牙折,所以必须要冠修复治疗。

思路2:如需修复治疗,则判断牙体条件,选择嵌体或全冠修复。

嵌体和全冠是后牙常用的修复方式。本病例患牙已做根管治疗,殆面磨耗,轴殆面角有部分釉质剥脱,存在牙冠短、牙体薄弱和近远中邻接关系不佳的因素。如果采用嵌体修复,远期效果不佳,易致修复失败。全冠修复对于这种牙体缺损面积较大、存在薄壁弱尖的牙齿而言是理想的选择。

【问题2】患牙是否需要制作桩核?

思路:患牙36已行根管治疗,根管治疗完善,根尖周正常,有条件行桩核冠修复。但患牙为多根后牙,牙冠轴壁完整,能为全冠提供足够的固位和抗力;另一方面牙体缺损在殆面,已行永久充填,全冠牙体预备后,充填体固位不易有明显改变,全冠的固位形也不会受影响。因此患牙不需要做桩核,可直接行冠修复。

知识点

如何判定是否需要做桩核冠修复

牙体缺损的患牙经根管治疗后,应可对剩余牙体结构的力学性能进行分析和评估,牙体最终的缺损范围应包括原有缺损区域、根管治疗磨除区域及全冠的牙体预备区域,以此来作为选择修复体的依据。原则上所剩余的可利用牙体组织轴壁厚度不少于1mm,殆龈高度不少于1.5mm,才能保证有足够的抗力;临床牙冠中度以上缺损(2~4壁缺损),剩余牙体无足够的固位条件,直接充填后无法提供冠修复固位力者,需要进行桩核冠修复。

【问题3】全冠修复的材料该如何选择?

思路: 进行全冠修复时,医师应依据患牙的情况,结合患者的要求,比较利弊,协助患者选择修复材料。

常见的全冠修复体有金属冠、金属烤瓷冠和全瓷冠。

金属冠具有硬度高、抗力强、美观性差等特点;

金属烤瓷冠则具有价格适中、耐磨、美观性好、抗折裂性能差等特点;

全瓷冠则具有价格高、耐磨性好、美观性优、生物安全性高等特点。

【问题4】如果患者选择金属烤瓷冠修复,牙体预备中有哪些需要注意的问题?

思路1: 殆面的预备量过少,修复体试戴调改中易露金属影响美观,远期易崩瓷;预备量过多,修复体瓷层过厚,也容易出现崩瓷,且预备量大会降低全冠环抱固位形的固位力。

该患者要求尽量保证美观,故设计为烤瓷全覆盖殆面。

知识点

金属烤瓷全冠殆面预备量

后牙金属烤瓷全冠修复殆面预备量通常为2.0mm,对于咬合紧和磨牙症患者,可以视实际条件及患者要求设计为部分瓷覆盖或金属殆面全冠。不同的设计,殆面预备量也有不同。

殆面在正中殆、前伸殆、侧向殆时各个牙尖嵴和斜面,尤其是功能尖应保证足够的修复间隙。

思路2: 颈缘肩台的预备,有瓷覆盖的颈缘处可选择浅凹形的肩台,金属覆盖处可以预备成羽状或刀状边缘。另外从牙周健康角度讲,肩台尽量选择龈上或齐龈缘设计;从增强全冠固位和美观角度考虑肩台,则宜选择龈下肩台设计。

该患牙殆面磨耗,牙冠较短。为了增强固位力,设计为龈下肩台;同时考虑到美观需要,颊侧颈缘设计为瓷覆盖,肩台设计为浅凹形(图3-29)。

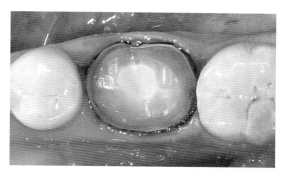

图3-29 牙体预备后殆面观

【问题5】烤瓷全冠试戴与粘接可能遇到哪些问题?

思路1：选择适合的粘接剂。

患牙是经过完善根充治疗的后牙,采用金属烤瓷全冠修复,固位良好,因此常用的永久性粘接剂都能满足粘接需要。考虑到患牙是因龋病而行根管治疗,口腔内其余牙也存在患龋的可能性,宜使用有一定抑菌作用的玻璃离子粘接剂。

知识点

常用的粘接剂

1. 磷酸锌粘固剂　抗压强度高,粘固力强,粘固时呈酸性,有一定水溶性,不宜用于活髓牙。

2. 聚羧酸锌粘固剂　抗张强度高,抗压强度低,粘固力较高,无牙髓刺激作用,可用于活髓牙。

3. 玻璃离子粘固剂　粘固力高,溶解度低,可以释放氟化物,有抑菌作用,尤其适用易患龋患者。

4. 树脂类粘接剂　粘接强度非常高,不溶于水,可用于各类修复体粘接,尤其适用于全瓷类修复体。

（麻健丰）

第四章 牙列缺损的固定修复

牙列缺损是指在上颌或下颌的牙列内有数目不等的牙缺失,同时仍余留不同数目的天然牙。通常,牙列缺损后不会引起疼痛,不会像肢体缺损那样引起严重的生活障碍,也不会像耳鼻缺损那样引起严重的社会心理问题。但是,神经、肌肉、关节与咬合是一个有机的整体,任何一部分的异常均会带来其他部分的损害。牙列中一颗牙齿的缺失便意味着三维动力平衡的破坏。因此,牙列缺损修复的必要性和重要性不言而喻。除了可摘局部义齿、固定-活动联合修复及种植义齿修复牙列缺损外,固定局部义齿(固定桥)修复是靠粘固剂、粘接剂或固定装置与缺牙两侧预备好的基牙连接在一起,从而恢复缺失牙的解剖形态和生理功能。

在此,需重点强调的是固定桥修复成功与否,在很大程度上取决于修复设计的正确与否。目前,固定桥的应用日趋广泛,必须重申并遵循基本的设计原则:①严格把握适应证;②最大限度地恢复缺失牙的形态和功能;③保护口腔组织健康;④长期维持牙颌系统的正常健康状态。另一个需要重点关注的是修复设计的系统性和完整性,在着手修复前应该提供完整的修复治疗方案,包括对余留牙的处理、牙龈组织的处理等,需要涉及牙体牙髓、牙周、牙槽外科、正畸等治疗。

临床病例一

后牙牙列缺损的固定修复

患者,男,55岁,3个月前因左上后牙残根不能保留而拔除,今来我科要求修复缺失牙齿。

主诉:口内牙齿缺失数月,要求修复。

现病史:患者3个月前曾拔除左上后牙残根,1个月前曾经在牙周科进行过系统牙周治疗,1年前曾在牙体牙髓科进行过根管治疗。

患者否认心血管、传染病等系统疾病史和药物过敏史,有吸烟史,平素体健。

口腔检查(图4-1):13殆面树脂填充。14残根,断端平龈,不松动。15残冠,探(-),叩(+),

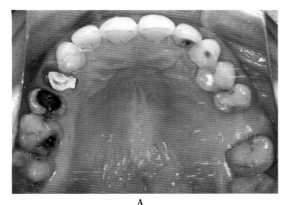

A   B

图4-1 口内检查照片
A. 术前上颌殆面;B. 术前下颌殆面

冷(−),不松动。16 𬌗面中度磨耗。22 邻面龋坏,探(+),叩(−),冷(+)。26 缺失,缺失区牙龈颜色正常,牙槽嵴高度、宽度均较好,邻牙无倾斜。25、27 牙冠完整,𬌗面树脂填充,不松动,叩(−),𬌗龈距离尚可。33-36 牙固定桥修复,边缘密合。37,47 缺失。44-46 牙固定桥修复,不松动,口腔卫生较好,牙龈萎缩,无明显牙周袋,口内余牙检查未见明显异常。

诊断:

1. 14 牙残根、15 牙残冠
2. 22 牙龋坏
3. 26、37、47 牙缺失

【问题1】在门诊进行初步检查后,如何确定患者的治疗计划?

思路: 结合患者的主诉、既往史、现病史和口腔初步检查结果,对于缺失牙齿,修复计划可初定为固定义齿(固定桥)修复或种植义齿修复(另见种植修复章节)。牙体缺损和残根,则要进行桩核冠修复。

就牙列缺损而言:①若患者经济和口腔条件均许可,种植义齿修复应为首选;②若患者因口腔条件、经济或个人原因等不接受种植修复,则可选择固定桥修复。但在确定修复方案前,应向患者充分讲述每种修复方式的特点;同时结合患者的自身情况和需求,选择最合适的修复方案。在本病例中,结合患者根据自身情况,建议对缺失的 26 行固定桥修复。37,47 暂不修复。

【问题2】患者选择固定义齿修复后,通常还需要进行哪些辅助检查帮助诊断和确定治疗计划?

思路1: 结合上述问诊和口腔检查获得的信息外,根据患者选择固定桥修复的情况,我们需要了解作为基牙的邻牙牙体、牙髓、牙根以及牙周支持组织的情况,以辅助确定基牙的数目。

X 线片是检查牙体缺损、根尖周组织和牙槽骨高度最常规的辅助检查手段。根据口内检查结果,需要对 14 残根、15 残冠、25、27 进行 X 线牙片检查。首先需要明确的是 25、27 的牙周支持组织的情况,如 25、27 牙周支持组织(牙槽骨高度、密度)均正常,25、27 作为固定桥基牙即可。若基牙牙槽骨吸收,且超过根长的 1/3,应增加 24 为基牙,并在基牙预备前,对牙周条件较差的基牙,进行必要的牙周治疗。

知识点

固定桥的生理基础

固定桥所承受的𬌗力几乎全部由基牙承担,而基牙这种承担额外𬌗力的能力是固定桥修复的生理基础,即牙周潜力(又称为牙周储备力)。基牙的牙周潜力主要由其牙周组织和颌骨的健康状况决定,基牙牙周及支持组织的健康决定了基牙的质量,临床上最常使用牙周膜面积大小评价基牙的支持力,来选择基牙。根据 Ante 原则:固定义齿基牙牙周膜面积的总和应等于或大于缺失牙牙周膜面积的总和。

思路2: 缺牙区咬合关系的检查也是重点(图 4-2)。需要明确缺牙区对𬌗牙有无伸长。若对𬌗牙略伸长,则需要轻微调磨咬合面牙体组织;若伸长牙占据了缺牙区的修复空间,则需要将其去髓后重新牙体预备、冠修复,恢复正常的𬌗曲线。若缺隙区邻牙(25 或 27)倾斜,也需要进行预防性的去髓术。

思路3: 颞下颌关节和异常咬合,是最容易忽略的检查之一。应该检查患者是否有张口受限、关节弹响及疼痛的症状,如果有类似的问题,需要首先治疗关节疾病。此外,还需询问有无夜磨牙、紧咬牙等症状,如果有上述症状,容易增加固定桥修复后的失败率(如崩瓷、桥体断裂和基牙根折等)。因此应明确告知患者,并选择咬合保护垫等,以降低失败率。

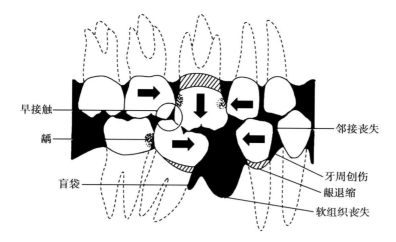

图 4-2 牙列缺损后的牙列变化

知识点

咬合关系与固定桥设计

在牙列缺损固定义齿修复前,应尽可能将患者的全身健康状况,特别是缺牙区咬合状况仔细检查。若患者牙齿缺失导致咬合紊乱,或伴有余留牙磨耗严重,垂直距离降低不能单独使用调𬌗的方法,应该在经过调𬌗、咬合板治疗后做𬌗重建。对于缺牙间隙的𬌗龈高度过小的病例,一般不宜设计固定桥。

此外,患者牙列的覆𬌗关系对固定桥也有一定的影响,通常不宜为重度深覆𬌗的患者设计固定桥。对于其他的深覆𬌗病例,只要牙体预备能够为固位体提供足够的空间,患者无咬合和颞颌关节症状,就可以考虑固定桥修复。

【问题3】结合该患者的总体检查,怎样制订综合诊疗计划?

思路:制订综合诊疗计划时,应根据患者的基牙情况,严格遵循适应证。

影像检查结果显示(图4-3),25 牙牙周骨仅少许吸收,27 牙无明显牙槽骨吸收,13、14 牙根充良好,15 牙根尖周阴影。此外,排除缺牙区咬合关系异常、颞下颌关节异常和夜磨牙等症状。

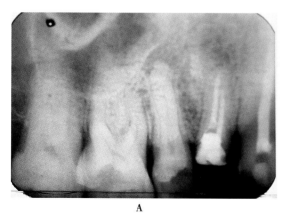
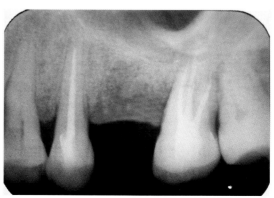

A   B

图 4-3 X 线片
A. 13—17 X 线片;B. 25—27 X 线片

患者口腔检查结果显示:口腔卫生状况尚可,牙龈颜色正常,无明显牙齿松动,表明患者牙周状况良好。15 龋坏,检查为深龋,同时患者自述有轻度叩痛,结合 X 线牙片中 15 根尖周阴影,应确诊为慢性根尖周炎,需要转牙体牙髓病科进行根管治疗,在根管治疗后,结合抗力形的要求,14、15 应增加桩核修复(见第三章第三节)。37、47 患者因表示不接受可摘局部义齿,暂不修复,待后期种植义齿修复。鉴于此,经与患者充分协商后,综合诊疗计划制订如下:

1. 15 根管治疗。
2. 25-27 固定桥修复。
3. 择期进行 13 全冠修复,14、15 桩核冠修复。
4. 择期 37,47 行种植义齿修复。

> **知识点**
>
> 基牙的固位形和抗力形
>
> 　　基牙的固位形和抗力形是固定桥修复成功的关键。因此,在进行固定桥修复设计时,若患者基牙有较大的牙体缺损,可结合第三章第三节制作桩核,增加其抗力和固位形。若基牙牙根较细或牙周支持组织部分丧失,根据固定桥的生理基础——牙周膜面积,考虑增加基牙数目,避免基牙承担过重合力,造成基牙损伤,导致固定桥失败。

　　【问题 4】按照上述综合诊疗计划第 2 项进行 25-27 牙固定修复治疗,患者应该如何选择修复体材料?

　　临床常用的固定桥修复体材料包括金属、金属烤瓷和氧化锆全瓷材料。在选择时应根据患者自身经济能力、材料美学性能、生物相容性和安全性进行综合选择。此外,若选择金属或金属烤瓷材料,也要告知患者该材料可能会对头部核磁或 CT 成像形成干扰。如果患者有夜磨牙或紧咬牙等症状,𬌗面则要设计为金属材料或氧化锆基材料,不能上饰瓷,防止崩瓷。本病例中患者根据自身的经济情况,选择了钴铬合金烤瓷桥修复。

> **知识点**
>
> 不同材料固定桥在临床应用中的选择
>
> 　　1. 金属-烤瓷固定桥　金属烤瓷固定桥既有金属材料的强度,又有陶瓷材料的美学性能,是目前应用最多的一种固定桥修复形式。但对于咬合紧、基牙牙冠过短的后牙固定桥,其固位体不宜采用𬌗面覆盖烤瓷的修复体,可采用金属𬌗面的设计。
>
> 　　2. 全瓷固定桥　全瓷固定桥美观逼真,不同的全瓷修复系统具有不同的强度,不仅可以应用于前牙,而且还可应用于后牙的固定桥修复(氧化锆基全瓷材料)。对于咬合紧的深覆𬌗患者,固位体可以直接使用氧化锆基作为𬌗面。
>
> 　　3. 金属固定桥　由于美观原因,一般只用于后牙修复。

　　【问题 5】固定桥预备过程时,应注意的地方?

　　思路 1:固定桥基牙预备前,应首先进行比色,然后制取缺牙区的印模(阴模),用于暂时冠桥的制作。如果患者基牙存在一定的牙体缺损,可以先制作诊断蜡型,然后制取印模。此外,根据无痛治疗的原则,需要对基牙进行局部麻醉。若患者局麻效果不理想,可以选择局部阻滞麻醉。

知识点

临床常用局麻药物的选择

在选择局麻药物时，应根据患者的全身健康情况及药物过敏史进行合理选择。

1. 普鲁卡因　麻醉效果确切，常和少许肾上腺素共同使用，但可能会产生过敏反应。

2. 利多卡因　麻醉效果明显，常用于阻滞麻醉，适用于浸润麻醉较差时使用，同时具有抗室性心律失常作用。

3. 阿替卡因　商品名碧兰麻，组织穿透性和扩散性较强，临床常作为基牙浸润麻醉的首选，但是偶尔会产生过敏反应。

思路2：固定桥基牙预备时，其基本原则为：去除基牙倒凹、开辟足够的修复体间隙、合理的边缘位置和形态、良好的固位形和抗力形以及共同就位道。

在去除基牙倒凹、开辟修复体间隙和边缘位置时，应综合考虑。正常外形和位置的基牙，可以根据不同修复材料的要求进行牙体预备，边缘可以预备到龈下，预备时应采用排龈技术，防止损伤生物学宽度；如果后牙倒凹较大或有舌向倾斜，可以选择龈上肩台，简化操作，同时防止过量磨切牙体组织，伤及牙髓。若基牙牙冠较短，可以增加固位沟以获得良好的固位形；也可以通过牙周齿冠延长术，增加临床牙冠高度提高固位力。对于该患者，27设计为龈上肩台，25设计为龈下肩台。

知识点

固位体的边缘设计

对于牙冠短小的基牙，固位体边缘应尽可能向根方延伸，当然，这种延伸是以不损伤牙周组织为前提的。对于牙颈部明显缩小或牙周有一定萎缩的基牙，全冠固位体的边缘的延伸意味着要磨除较多的牙体组织。对于前牙而言，固位体的唇面一般要延伸至龈缘下，以保证美观。

思路3：设计固位体。

固位体与单个牙修复体不同，它要承担比单个牙修复体更大的𬌗力，且受力的反应也与单个牙不同，需要更大的固位力，因此对于固定桥的成功至关重要。该患者检查可见，25、27牙牙冠外形较好，咬合关系正常，无明显牙体缺损和松动，X线片也显示，25、27牙已行完善的根管治疗，且无超过根长1/3的骨吸收。由此可以得出，25、27基牙使用烤瓷全冠固位体可以获得较为理想的固位力。

知识点

影响固位体固位力的因素

1. 基牙形态基牙牙冠形态正常、牙体组织健康、咬合关系正常者可以获得较大的固位力。若牙冠短小、畸形、牙体组织缺损者，可以通过增加基牙或辅助固位形(沟、洞固位)获得较大的固位力。

2. 固位型的预备固位体预备时，在确保轴壁彼此平行时，基牙轴向聚合度不宜超过6°，防止𬌗向脱位。

3. 两端的固位力应基本相当固位力弱的一端固位体易松动，产生继发龋；同时也会造成稳固端基牙的牙周组织受到损害。

思路 4：设计桥体。

若患者缺牙区牙槽嵴高度和宽度均较理想,则桥体的选择通常为接触式桥体,与黏膜密合而不压迫黏膜。若缺牙区牙槽嵴高度吸收较多,则根据自洁作用原则,选择悬空式桥体。此外,对于桥体的𬌗面,也应该在设计单中标注义齿制作时要减小桥体𬌗面的颊舌径宽度和扩大舌侧外展隙,以达到较小𬌗力,减轻基牙负担,保持基牙健康的目的。对于该患者,由于 25、27 均已行根管治疗,应在加工单上注明"26 桥体减径设计"。

> **知识点**
>
> 桥体𬌗面的设计
>
> 𬌗面的大小与咀嚼效能有关,也与基牙承担的𬌗力大小有关。为了减小𬌗力,减轻基牙负担,桥体𬌗面颊舌径宽度一般为缺失牙的 2/3,基牙条件差时,可减至缺失牙的 1/2。一般来说,若两个基牙条件良好,桥体仅修复一个缺失牙,可恢复该牙原𬌗面面积的 90%;修复两个缺失牙时,可恢复原缺失牙𬌗面面积的 75%;修复三个相连的缺失牙时,可恢复此三牙原𬌗面面积的 50%。

临床病例二

前牙牙列缺损的固定修复

固定桥修复的设计中,美观设计是十分重要的,尤其是前牙固定桥。修复体的美观效果主要与修复体的形态、色泽及其与口腔组织的协调性有关。对于前牙的固定桥修复,由于涉及较多的美学相关因素,建议在上级医师的指导下进行。

患者,女,23 岁,外企公关部秘书,2 天前因外伤致上颌前牙缺失、缺损。曾在外伤当日来我院急诊科进行治疗。今日来我科要求尽快修复前牙缺失和缺损,恢复前牙美观。

主诉:前牙缺失 2 日,要求修复。

现病史:2 天前因外伤致上颌前牙缺失、缺损。

平素体健,无心血管、传染病、糖尿病等系统疾病史,无吸烟史及其他不良嗜好。

口腔检查(图 4-4):11 牙齿缺失,拔牙创可见血凝块,12 牙体切端缺损,叩(−),冷(−),探(−),不松动;21、22 不松动,22 唇侧倾斜。下前牙拥挤。口腔卫生状况较好,色素(+),深覆𬌗,深覆盖。颞下颌关节无弹响、疼痛症状。口内余牙检查未见明显异常。

影像检查:X 线片显示 12 已经过完善根管治疗,根尖周无明显阴影。其余未见明显异常。

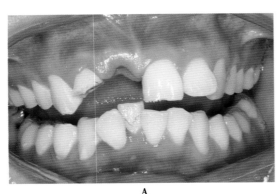

A　　　　　　　　　　　　　　　　B

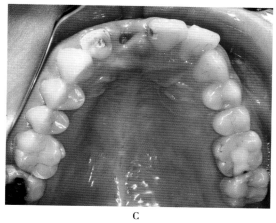
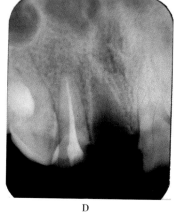

C   D

图 4-4   口内检查及 X 线片

A. 术前正面观;B. 术前侧面观;C. 术前船面观;D. 12X 线片

诊断:

1. 11 缺失

2. 12 残冠

3. 牙列拥挤

【问题1】结合初诊检查结果,如何制订患者的修复计划?

结合患者的主诉、年龄以及职业特点,可以初步为患者制订固定桥修复或种植义齿修复缺失牙齿的修复计划。

如前所述,种植义齿应该是作为首选。但结合患者的口内情况(下前牙拥挤、深覆船和深覆盖),如果要进行种植义齿修复,必须先改善患者的上述牙列及咬合问题,该过程需要正畸科协助,且耗时较长,约需要 2 年左右时间。其次,患者 11 已经脱落,无法即刻种植和即刻修复,只能待软组织愈合后(约 3 周),进行早期种植+延期修复。患者在较长时间,前牙只能以可摘局部义齿或粘接桥临时修复。针对上述问题,患者表示无法接受种植修复。

【问题2】患者选择前牙固定修复后,要求尽可能恢复原前牙外形,并提出改变 22 牙唇倾的不足,针对这些问题,在最终修复前还需要进行哪些辅助手段?

思路 1: 本病例的难点在于,患者外伤术后 2 天,要求尽快按照原牙齿外形进行前牙的美学修复。针对这类美学要求较高患者,如果盲目进行基牙预备、制作固定桥,往往不能得到满意的结果。为此,应首先制作诊断蜡型(图 4-5),借助诊断蜡型与患者沟通并修改,待患者满意后,再按照诊断蜡型进行后期治疗,才能满足患者的要求。

思路 2: 通过诊断蜡型,可以发现,22 唇倾已明显改善。这也告诉我们,22 在牙体预备时,

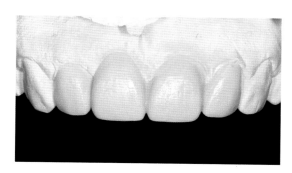

图 4-5   诊断蜡型 12—22 牙

唇侧的磨切量较大,可能会伤及牙髓,应进行预防性的去髓术。

思路3:由于患者要求尽快恢复前牙缺损所带来的美学缺陷,根据诊断蜡型制作暂时修复体,可以在较短时间内恢复患者的缺失前牙。为了方便按照诊断蜡型制作临时修复体,需要牙体预备前制作暂时冠桥导板。此外,也可制备硅橡胶预备导板,指导基牙预备。

知识点

前牙美学修复注意事项

对于前牙牙列缺损的修复,美学效果的重建占据重要地位。在设计中应注意形态、牙色、与牙龈的协调性以及整体的协调性。因此,在进行前牙缺损的固定修复前,诊断蜡型的重要性不言而喻。此外,牙龈对美观的影响也越来越受到关注,必要时需要配合一定的修复前处理。关于美学的具体内容请参考美学修复章节。

【问题3】针对该患者,如何制订综合诊疗计划?

鉴于该患者前牙缺损、并要求短时间内美学修复,应综合其口内检查结果,将不同治疗方案的优缺点详细向患者说明。本病例中,患者要求选择固定桥修复,其综合诊疗计划如下:

1. 制作13-22牙的诊断蜡型,确定前牙修复的外形。
2. 22牙进行预防性去髓术。
3. 12牙纤维桩、13-22牙基牙预备后暂时冠桥修复。
4. 3个月后,拆除暂时桥,固定桥永久修复。

知识点

缺牙区的牙槽嵴

缺牙区的牙槽嵴在拔牙或手术后3个月完全愈合,牙槽嵴的吸收趋于稳定,此时方可以制作固定桥。对于拔牙后短期内修复的患者,早期修复有助于患者恢复功能和美观,功能性刺激可能减缓牙槽嵴的吸收,可行暂时桥修复。

若前牙牙槽嵴的吸收或软组织缺损较多,桥体龈端至牙槽嵴顶留有间隙,影响美观,可将桥体牙的颈部上牙龈色瓷,使之与邻牙的颈缘协调。

【问题4】根据患者的检查结果和治疗计划,如何选择合适的修复体材料?

思路1:考虑患者的美学要求。

针对这类患者,全瓷修复材料,无疑是最佳的选择。除具有出色的美学性能外,因为不存在金属成分,不会造成传统金属烤瓷冠的龈染、着色甚至某些金属的过敏问题,具有良好的生物相容性。现在临床上常见的全瓷修复材料主要包括氧化锆基、氧化铝基和二硅酸锂基(铸瓷)全瓷材料。对于咬合较紧的情况,氧化锆基全瓷材料在固定桥的咬合面不用上饰瓷可直接作为咬合接触面,因此,特别适用于咬合紧的患者。

思路2:不同全瓷材料的制作方式也不尽相同。

氧化锆基和氧化铝基全瓷修复材料通常采用CAD/CAM技术,通过切削预成的瓷块或瓷胚,直接制作基底,再通过堆积饰瓷、烧结,完成最终修复。具有制作精确、省时省力的优点。而二硅酸锂基全瓷材料则采用的是热压铸造陶瓷技术,制作过程较简单。

结合患者深覆𬌗、深覆盖,以及所制订的治疗计划,建议选择氧化锆全瓷材料制作固定桥,咬合面直接使用氧化锆基底。

知识点

全瓷修复材料

全瓷材料依据主要成分可以分为玻璃基全瓷材料、氧化铝基全瓷材料和氧化锆基全瓷材料。玻璃基陶瓷材料虽然透光性能好，但机械强度较后两者差，仅适用于贴面、嵌体和单冠的制作。氧化铝基全瓷材料透光性介于玻璃基类全瓷材料和氧化锆基全瓷材料之间，因此，机械强度也介于两者之间。适用于嵌体、单冠、三单位前牙桥的制作。氧化锆基全瓷材料的强度最高，适用于单冠、多单位固定桥的制作。

【问题5】在临床操作前，还应该做哪些准备工作？

思路1： 鉴于该患者要求尽快按照诊断蜡型修复缺失及缺损的前牙，为此，需要在基牙预备前，制作暂时冠桥导板（图4-6）。可以采用压膜技术或传统藻酸盐印模技术，翻制暂时冠桥印模。

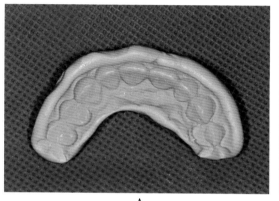
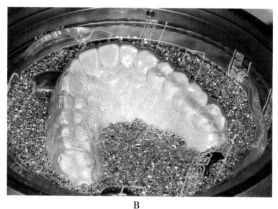

A   B

图4-6　暂时冠导板
A. 硅橡胶导板；B. 暂时冠桥导板

思路2： 为了获得更好的修复效果，也可以在诊断蜡型的基础上，制作硅橡胶预备导板，在基牙预备过程中，作为基牙预备量是否足够的对比标准。

（陈吉华）

第五章 牙列缺损的可摘局部义齿修复

牙列缺损的修复方法有可摘局部义齿修复、固定义齿修复、种植义齿修复等。近年来，随着固定义齿修复技术的逐渐普及和种植技术的日趋成熟，可摘局部义齿的应用范围有所缩小，但是仍然存在很大一部分患者，由于全身条件、口腔局部条件或其他因素的限制，无法选择固定义齿修复或种植修复，而只能采用可摘局部义齿修复。可摘局部义齿是利用口内余留的天然牙、基托下黏膜和骨组织作支持，依靠义齿的固位体和基托获得固位和稳定，用以修复缺损的牙列及相邻的软硬组织，并能保护口腔组织健康、美观、舒适，患者能自由摘戴的一种修复体。在住院医师规范化培训阶段要求掌握各种常见可摘局部义齿的适应证、设计原则和牙体预备要求，并至少完成可摘局部义齿修复30例。本章将根据 Kennedy 分类，介绍各类牙列缺损可摘局部义齿修复的设计要点及修复过程。

第一节　Kennedy 第一类牙列缺损的可摘局部义齿修复

Kennedy 第一类牙列缺损为牙弓双侧后牙游离端缺失，由于存在游离端，不宜采用传统的固定义齿修复，理想的修复方法是种植修复，但临床上不少 Kennedy 第一类牙列缺损的患者因受全身或局部条件限制以及经济原因而选用可摘局部义齿修复。游离端的存在以及缺牙区黏膜、基牙的可让性不同，导致此类可摘局部义齿在行使咀嚼功能时容易出现翘起、摆动、旋转、下沉等不稳定现象。修复体设计和制作时考虑的重点为避免因义齿不稳定而导致的邻缺隙基牙受到义齿的"功能性移动"造成扭力的伤害。临床上需根据牙列缺隙大小和余留牙的健康情况选择义齿的支持形式，设计固位体类型、数量和布局以及连接体的类型和基托覆盖范围。

临 床 病 例

Kennedy 第一类牙列缺损的修复设计

患者，男，65岁，因口内多颗牙缺失影响美观及咀嚼功能前来就诊。初步检查如下：

主诉：上下颌多颗牙缺失影响美观及咀嚼功能。

现病史：患者8年前，曾行上下颌活动义齿修复，戴用良好。一年前拔除右侧下颌后牙后一直未进行修复。4个月前因左侧后牙松动前来我院就诊，经医师会诊后确认无法保留，在口腔颌面外科拔除。该患者全身健康状况尚可，无心脑血管疾病。

口腔检查（图5-1~图5-3）：口腔卫生一般，软垢（+），牙石（+）；口内仅余13、12、33、42、43，拔牙创愈合良好，牙槽嵴丰满。余留牙不松，叩（－），13、12、43牙颈部有轻度龋坏。口腔黏膜无异常，唾液分泌正常。开口度、开口型正常，无明显关节弹响及颞下颌关节症状。

诊断：上下颌 Kennedy 第一类牙列缺损。

治疗计划：可摘局部义齿修复。

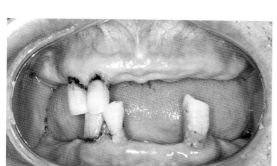

图 5-1 术前口内正面像

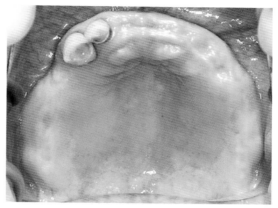

图 5-2 术前上颌𬌗面像

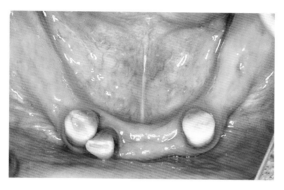

图 5-3 术前下颌𬌗面像

【问题 1】该类患者首诊问诊时需要了解哪些信息?

接诊该类老年患者时除了详细询问缺牙原因、时间、牙周治疗、牙髓治疗及修复治疗等相关专科病史外,还应了解患者的全身状况,这些信息对决定采用何种修复方式有重要的帮助。对于初次行活动义齿修复的患者,对其期望值进行评估就非常重要。部分患者会告诉医师镶牙后只要能吃东西就行;同时也有不少患者以为义齿能够完全替代天然牙。此时,临床医师应充分与患者沟通,让患者了解不同修复方法的特点、需要的费用和时间等;说明义齿与天然牙的异同点,义齿能够在多大程度上恢复天然牙的功能;使其对义齿、特别是可摘局部义齿修复后的适应期有心理准备。这些都有助于提高修复成功率。如果患者曾经使用过可摘局部义齿,则会更容易适应新义齿。

【问题 2】在专科检查过程中,医师应该关注哪些方面?

首先,可将"牙列缺损"作为该患者的主要诊断。同时应检查是否存在牙周及牙体方面的疾病,如牙周炎、余留牙的根尖炎等,作为次要诊断。其次,对于行可摘局部义齿修复的患者,口腔剩余牙槽嵴状况、黏膜状况、唾液分泌状况都会直接影响修复效果。除了对口腔状况的临床检查和 X 线检查外,必要时需要取诊断模型进行分析。

【问题 3】对于该患者,如何进行可摘局部义齿的设计?

对于可摘局部义齿修复的病例,通常没有唯一的"正确设计方案",而是要依据多方面的情况灵活掌握,做出适当的设计。在进行义齿设计时应考虑以下几个方面的内容:

1) 义齿的支持形式:可摘局部义齿的支持形式有牙支持式、黏膜支持式和混合支持式三种。对于本病例 Kennedy 第一类牙列缺损患者,多采用混合支持式设计。

2) 单侧与双侧的设计:除了双侧第二磨牙缺失可以考虑分别做单侧设计,其他情况下为防止义齿摆动,增加其稳定性,多采用双侧设计,用大连接体连接。

3)义齿结构的选择:胶连式义齿是靠基托连接义齿各分散的部件,支架式义齿是靠金属杆或金属板连接,其支架面积较小,金属强度较高,异物感小。所以本病例采用刚性较好的金属支架设计。

4)直接固位体的选择:游离端缺失可摘局部义齿修复的直接固位体多设计为近缺隙基牙上的 RPI(近中殆支托、邻面板、I 杆)或 RPA(近中殆支托、邻面板、Aker 卡环固位臂)设计。如果在前牙上设计卡环时出于美观考虑,可以选用 I 杆或者指状卡环,暴露较少的金属;如果在软组织倒凹较大的部位设计卡环,选用 I 杆较困难,可使用 Aker 卡环臂;如果患者美观要求高,可采用美观卡环进行修复设计(见第八章)。

> **知识点**
>
> RPA(RPI)卡环的设计原则
>
> 　　游离端缺失近缺隙侧基牙应设计为 RPA(图 5-4)或 RPI 卡环设计,包括近中殆支托、远中邻面板、圆形卡环(或 I 杆)。其中近中殆支托可以避免基牙向缺隙侧倾斜、减小对基牙的扭力;殆支托、远中邻面板及圆形卡环共同形成对基牙大于 180°的环抱;同时远中邻面板和卡环都位于支点线的远中侧,在义齿行使功能基托下沉过程中,会向远离基牙的龈方运动,起到保护基牙的作用。
>
>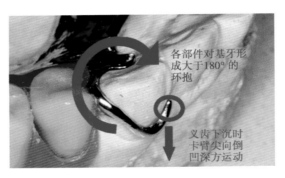
>
> 各部件对基牙形成大于180°的环抱
>
> 义齿下沉时卡臂尖向倒凹深方运动
>
> 图 5-4　RPA 卡环设计

5)间接固位体的使用:当患者口内存在较多余留牙时,除了在近缺隙侧放置 RPA、RPI 等直接固位体外,还需要在支点线的对侧放置间接固位体,如第一前磨牙的近中殆支托、尖牙舌隆突支托、间隙卡环等,增加义齿的稳定性。

> **知识点**
>
> 间接固位体的使用
>
> 　　在可摘局部义齿的设计中,为了防止游离端义齿的下沉、殆向脱位、旋转、摆动和对基牙造成的损伤,经常要使用间接固位体。常用的间接固位体包括殆支托、附加卡环、连续卡环等。设计间接固位体要考虑以下几个方面:义齿支点线的位置(支点线:指起主要支撑作用的殆支托的连线);义齿发生脱位或转动的主要方式;力矩的平衡。
>
> 　　如图 5-5 所示,虽然 17、14、24 上的殆支托构成义齿的面式支持,但由于上颌前部及右侧缺牙较多,义齿仍然有可能沿 17、24 上殆支托构成的支点线发生摆动,尤其是殆向脱位。此时在距离支点线最远端设计间接固位体,可以得到最大的平衡力矩(力×力臂=力矩),义齿达到最佳的固位和稳定效果。

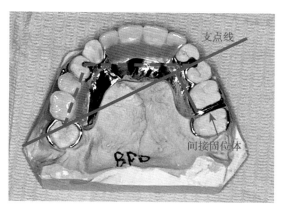

图 5-5　间接固位体设计

知识点

导平面的种类和制备特点

种类	特点和制备要求
邻面导平面	特点:游离端缺失的可摘局部义齿导平面预备较短,在牙体预备面龈方留一个小的间隙以便其发挥生理缓冲作用。
	制备要求:导平面𬌗龈向多为冠长的 1/2 ~ 2/3,约 3 ~ 4mm 高;颊舌向外形与基牙外形协调,颊舌向宽度为 3 ~ 4mm。导平面的制备应在支托凹预备之前进行。
舌侧导平面	特点:基牙舌侧导平面可以起到加强交互作用,减少义齿就位过程中的障碍,尤其适用于外形高点线接近𬌗面的下颌后牙。
	制备要求:导平面的𬌗龈高度为 2 ~ 4mm,位于临床牙冠的中 1/3 处。
小连接体导平面 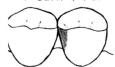	特点:在远中游离缺失病例中,当选用 RPI 或 RPA 卡环时在基牙近中支托小连接体处预备导平面,可阻止义齿向远中移位。
前牙导平面	特点:位于邻舌面,不影响唇面近远中突度。但当邻牙向缺隙倾斜时,可根据就位道方向,在前牙邻面创建一个理想的导平面,降低邻牙的倾斜度,改善义齿的美观和功能。

6）连接体和基托的设计:连接体和基托可以起到传递和分散𬌗力的作用。可摘局部义齿的连接体通常选用刚性较好的金属支架,以保证𬌗力的充分传导。对于基牙条件较好、牙槽嵴较丰满、支持和固位均比较理想的病例,可以选择腭杆或腭带作为大连接体,更为舒适;当缺牙较多时,如该患者,为了获得更多的支持和固位,则应该选择面积较大的腭板作为大连接体

（图5-6）；在选择下颌大连接体时，当下前牙缺失，如该患者，则必须选择舌板（图5-7）；其他情况下舌杆或舌板的选择主要取决于患者口底的深度。游离端义齿的基托应适当扩大，同时在游离端缺牙区取功能印模，以减少基托下沉，降低基牙所受的侧向力和扭力的危害（图5-8～图5-10）。

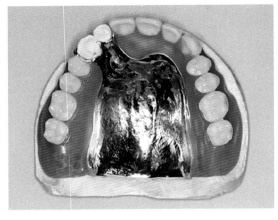

图5-6 上颌腭板

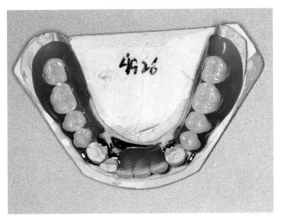

图5-7 下颌舌板

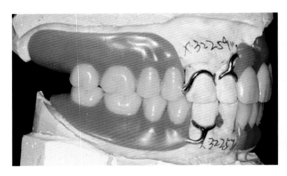

图5-8 试排牙后右侧侧面像

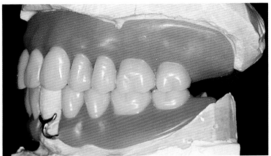

图5-9 试排牙后左侧侧面像

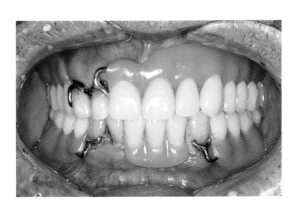

图5-10 术后口内正面像

7）人工牙的选择：大部分可摘局部义齿修复患者选用硬质塑料牙，因其具有良好的耐磨损性。对于双侧游离缺失的患者，如果基牙条件较差时可考虑人工牙减径并降低牙尖斜度，增加排溢沟深度，以减轻基牙所受的侧向力。

知识点

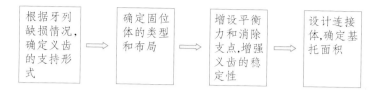

可摘局部义齿的设计思路

根据牙列缺损情况，确定义齿的支持形式　⟹　确定固位体的类型和布局　⟹　增设平衡力和消除支点，增强义齿的稳定性　⟹　设计连接体，确定基托面积

第二节　Kennedy 第二类牙列缺损的可摘局部义齿修复

临 床 病 例

Kennedy 第二类牙列缺损的修复设计

患者，男，58 岁，因上颌多数牙缺失要求修复。初步检查如下：

主诉：因上颌多颗牙缺失影响美观和咀嚼功能要求修复。

现病史：患者三年前因左上后牙缺失，曾行可摘局部义齿修复；义齿戴用期间经常出现溃疡，咀嚼时偶尔脱落。半年前因右侧上颌后牙松动，无法咀嚼，经过牙周序列治疗后未见好转，在我院口腔颌面外科拔除。患者因双侧后牙缺失，无法咀嚼，影响进食，故来我院就诊。

患者有糖尿病、高血压病史，依赖药物治疗，血压和血糖控制尚可。

口腔检查（**图 5-11，图 5-12**）：口腔卫生一般，软垢（＋），牙石（－），色素（＋）；15、16、24、25、26、27、47 缺失，缺牙区间隙无明显丧失。14 II°松动，17 过长明显，余牙无特殊改变。开口度、开口型正常，无明显关节弹响及颞下颌关节症状。

影像检查：X 线检查发现 14 牙槽骨吸收至根长 1/2，根尖周未见明显异常。

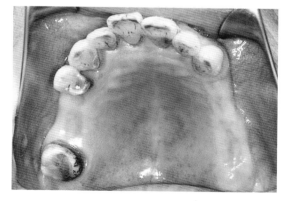
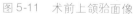

图 5-11　术前上颌𬌗面像

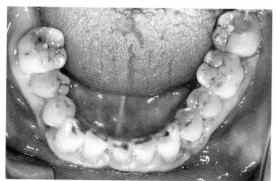

图 5-12　术前下颌𬌗面像

【问题1】对于该类患者，如何进行可摘局部义齿的设计？

患者的上颌为单侧游离缺失，属于 Kennedy 第二类第一亚类牙列缺损，应设计为混合支持式义齿修复。在左侧末端基牙处和右侧缺隙两侧基牙处设计支托和卡环，形成面式结构。由于患者腭弓高拱、固位较好，可以将大连接体设计成 U 型板，增加舒适度。由于对颌牙为天然牙列，可以在排牙的过程中适当减小𬌗接触面积（图 5-13，图 5-14）。

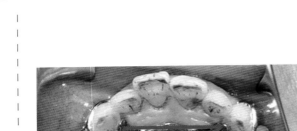

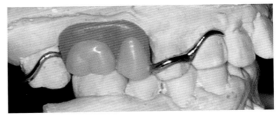

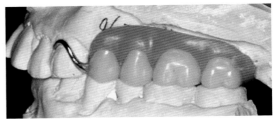

图 5-13 修复设计图　　　　图 5-14 模型上显示后牙咬合情况

患者下颌仅缺失右侧第二磨牙,对于老年患者下颌第一磨牙已经基本能够满足咀嚼食物的需求,如患者无特殊要求可不修复。对于该患者来说,由于对颌天然牙存在,且有轻度伸长,为避免其继续伸长,建议患者做种植修复。

> **知识点**
>
> 可摘局部义齿的支持形式
>
> 1. 牙支持式　是指义齿(人工牙)两端都有较健康的基牙,义齿所承受的𬌗力主要由天然牙承担。适用于缺牙少、缺牙间隙小,基牙较健康稳固者。
>
> 2. 黏膜支持式　是指义齿所承受的𬌗力主要由黏膜及黏膜下骨组织承担。适用于缺牙多、余留牙条件差,基牙不宜承受𬌗力者。
>
> 3. 混合支持式　混合支持式可摘局部义齿所承受的𬌗力由天然牙、基托下方的黏膜和牙槽骨共同承担,修复效果介于牙支持式与黏膜支持式二者之间,适用于各类牙列缺损,尤其是游离端缺失者。

【问题 2】结合本病例,如何理解不同卡环在不同情况下的使用?

卡环是可摘局部义齿修复的主要固位体,它直接卡抱在主要基牙上,起固位、稳定和支持作用。卡环通常由卡环臂、卡环体、支托和连接体组成。不同类型的卡环有各自的适应证,但不是绝对的。可摘局部义齿修复卡环及支托的使用应该是在不违背基本原则的情况下,根据患者口内实际情况灵活应用。

思路 1: 本病例中左侧为游离缺失,23 为末端基牙,且基牙状况良好,故采用标准的 RPA 设计。

思路 2: 在本病例中,右侧为非游离端缺失,缺隙两端有基牙支持,不存在义齿下沉。两端的基牙 14、17 在正常情况下均可以设计成三臂卡(图 5-15A)。但是结合本病例,14 有Ⅱ°松动,牙槽骨吸收至根长 1/2,不适合作为基牙。在这种情况下可以将 13 作为基牙安放近中𬌗支托,在颊侧使用连续卡,卡臂尖在 13 近中处进入倒凹,这样可以最大限度保护 14(图 5-15B、C)。在 17 处之所以没有设计三臂卡,是因为 17 长时间失去对𬌗牙而过长,17 的近中邻面与 46 的远中邻面形成锁𬌗,已经没有足够的空间安放近中𬌗支托,故采用远中𬌗支托和圈卡的设计(图 5-15D)。以上设计是结合患者的实际情况进行个性化的变通,同时要保证不违背活动义齿设计的基本原则。

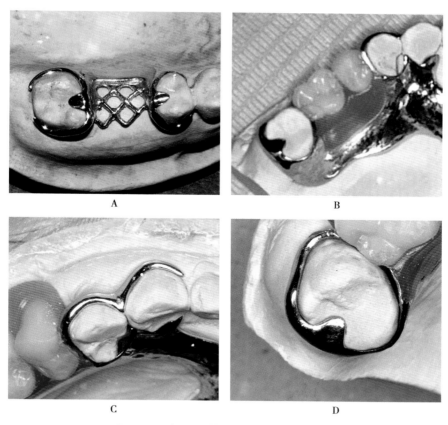

A
B
C
D

图 5-15　卡环的结构及其在基牙上的位置
A. 三臂卡环；B. 本病例中的卡环设计；C. 连续卡环；D. 圆环形卡环

知识点

三臂卡环的基本组成及作用

三臂卡环由卡环臂、卡环体、𬌗支托和小连接体组成（图 5-16）。

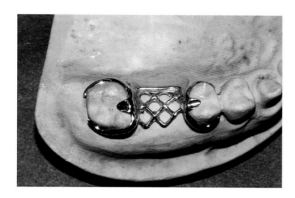

图 5-16　三臂卡环

（1）卡环臂：位于基牙颊、舌侧轴面壁，是卡环的游离部分，富有弹性。卡环臂的尖端位于倒凹区，是卡环产生固位作用的主要部分。三臂卡环有两个卡环臂，分别位于基牙颊、舌侧轴面壁，位于颊面的主要起固位作用，称为固位臂；位于舌侧的称为对抗臂。卡环臂的主要作用是固位，防止义齿𬌗向脱位。

（2）卡环体：是连接卡环臂、𬌗支托和小连接体的坚硬部分，卡环体无弹性，环抱基牙缺隙侧轴面角的非倒凹区,主要起稳定义齿、防止义齿侧向移动的作用,同时具有支持义齿、防止义齿龈向移位的作用。

(3) 𝑎合支托:常与固位体联合使用。在三臂卡环的组成中,𝑎合支托主要起支持和传递𝑎合力的作用。

(4) 小连接体:是卡环包埋于基托内或与大连接体相连的部分,主要作用是连接卡环与义齿其他部分成一整体。

【问题3】结合本病例,如何理解不同类型大连接体的使用?

大连接体将义齿各部分连接成一整体,起到传递和分散𝑎合力至基牙和邻近的支持组织的作用,以减少基牙在功能状态时所承受的扭力和负荷。大连接体要有足够的强度;不能妨碍唇、颊、舌的运动;不能进入软组织倒凹,以免影响义齿就位和损伤软组织;不能压迫上颌腭隆突、下颌舌隆突及其他骨性突起;在满足以上条件的同时,尽量做到小巧,减少异物感;而当基托固位力不足时,也可以通过增加大连接体面积获得固位力。

思路1:常用的上颌大连接体包括腭板、腭带、U 型板等。在选择上颌大连接体时,首先要考虑的是余留牙的状况。本病例为 Kennedy 第二类第一亚类,有较好的余留牙支持,所以使用了U 型腭板(图 5-17);当基牙条件更好,能够提供足够支持和固位时,就可以选择体积更小、舒适度更高的腭带作为大连接体(图 5-18);当基牙数量少、条件差或位置不佳时,就需要选择体积较大的全腭板(图 5-19)作为大连接体,以获得更多的支持和固位,当然同时会增加异物感。

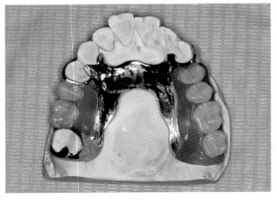

图 5-17　U 型腭板

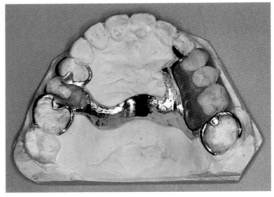

图 5-18　腭带

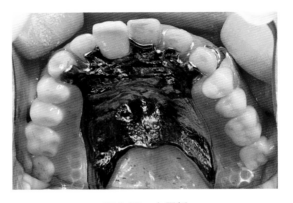

图 5-19　全腭板

思路2:下颌常用大连接体包括舌杆和舌板。舌杆应用范围较广,除口底浅、前牙向舌侧倾斜,或有明显舌隆突但外科手术不能去除者,其余均可使用舌杆(图 5-20)。如在前牙舌隆突上放置连续舌支托则称隆突杆,与舌杆合并使用则称双舌杆,对前牙可起到支持作用,亦有增加游离端基托稳定的作用。舌板是金属铸成的舌基板,覆盖在下前牙的舌隆突区。舌板常用于口底浅,舌侧软组织附着高,口底到龈缘的距离小于 7mm 者(图 5-21,图 5-22)或舌隆突明显者(图 5-23),同时舌板还可以用于松动前牙的活动夹板固定。

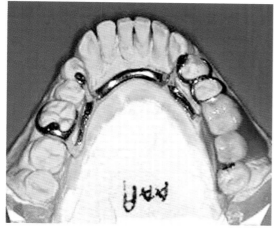

图 5-20　下颌舌杆

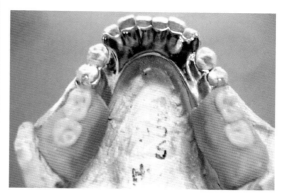

图 5-21　下颌舌板

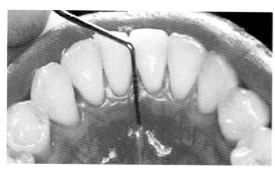

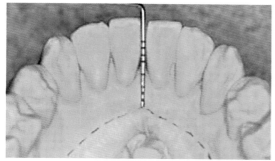

图 5-22　测量下颌口底深度

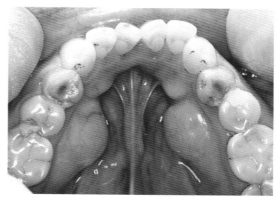

图 5-23　下颌明显舌隆突

第三节　附着体在可摘局部义齿中的应用

临 床 病 例

球帽式附着体的设计

患者,女,58 岁,因上颌多颗牙缺失要求修复。初步检查如下:

主诉:上颌多颗牙缺失影响美观和咀嚼功能要求修复。

现病史:患者 5 年前,因上前牙缺失影响美观,曾行烤瓷桥修复。2 年前左侧上颌后牙开始松动,经过牙周治疗后稍有好转;半年前,相继松动脱落。右侧前牙龋坏,根管治疗完成,因影响美观,今来我院要求修复上前牙美观及恢复咀嚼功能。

患者有糖尿病、高血压病史,依赖药物治疗,血压和血糖控制尚可。

口腔检查(图 5-24):口腔卫生较好,软垢(-),牙石(-);14、26、27 缺失;13、24 残根,叩痛(-),不松动;对颌牙无过长。11、21、22、23 烤瓷冠修复,边缘密合。开口度、开口型正常,无明显关节弹响及颞下颌关节症状。

影像检查:X 线示 13、24 根管治疗完善,根尖周未见明显异常。

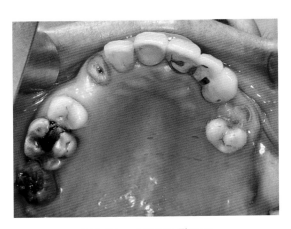

图 5-24 术前口内𬌗面观

【问题 1】在修复设计中,应如何处理 13、24 两残根?

思路:鉴于 13、24 两残根已经经过完善的根管治疗,出于保护剩余牙槽骨的考虑,应该尽量保留二残根。但采用何种方式保留,要根据患者口内具体情况而定。

该患者单侧后牙游离缺失,需采用可摘局部义齿修复。如果先对 13 行桩核冠修复然后再行可摘局部义齿修复,一方面患者的诊治费用较高,另一方面,在可摘局部义齿摘戴的过程中很容易导致 13 桩核冠的松动脱落。由于 13 牙根粗大且根管治疗完善,可以考虑制作根面球帽(图 5-25),既可以为可摘局部义齿提供良好的固位,又可以避免在右侧前牙区安放卡环影响美观。由于邻牙 25 扭转导致 24 残根间隙减小,不适合行其他方式修复,可以将其调磨至齐龈状态,直接用覆盖义齿修复。

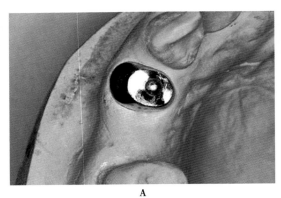
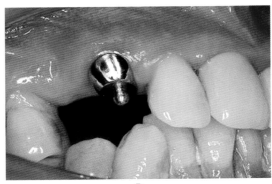

图 5-25 球帽附着体
A. 模型上球帽就位;B. 口内试戴球帽

知识点

附着体的概述

　　附着体由阴型和阳型两部分结构组成,可为义齿提供良好的固位、稳定和美观效果。根据阴性和阳性结构结合形式可分为刚性附着体和弹性附着体。刚性附着体阴性和阳性两部分构件呈刚性连接,除就位相反方向外无任何方向的可动度,可起到较强的支持作用。弹性附着体的阴性和阳性两部分结合后,阴性和阳性结构之间有一定方向和一定量的可动度,此类附着体可减轻基牙承受的负荷及对基牙产生的扭力,而缺牙区基托下支持组织的受力增加。在可摘局部义齿修复中,常见的附着体如球帽式附着体、杆卡式附着体、套筒冠(图5-26)等。

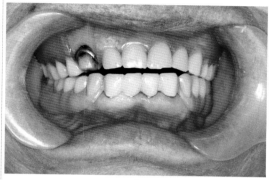
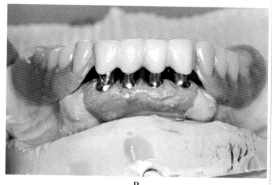

A　　　　　　　　　　　　　　　　　B

图 5-26　套筒冠修复
A. 口内正面像;B. 模型上完成的套筒冠

知识点

附着体的选择

　　附着体的种类很多,在临床上应综合考虑多种因素决定采用何种附着体。

考虑因素	附着体选择
牙周支持条件	若基牙与余留牙牙周支持组织健康,能承受较大的𬌗力,义齿计划采用牙支持形式,此类义齿应选择刚性连接附着体
缺牙区牙槽嵴情况	牙槽嵴严重吸收者通常禁用弹性附着体
缺牙区𬌗龈高度	每一个附着体都有最小高度要求
基牙牙冠形态与健康状况	牙冠的高度和宽度与附着体尺寸选择有一定关系。基牙的健康状况与附着体选择相关,髓腔较大的活髓牙不宜采用冠内附着体。邻近缺牙区基牙牙冠大面积龋坏经完善根管治疗后,可考虑在牙冠修复的同时放置冠内附着体;邻近缺牙区基牙牙体健康者一般选用冠外附着体,以避免牙髓组织损伤。对于已行完善根管治疗的基牙可选用冠内附着体或冠外附着体
𬌗力	通常所有的附着体都可以耐受一般的𬌗力。但是对严重夜磨牙者应避免选用小而精巧的附着体
基牙数量	游离端缺损者,应增加基牙数量以降低基牙牙周支持组织的应力。单颌牙列中双侧有牙齿缺失时应考虑选择同类型附着体,不可一侧采用刚性附着体一侧选用弹性附着体
基牙位置	多数附着体适合放置在后牙,但有些附着体只适合于放置在前牙

续表

考虑因素	附着体选择
患者的灵巧性	冠外附着体通常比冠内附着体更容易就位。在冠内附着体设计中,锥形附着体比平行壁附着体容易就位
制作基牙冠的合金	精密附着体必须用贵金属合金进行精密铸造,半精密附着体要求相对低些

【问题2】针对该病例,如何进行可摘局部义齿的设计呢?

思路:患者15、16有不同程度的伸长,16远中边缘嵴明显高于17近中边缘嵴,且患者无对颌牙,所以在16远中利用殆面自然形态设计殆支托,卡环由远中向近中;15的卡环由近中邻面板发出向远中,共同形成对15、16基牙的环抱。这样就不用在15、16之间制备隙卡沟,减少对牙体组织的磨损。25扭转且为孤立基牙,可设计为对半卡环。患者前牙为烤瓷冠修复,不适合制备舌支托,且义齿有3组卡环和球帽附着体,固位和支持作用较好,故可将大连接体设计成体积较小的U形腭板,提高舒适度(图5-27~图5-29)。

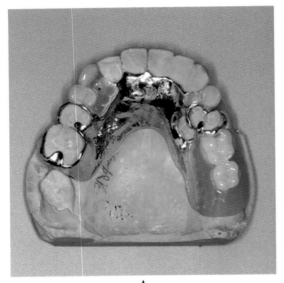
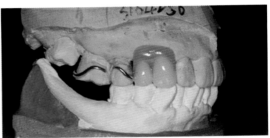
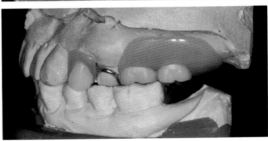

图 5-27 义齿在模型上就位
A. 义齿在模型上的殆面观;B. 义齿在模型上的侧面观

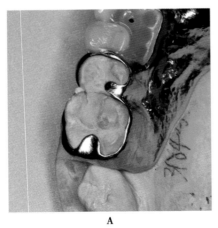
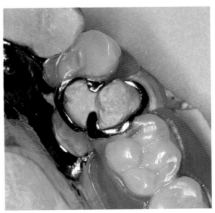

图 5-28 卡环
A. 天然间隙上放置殆支托;B. 对半卡环

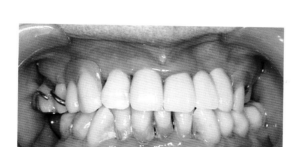

图 5-29　术后口内正面观

第四节　Kennedy 第三类牙列缺损的可摘局部义齿修复

临 床 病 例

Kennedy 第三类牙列缺损的修复设计

患者,男,51 岁,因为后牙咀嚼不佳就诊,要求改善后牙咀嚼功能。初步检查如下:

主诉:多颗牙长期缺失,咀嚼无力,要求修复。

现病史:该患者五年前因为部分牙齿缺失影响美观和咀嚼功能,曾行可摘局部义齿修复。3 个月前左下后牙因劈裂,咀嚼痛明显,在外院口腔科拔除,原义齿无法使用。患者有糖尿病史、吸烟史(10 支/天);否认有高血压等系统性疾病;无肝炎、肺结核等传染性疾病;无药物过敏史。

口腔检查(图 5-30,图 5-31):口腔卫生良好,软垢(−),牙石(−),色素(−);36、31、41、45、46牙缺失,拔牙创口已愈合,牙槽嵴高度、宽度良好。26 残根齐龈,充填完好,叩(−)不松。35、37、44、47 无松动,缺牙间隙秴龈距正常,咬合关系正常,开口度正常,无明显关节弹响等颞下颌关节症状。

诊断:下颌 Kennedy 第三类牙列缺损。

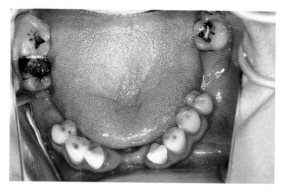

图 5-30　术前口内秴面观

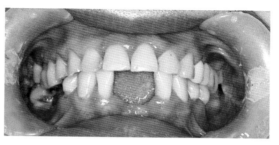

图 5-31　术前口内正面观

【问题 1】该类牙列缺损患者可采用何种修复方法?

思路 1:如选择种植修复:此类缺损采用种植修复通常可获得较理想的修复效果,但考虑到该患者有抽烟习惯(每天 10 支),且有糖尿病史,不适合行种植修复。

思路 2:如选择固定修复:本例患者下颌 45、46 缺失,正常情况下可以利用 43~47 固定义齿修复,但三颗基牙牙体完好,无其他牙髓病变,患者不接受牙体预备做固定修复。患者下颌左侧

36 缺失,也可考虑 35~37 固定义齿修复;31、41 缺失,也可考虑利用 32、42 两颗基牙行固定修复,但同样患者也不接受牙体预备后行固定修复。

思路 3:如选择可摘局部义齿修复:虽然有一定的异物感,咀嚼效率不如种植修复和固定修复,但在一定程度上能恢复咀嚼功能。患者有戴用可摘局部义齿的经历,比较容易适应;虽然会有部分卡环外露影响美观;但与患者沟通后,患者同意行可摘局部义齿修复。

【问题 2】患者选择可摘局部义齿修复,应如何进行设计?

思路 1:该患者缺牙情况属于 Kennedy 第三类第二亚类,应该根据缺牙数目和缺牙位置以及缺隙两侧天然牙的牙周支持组织健康状况来选择相应的支持形式。该患者缺牙数目较少,缺隙两侧天然牙较稳固,义齿人工牙受到的𬌗力可以主要由基牙承担,故考虑设计为牙支持式义齿。

> **知识点**
>
> Kennedy 第三类牙列缺损特点
>
> 　　此类牙列缺损的特点是牙弓的一侧或两侧后牙区有缺失牙,缺牙区的近远中都有天然牙。一般在义齿设计时缺牙区两端能提供良好的支持,同时义齿的固位、稳定、支持作用都很好,基托不会下沉,修复效果通常较好。

思路 2:义齿的固位稳定设计:Kennedy 第三类牙列缺损的修复由于缺隙侧两侧都有天然牙存在,通常安放在天然牙的固位体都能为修复体提供较好的固位,因此其固位效果都优于 Kennedy 第一、第二类牙列缺损修复。对该患者而言,可选择缺隙近远中的 35、37、44、47 作为基牙,直接设计三臂卡;同时选择体积较小、较为舒适的下颌连接体即可(图 5-32,图 5-33)。在满足固位的前提下,可以适当减少前牙卡环的使用。

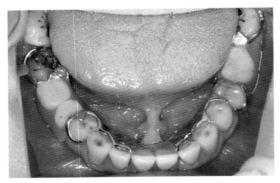
图 5-32　术后𬌗面观

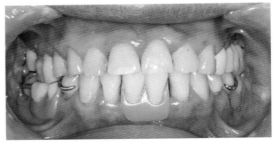
图 5-33　术后正面观

第五节　𬌗垫式过渡可摘局部义齿修复

临床病例

𬌗垫式义齿修复

患者,女,58 岁,因下颌牙齿磨耗过重前来就诊。初步检查如下:

主诉:因下颌前牙牙齿过度磨耗影响美观和咀嚼功能,要求修复。

现病史:患者因多年咬硬物及夜磨牙习惯,导致前牙磨耗逐渐加重,影响美观,近一年出现咬物无力。

患者有糖尿病,高血压病史,依赖药物治疗,血压和血糖控制尚可。

口腔检查(图5-34~图5-38):口腔卫生一般,软垢(-),牙石(-),色素(+);36缺失,31、32牙冠磨耗,高度丧失,齐龈缘;41、42牙冠磨耗至龈上1.5mm,面下1/3距离变短,咬合时前牙区呈重度深覆𬌗,下前牙咬至上颌腭侧黏膜。开口度、开口型正常,息止颌间隙距离10mm,无明显关节弹响及颞下颌关节症状。

影像检查:X线检查发现口内余留牙牙槽骨高度无明显降低。

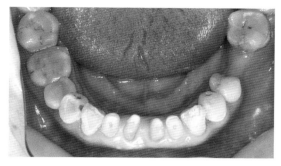

图5-34　术前口内𬌗面观

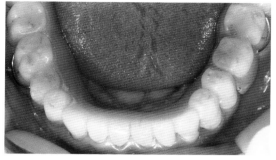

图5-35　术后口内𬌗面观

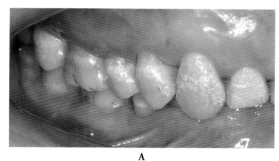

A

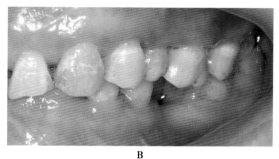

B

图5-36　术前口内侧面观
A. 右侧侧面观;B. 左侧侧面观

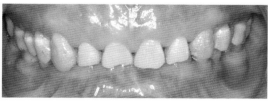

图5-37　术前口内正面观

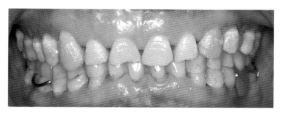

图5-38　术后口内正面观

【问题1】如何对该患者进行修复前评估?

修复前对现有口腔条件的评估对制订修复计划至关重要。包括余留牙的评估、美学评估和咬合功能评估。对垂直距离变小的患者应特别重视咬合功能的评估,包括修复间隙是否足够、𬌗平面有无倾斜以及有无后牙功能尖的缺损或磨耗等。功能评估方法包括临床咬合检查及分析、下颌运动轨迹分析及研究模型在可调𬌗架上的分析等。

【问题2】如何对该类垂直距离变小的患者进行修复?

该患者面下1/3距离变小,下颌前牙过度磨耗,因此需要进行咬合重建。咬合重建修复由于涉及整个牙列牙体形态、咬合关系、颌位、咀嚼肌、颞下颌关节位置等的改变,通常需要多个临床学科的合作。咬合重建修复实施过程对修复医师及修复技师的专业技能均有较高要求,因此在住院医师培训期间只要求完成简单的咬合重建,对于复杂的固定咬合重建应请专科医师完成。

如图 5-38 所示,该患者利用𬌗垫式可摘局部义齿在修复缺失牙的同时恢复患者面下 1/3 距离。与全口义齿确定垂直距离的方法相似。以患者面部比例协调、表情自然和感觉舒适为参考,参照息止颌位时的垂直距离恢复颌间距离。垂直距离可以一次恢复到合适的高度,部分患者也可考虑逐渐加到理想的高度。即先制作暂时性塑料𬌗垫,部分升高咬合,待患者适应后再在原𬌗垫基础上加白色自凝塑料升高咬合,接近确定的垂直距离,并进行选磨调整、试戴至舒适。

> **知识点**
>
> 𬌗垫式义齿的功能
>
> 升高咬合,重建合适的垂直距离,使面容和谐美观;使髁突前移,减缓对关节后部软组织的压迫,放松翼外肌,降低关节内压,改善咬合的稳定性。缓解关节的局部症状,并在较大程度上恢复肌功能,消除关节肌肉酸痛等症状,明显提高咀嚼效率;另外,𬌗垫式可摘局部义齿不仅在水平方向减轻了嵌塞,而且从𬌗方阻断了垂直向的食物嵌塞。

> **知识点**
>
> 咬 合 重 建
>
> 咬合重建是指用修复的方法对牙列的咬合状态进行改造和重新建立,包括全牙弓𬌗面的再造、颌位的改正,恢复合适的垂直距离,重新建立正常的颌关系,使之与颞下颌关节及咀嚼肌的功能协调一致,从而消除因𬌗异常而引起的口颌紊乱,使口颌系统恢复正常的生理功能。

【问题 3】如何确定患者的垂直距离?

> **知识点**
>
> 咬合重建修复的目标
>
> 1. 去除病理性𬌗因素,改善咬合功能以及缓解颞下颌关节、咀嚼肌功能障碍。
> 2. 改变咬合垂直距离(occlusalvertical dimension,OVD)过低引起的衰老面容。
> 3. 𬌗向开辟修复间隙。

在咬合重建过程中垂直距离的确定同样可以采用全口义齿修复确定垂直距离的方法:结合剩余牙列和息止𬌗间隙确定垂直距离,参考瞳孔至口裂的垂直距离作为面下 1/3 的距离,或通过观察口角、鼻唇沟、颏唇沟等面部形态确定垂直距离。同时还应该通过影像学检查获取颞下颌关节的相关信息作为确定垂直距离的依据。由于咬合重建中垂直距离的确定更为复杂,需要丰富的工作经验和一定的审美观,对医师要求较高,同时存在较大风险,所以采用𬌗垫式可摘局部义齿进行诊断性修复是尤为重要的。

第六节 医 嘱

可摘局部义齿初戴后,应指导患者摘戴义齿的方法,并告知患者对修复体和口腔余留牙的日常维护方法。

一、关于义齿日常维护

1. 正确摘戴义齿 告知患者应按一定方法和方向摘戴,勿用力过猛或咬戴,以免义齿变形或折裂。

2. 保持卫生 告知患者保持义齿和口腔清洁的方法,以及口腔卫生与可摘局部义齿修复后远期效果之间的关系。

3. 义齿的夜间保存 通常建议患者夜间应取下义齿保存在盛有冷水的容器内,但当患者有夜磨牙或有牙周病时,考虑可摘局部义齿的保护余留牙的作用和夹板效应,也可在夜间适当戴用。

4. 指导患者家属 对于全身状况差、老年人或有生理缺陷的患者,应告知其家属义齿摘戴和清洁的方法。

5. 复诊医嘱 初戴后,若有疼痛,应及时复诊,复诊前应坚持戴用一天,以便复诊定位、修改。建议患者定期复查,以保持余留组织的健康。具体复诊时间取决于患者的口腔和身体状况。口腔软硬组织健康者,常规应每年检查一次,而龋易感者及牙槽嵴萎缩者检查频率应该更高。

二、关于义齿的适应状况

1. 异物感和不适感 应告知患者戴用初期可能会有异物感和不适感,大多数患者会逐渐适应。

2. 影响发音 应告知患者戴用初期会影响发音,但一般数天后发音障碍会自行消失,不会明显影响语音功能。

3. 疼痛感 应告知患者有疼痛发生的可能。义齿初戴时,可能会产生疼痛,应及时复诊,如患者无法马上复诊,应告知患者先将义齿取出浸于冷水中,就诊前半天重新带入,以利医师查明原因,方便调改。由于患者对义齿的疼痛忍受能力存在差异,因此,对每位患者都应交代可能出现的问题及需要做的调整。

4. 咀嚼训练 初戴义齿时应先练习咀嚼软性食物,适应后逐渐咀嚼稍硬的食物,告知患者尽可能避免咀嚼过黏和过硬的食物,以免产生较大的脱位力和咬合力。

第七节 常见问题及处理

一、人工牙的修理

1. 人工牙咬颊黏膜、咬舌

(1) 常见原因:人工牙的排列过于偏向颊侧和舌侧,低𬌗,上下颌后牙的覆盖过小,舌体肥大,天然牙牙尖过锐等。

(2) 处理方法:调整人工牙排列,加大后牙覆盖,调磨过锐的牙尖,适当升高𬌗平面,加厚颊、舌基托以撑开颊、舌组织避免黏膜被咬伤。

2. 人工牙折断或脱落

(1) 常见原因:咀嚼硬物、外伤、人工牙与塑料基托连接不牢固。

(2) 处理方法:可将残存的人工牙磨去,选择合适的塑料人工牙重新排列,用自凝塑料粘接固定。

二、卡环、𬌗支托的修理

1. 卡环不能就位

(1) 常见原因:卡环体部塑料阻挡,模型磨损,卡环体进入倒凹区,间隙卡不密合等。

（2）处理方法：可磨除多余塑料，磨改与卡环体相应部位的牙体，磨改基牙，调改卡环形态等措施。

2. 𬌗支托移位

（1）常见原因：制作过程中模型受损，装盒或充填塑料时𬌗支托移位等。

（2）处理方法：可修改𬌗支托或重新磨改𬌗支托凹。

3. 卡环、𬌗支托折断

（1）常见原因：𬌗支托凹制备不够，磨改过细等原因。

（2）处理方法：合理制备𬌗支托凹，磨除卡环及𬌗支托的残余部分，在口中取模，重新制作卡环或𬌗支托，用自凝塑料或热凝塑料固定。

三、基托折裂、折断的修理

1. 常见原因　患者取戴时不慎坠地，制作基托过薄或有气泡，基托与黏膜不密合，咀嚼过硬食物等，都可导致基托折断或破裂。

2. 处理方法　可将断端对位，用胶水暂时粘接，然后在基托组织面灌注石膏模型。等石膏结固后，将断裂两端基托磨去一部分，但不能损伤石膏模型。弯制加强丝横跨裂缝，用自凝塑料或热凝塑料修补完成。未完全断开的小裂缝，也可将基托组织面裂缝处打磨后，用自凝塑料直接在口内咬合状态下衬补。

四、义齿低𬌗的处理

1. 常见原因　由于义齿在使用过程中，人工牙质软（塑料牙）而不断磨耗，或因组织萎缩而致义齿下沉，使人工牙与对𬌗无接触或接触不密合而降低咀嚼效率。

2. 处理方法

1）个别后牙低𬌗：可用自凝造牙粉塑料在口内直接加高咬合。

2）多数后牙低𬌗、𬌗间隙较大：应在口内咬蜡𬌗记录、取印模、灌注模型，将蜡记录转移在模型的人工牙上雕刻外形。然后按常规装盒，热处理完成修理。

五、基托不密合的处理

1. 常见原因　义齿戴用一段时间后，由于牙槽嵴的不断吸收，或因义齿制作过程中的失误，使义齿基托组织面与黏膜之间出现间隙，造成食物嵌塞，义齿翘动。

2. 处理方法

1）直接法重衬：将基托组织面需要重衬的区域均匀的磨去一层，使其粗糙而清洁。清洁患者口腔，在重衬区黏膜表面涂液体石蜡以保护黏膜。将调好的自凝塑料按需要量均匀涂布于需要重衬的基托组织面，然后将义齿戴入口内，让患者自然咬合，在塑料固化前取出，浸泡于温水中完成聚合后，打磨抛光。

2）间接法重衬：需重衬范围较广时，可在基托组织面放置印模材料，在口内取咬合印模，连同义齿从口内取出，修去边缘多余印模料，用蜡封闭边缘，常规装盒，置换塑料，热处理后，打磨抛光。

（冯云枝　朱洪水）

为无牙颌患者制作的义齿称为全口义齿(图6-1)(complete denture,full denture)。全口义齿是采用人工材料替代缺失的上颌或下颌完整牙列及相关组织的可摘义齿修复体,由人工牙和基托两部分组成,靠义齿基托与无牙颌黏膜组织紧密贴合及边缘封闭产生的吸附力和大气压力,使义齿吸附在上下颌牙槽嵴上,从而恢复患者的缺损组织和面部外观,恢复咀嚼和发音功能。根据2008年全国第三次流行病学调查统计,全国65~74岁老年人有牙齿缺失的为86.1%,义齿修复率仅为42.6%。

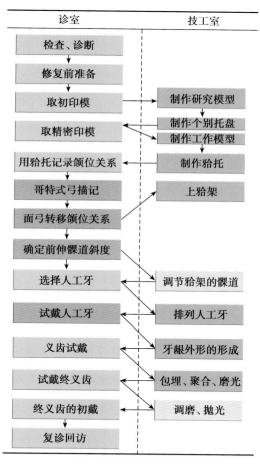

图6-1 全口义齿制作流程图

第一节 牙列缺失后口腔颌面部的组织改变

临 床 病 例

牙列缺失后全口义齿的修复

患者,女,75岁,因为全口牙齿缺失多年影响美观和咀嚼,要求制作全口假牙。

主诉:全口牙齿缺失多年影响美观和咀嚼,要求修复。

现病史:10 年前因为牙齿疼痛拔除全口牙齿,曾做全口假牙修复,修复后固位、美观、咀嚼功能都较好,现感觉咀嚼能力较差,固位不良,要求重新行全口假牙修复。

患者否认有心血管疾病、糖尿病等系统性疾病;无肝炎、肺结核等传染性疾病;无药物过敏史。

口腔检查(图 6-2):患者为直面型,颌面部左右对称,面部比例协调,面色偏黄,颞下颌关节区无压痛,关节无弹响。牙槽嵴中等度丰满,牙弓形态为卵圆形,上下颌弓水平关系正常,颌间距离约 2cm,系带附丽位置正常,唇系带与面中线一致,舌体偏大。旧义齿已褪色,塑胶老化,人工牙𬌗面磨耗变平,边缘伸展及咬合关系较好,但固位情况一般,旧义齿戴入后息止𬌗间隙大于 5mm,面下 1/3 较短。

诊断:牙列缺失。

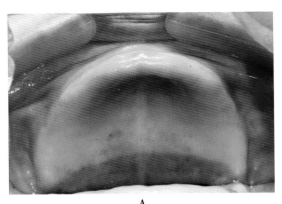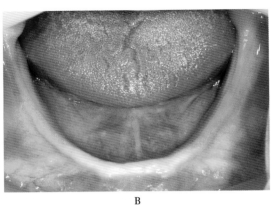

A B

图 6-2 无牙颌口腔状况
A. 上颌无牙颌;B. 下颌无牙颌

【问题 1】无牙颌患者初诊时应做哪些工作?

思路 1:初步检查,医患沟通。

无牙颌患者初诊时,医师需要进行术前谈话,了解患者的诉求,对其口腔情况进行全面检查和专项检查,初步评估全口义齿的修复效果,向患者介绍其口内状况、全口义齿的固位原理、是否需要外科处理、义齿的修复效果(包括美观功能)及全口义齿的材料、种类、制作方式、价格等,签订知情同意书,使患者初步熟悉全口义齿的治疗过程,建立相互信任的医患关系,减轻患者的紧张情绪和消极因素,调动患者主动配合医师完成修复治疗的积极态度,尽快接受并适应全口义齿。

> **知识点**
>
> 无牙颌口腔专项检查内容
>
> 1. 上下颌弓大小、形态和位置。
> 2. 牙槽嵴的吸收情况。
> 3. 口腔黏膜色泽,有无炎症、溃疡及瘢痕。
> 4. 舌体大小、形状、静止状态时的位置,以及功能活动的情况。
> 5. 唾液分泌量及粘稠度的检查。
> 6. 原有修复体的检查。

思路 2:检查关节。

牙列缺失后,上下颌骨、颞下颌关节、咀嚼肌及口腔周围肌肉都发生了改变,特别应该注意对颞下颌关节的相关检查。

> **知识点**
>
> 口腔颌面部检查
>
> 1. 面型及关节动度检查
> （1）面部左右是否对称，颏点是否居中，面下 1/3 是否协调。
> （2）髁突活动度是否异常。
> 2. 下颌运动检查
> （1）开口度和开口型是否正常，两侧关节动度是否一致。
> （2）有无关节弹响和杂音。
> （3）开闭口时是否有运动受限或异常运动。
> 3. 咀嚼肌及关节区触诊检查
> （1）髁突后区和髁突外侧是否有压痛。
> （2）颞肌、嚼肌、翼外肌等咀嚼肌群的收缩情况，是否有压痛，双侧是否对称。

思路 3：检查重要解剖位置。

应特别注意对无牙颌口腔内牙槽嵴（图 6-3）等重要解剖标志的检查。唇、颊、舌系带附着过高可能影响全口义齿的固位；骨质突起的区域表面覆盖较薄的黏膜，不能承受较大的压力，否则会引起疼痛；某些区域因受肌肉活动的限制，义齿基托不能做太大范围的伸展。

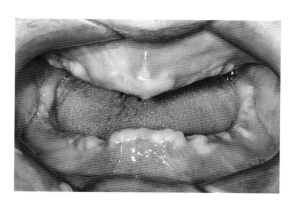

图 6-3　无牙颌牙槽嵴

> **知识点**
>
> **全口义齿制作相关的重要解剖标志**
>
> 1. 上颌　要特别重视检查牙槽嵴的丰满度以及各部分吸收状况、唇颊系带位置、上颌结节有无倒凹或倒凹大小、切牙乳突、上颌硬区、腭小凹、颤动线等解剖标志。
> 2. 下颌　要特别重视检查牙槽嵴吸收后的高度和形态、口腔前庭及口底状况、唇、颊、舌系带、颊侧翼缘区、远中颊角区、下颌隆突、下颌舌骨嵴、舌侧翼缘区、磨牙后垫等解剖标志。

【问题 2】全口义齿修复前，需要做哪些口腔处理？

思路 1：外科修整不利于义齿修复的组织结构。

全口义齿修复前的外科手术修整工作，与全口义齿能否恢复外形和发挥功能密切相关。对于尖锐的骨尖、明显的骨突、过大的组织倒凹、增生的软组织、松软的牙槽嵴等，均应进行外科修整。但对于高龄老人、身体和精神较差的患者，外科手术会引起他们的担忧，同时由于高龄患者的创伤愈合过程较慢，即使他们能承受，也需慎重选择。

思路2：必要时重建牙槽嵴。

多种原因可造成无牙颌牙槽嵴骨量丧失，牙槽嵴高度降低和相应软组织的改变为义齿修复带来诸多困难，采用适当的方法重建牙槽嵴可使修复获得事半功倍的效果。可采用诸如天然骨植入法、羟磷灰石植入法、膜引导骨再生等方法增高牙槽嵴。

【问题3】牙列缺失后颌骨有哪些改变？

思路：当牙列缺失后，上下颌骨的改变主要是牙槽骨的吸收。上颌牙槽骨唇颊侧骨板较腭侧薄而疏松，故颌弓前段向上向后、颌弓后段向上向内吸收，使上颌弓逐渐变小，严重者切牙乳突、颧突根与牙槽嵴顶接近或平齐。下颌牙槽骨舌侧骨板较唇颊侧薄而疏松，故颌弓前段向下向前、颌弓后段向下向外吸收，使下颌弓相对变大，牙槽嵴变低变窄，严重者下颌舌骨嵴、外斜线、颏孔等可接近牙槽嵴顶。上下颌弓牙槽骨吸收的结果导致下颌弓相对大于上颌弓，给修复带来一定困难。

【问题4】牙列缺失后口腔颌面部的软组织有哪些改变？

思路：随着牙列的缺失和患者年龄的增大，软组织将出现退行性和增龄性改变。唇、颊部失去软硬组织的支持，向内凹陷，上唇丰满度差，面部皱褶增加，面下1/3距离变短，面容呈衰老状（图6-4）；肌肉张力平衡遭到破坏，失去正常的张力和弹性；口腔黏膜变薄变平，敏感性增强，易受压伤；舌失去牙列限制而代偿性肥大，甚至充满整个口腔；患者有味觉异常和口干等现象。

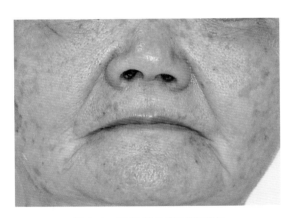

图6-4　无牙颌患者面部形态

第二节　无牙颌口腔印模和工作模型的制取

临床病例同前。

【问题1】无牙颌口腔印模和工作模型制取的基本要求？

思路：无牙颌口腔的基本状态决定了全口义齿印模范围的大小，印模范围的大小决定全口义齿基托大小。在不妨碍唇颊黏膜皱襞、系带、软腭以及口底功能活动的条件下，应充分伸展印模边缘，以便扩大基托的接触面积。接触面积越大，固位力也越大，总义齿的稳定性就越强。

 知识点

全口义齿印模范围要求

边缘要与运动时的唇、颊和舌侧黏膜皱襞和系带相贴合。上颌后缘的伸展与后颤动线一致，盖过腭小凹4~8mm，两侧后缘盖过上颌结节到翼上颌切迹。下颌盖过磨牙后垫，唇、颊、舌侧边缘应与舌下皱褶接触，舌侧远中伸展到下颌舌骨后间隙（图6-5，图6-6）。

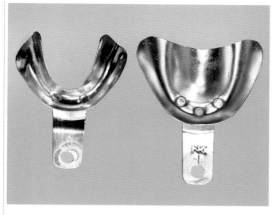

图6-5　成品无牙颌托盘

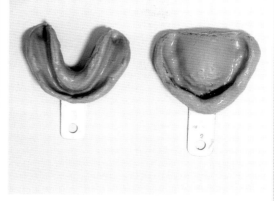

图6-6　初印模

【问题2】怎样制取反映患者无牙颌口腔个性特点的印模?

　　思路1:造成无牙颌口腔组织改变的原因比较多,几乎不可能选择出与患者无牙颌口腔个性特点非常合适的成品托盘。成品托盘只能在二次印模法中作取初印模用。制取初印模时,应选择与患者口腔情况大致相似的成品托盘,在不影响口腔周围肌肉活动的前提下,托盘应有足够的边缘伸展。一般选择藻酸盐材料制取初印模,将印模材料放置在托盘上,旋转进入患者口中,使托盘就位,稳定托盘,完成肌功能整塑。印模硬固后,从口内旋转取出。

　　思路2:用个别托盘制取与无牙颌患者口腔状况适应的印模。

　　取初印后灌注石膏模型(初模),在模型上画出个别托盘的边缘伸展范围。画出边缘线后,适当填倒凹,并涂分离剂,用室温固化塑料、蜡板或光固化树脂材料制作个别托盘。个别托盘2～3mm厚,唇颊、舌侧边缘应避开系带,托盘边缘距边缘封闭区2～3mm。待其硬固后取下,修整边缘菲边,然后在托盘边缘添加可塑性边缘修整材料,完成个别托盘制作。

知识点

个 别 托 盘

　　在全口义齿修复中,由于无牙颌患者牙槽嵴形态以及系带附着位置状况差别很大,成品托盘不能满足患者的具体口腔状况,只有通过可塑性材料制作专用的专用托盘,以二次印模法来制取精确的印模,才能满足患者个体的差异,保证全口义齿的修复效果,这种为某一个体患者制作的托盘称为个别托盘(图6-7)。

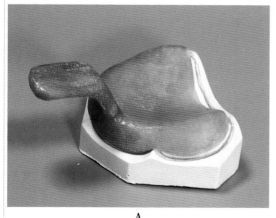

A

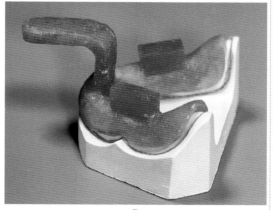

B

图6-7　个别托盘
A. 上颌个别托盘;B. 下颌个别托盘

思路3：必须采取能够反映患者口腔在肌肉功能活动状态下的功能性印模。无牙颌口腔周围肌肉组织功能活动非常频繁，必将影响全口义齿边缘的伸展，进而影响全口义齿的固位，因此，取印模时应当在印模材可塑期内，让患者自主进行或在医师帮助下，进行唇、颊、舌肌肉功能整塑。

知识点

全口义齿印模的基本要求

1. 适当的边缘伸展范围 在不妨碍黏膜皱襞、系带以及软腭等功能活动的条件下，应当充分伸展印模边缘，以扩大基托的接触面积。

2. 取得功能性印模 在印模材料可塑期内进行肌肉功能整塑，制取出能够反映唇、颊、舌等肌肉功能活动时的印模。

3. 使组织均匀受压 在印模过程中对无牙颌均匀施压，精确反映无牙颌的组织解剖形态。

4. 保持取印模时托盘在稳定的位置。

【问题3】全口义齿工作模型有什么要求？

思路1：全口义齿工作模型(图6-8)必须完整无缺，表面清晰，尤其是黏膜反折线和系带处。由于全口义齿必须在𬌗架上完成，因此模型修整后底面要平，要有厚度为工作部分1/2高度的底座，底座在腭顶和口底最薄处应至少保持3～5mm的厚度。模型两侧稍盖过印模侧翼，前端超过印模前沿约5mm，后缘超过腭小凹约10～15mm，超过翼上颌切迹约5mm，超过磨牙后垫2/3以上。

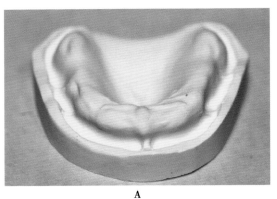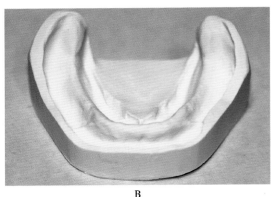

A   B

图6-8 全口义齿工作模型
A. 上颌模型；B. 下颌模型

思路2：根据无牙颌组织结构特点与全口义齿修复的关系，在工作模型上进行边缘设计(图6-9)。

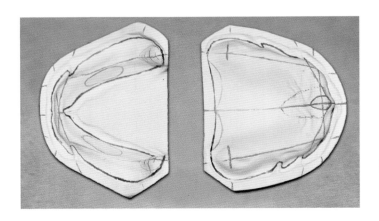

图6-9 模型设计

思路3：由于模型为石膏制作，不能体现出黏膜的弹性和厚度，应在模型上用刮除石膏的方法形成上颌后堤区(图6-10)。后堤区处理是在石膏模型上用雕刻刀在后颤动线处切一深1～1.5mm的切迹，沿此切迹向前约5mm的范围内，将石膏模型轻轻刮去一层，愈向前刮除得愈少，使与上颌的黏膜面移行。

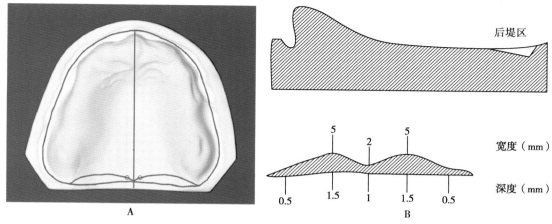

图6-10　上颌后堤区的形式和刮除法
A. 后堤区呈弓形；B. 模型上后堤区的处理

第三节　颌位关系记录

临床病例同前。

【问题1】为什么要确定无牙颌患者的颌位关系？

思路：患者牙列缺失后没有上下颌后牙的支持和牙尖锁结作用，牙尖交错位消失，需要通过𬌗托记录和确定患者上下颌之间的垂直距离和水平颌位关系。

知识点

颌位关系（图6-11）

颌位关系指上下颌之间的相对位置关系，包括垂直颌位关系和水平颌位关系两个方面。垂直颌位关系是上下颌之间在垂直方向上的位置关系（常用鼻底至颏底的面下1/3高度表示，称为垂直距离），相关的颌位有息止颌位（下颌姿势位）和正中颌位两种状态。水平颌位关系是上下颌之间在水平方向上的位置关系，即正中关系位。

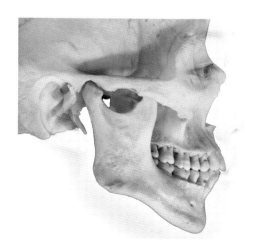

图6-11　颌位关系

【问题2】如何正确取得无牙颌患者的颌位关系？

思路1：无牙颌患者的颌位关系记录是通过𬌗托来完成的（图6-12）。𬌗托应能初步恢复患者的面下 1/3 高度,正确再现患者口唇部丰满度和下颌对于上颌的关系位置;确定相应的殆平面、唇颊面和前牙区唇曲面,指导排列人工牙。

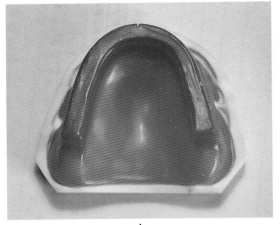
A

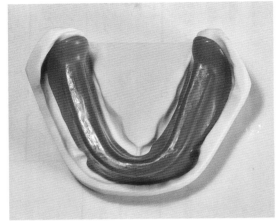
B

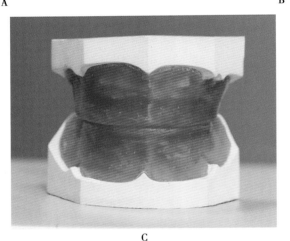
C

图 6-12　殆托
A. 完成的上颌殆托;B. 完成的下颌殆托;C. 上下殆托处于正中殆位

知识点

殆托制作的基本要求和上颌殆平面的确定

1. 基托的制作　按照基托制作材料分为蜡基托、室温固化树脂暂基托、光固化树脂暂基托。本文介绍常用的室温固化树脂暂基托的作法:首先将终模型的唇、颊、舌侧的倒凹区以烤软的蜡填塞,目的是为消除组织倒凹,以便基托取下和戴上时不刮除模型。将调拌至黏丝期的室温固化树脂按于模型上形成基托,厚度约 2mm。固化后,自模型上取下暂基托,磨圆边缘,备用。

2. 上颌殆堤的制作方法　将蜡片烤软折叠成 8～10mm 宽厚的蜡条,按牙槽嵴形状粘着于基托上,以殆平面板按压其表面,形成殆平面。放回口中后,要求殆平面的前部在上唇下缘以下露出约 2mm,且与瞳孔连线平行,侧面观殆平面的后部要与鼻翼耳屏线平行。殆堤的唇面要充分衬托出上唇,使上唇丰满而自然。殆平面宽度前牙区约为 6mm,后牙区 8～10mm,殆堤后端修整成斜坡状。

3. 下殆托的制作方法　下颌暂基托及殆堤的基本制作方法同上颌。下颌殆堤尽量位于原天然牙所在位置,在磨牙区位于颊舌向承托区中心,前牙区与上殆堤协调,殆堤的高度与磨牙后垫中部高度平齐。放入口内时下𬌗堤的上缘与下唇上缘平齐。检查上下𬌗堤的关系,引导患者下颌后退,咬合接触后,检查上下𬌗堤是否均匀接触。最后根据垂直距离确定下𬌗堤的高度。

思路2:戴入预先制作好的上颌𬌗托,烤软下颌蜡𬌗堤,趁下颌蜡𬌗堤硬固前用直接咬合法确定并记录正中𬌗时面下 1/3 距离,即正中𬌗位时的垂直距离(图6-13)。

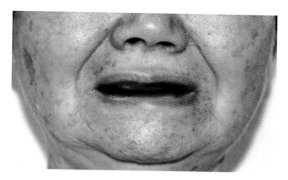

图 6-13　上颌𬌗托戴入后面下 1/3 状态

知识点

确定垂直颌位关系的基本方法

1. **息止颌位法**　确定患者息止颌位时的面下 1/3 高度。与患者交谈使其面部放松、上下嘴唇微微闭合,测定此时患者鼻底到颏底的面下 1/3 距离,即息止颌位时的垂直距离,然后减去 2~4mm 的息止颌间隙距离,即可得到该患者的咬合垂直距离。

2. **面部比例等分法**　二等分法是指鼻底至颏底的距离(垂直距离)约等于眼外眦至口角的距离。三等分法(图6-14)是指额上发迹至眉间点、眉间点至鼻底、鼻底至颏底三段距离大致相等。

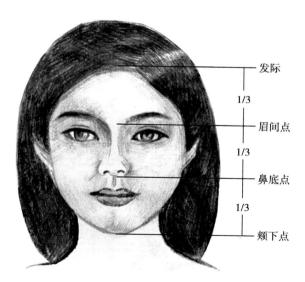

发际

1/3

眉间点

1/3

鼻底点

1/3

颏下点

图 6-14　面部三等分法

3. **面部外形观察法**(图6-15)　垂直距离恢复正常者,正中𬌗咬合时上下唇自然闭合,口裂平直,唇红厚度正常,口角不下垂,鼻唇沟和颏唇沟深度适宜,面部比例协调。

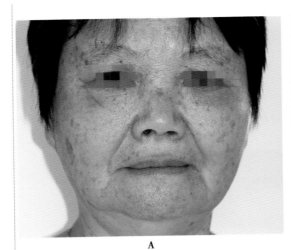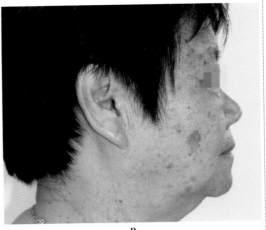

图 6-15 面部外形观察法

A. 正面像；B. 侧面像

思路3：确定水平颌位关系。在确定并记录正中粭位面下1/3距离的同时，嘱患者做一边吞咽一边咬粭托的动作，使下颌自然后退，髁状突处于关节凹的生理性后位，在完成确定垂直距离时同时完成水平颌位关系的确定。

思路4：如果患者不能准确完成一边吞咽一边咬粭托的动作，可以用卷舌法、后牙咬合法、肌肉疲劳法等方法使下颌自然后退，让髁状突处于关节凹的生理性后位，在完成确定垂直距离时同时完成水平颌位关系的确定。有条件时可以采用哥特式弓或肌监控仪等方法确定水平颌位关系。

思路5：用一种方法常常不能确保所得的颌位关系准确，颌位关系确定结束后应当验证颌位关系。双手小指插入外耳道，感觉并比较咬合时两侧髁突后撞力是否等量；双手示指放在颞部，感觉并比较两侧颞肌收缩是否等量，检查患者的正中关系是否准确。

知识点

确定水平颌位关系的方法

1. 哥特式弓描记法（图6-16）。

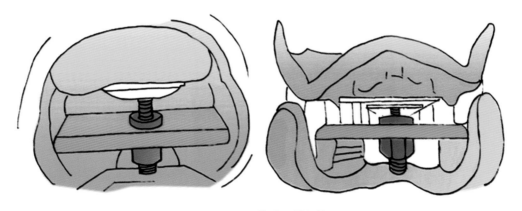

图 6-16 哥特式弓描记法

2. 直接咬合法 包括卷舌后舔法、吞咽咬合法、后牙咬合法等。

3. 肌监控仪法。

思路6：在殆堤唇面画标志线（图6-17）：将上下殆托就位于口中作正中咬合,以蜡刀刻划中线、口角线、唇高线和唇低线于殆托唇面,用以选择人工牙的长度、宽度和指示人工牙排列的位置。

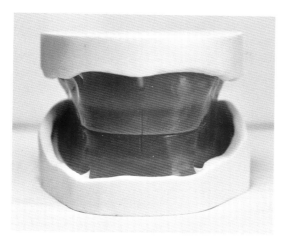

图 6-17　殆堤唇面画标志线

第四节　转移颌位关系

临床病例同前。

【问题1】为什么要转移颌位关系?

思路1：通过颌位关系的记录,将该患者面下1/3的适宜高度、患者下颌骨对于患者颅颌面部的位置关系以及患者下颌骨对于上颌骨的前后、左右的位置关系记录下来。此时需要把记录的颌位关系精确的转移到体外。

思路2：颌位关系确定后,体外全口义齿的制作必须在能够模拟患者口腔功能状态、颞下颌关节运动状态以及两者关系的殆架上完成进一步的制作程序。

【问题2】如何进行颌位关系的转移?

思路1：通过面弓、殆叉把记录的颌位关系精确转移到殆架上,殆架不仅能固定颌位关系,还能在一定程度上模拟下颌的运动,便于义齿的制作和进行科学研究。

思路2：殆架的选择:尽可能选择能够模拟患者面部结构和颞下颌关节状态的生理性殆架,至少应当选择能够部分模拟患者面部结构和颞下颌关节状态的半生理性殆架,尽量不要选择不能模拟患者面部结构和颞下颌关节状态的简单殆架。

思路3：将颌位关系转移到殆架上是使用面弓和殆叉来完成的,基本操作步骤是:调节好殆架—将殆叉插入颌堤内—松开固定髁突的螺钉—将固定在殆叉弓体上的殆托自口中取出—固定带殆托的弓体于架殆上—下颌工作模型就位于殆托并用石膏固定—上颌工作模型就位于殆托并用石膏固定—拆去面弓及殆叉—确定前伸髁导斜度、侧方髁导斜度和切导斜度（图6-18）。

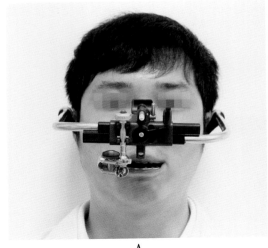
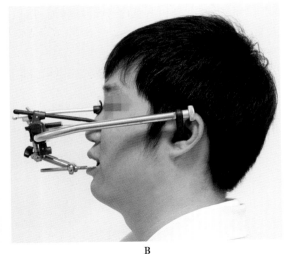

A

B

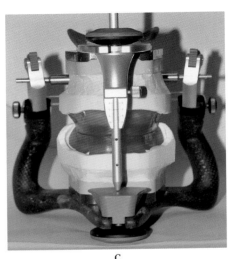

C

图 6-18 转移颌位关系

A. 面弓转移正面像；B. 面弓转移侧面像；C. 模型完全转移到𬌗架上

【问题 3】如何确定前伸髁道斜度及前伸髁导斜度？

思路 1：前伸髁道斜度反映髁状突沿关节结节后斜面前后滑动的方向和轨迹。当患者前伸下颌作𬌗托前端接触时，由于关节结节对髁状突水平迁移的限制，出现下颌骨后部下降，形成后牙区𬌗托平面之间的 Christensen 间隙。

知识点

髁道、髁导

1. 髁道和髁道斜度　髁道是下颌在咀嚼运动过程中，髁突在关节凹内沿关节结节后斜面运动的轨迹。髁道斜度是髁道与眶耳平面的夹角，其斜度大小受关节结节丰满度的影响。

2. 前伸髁导斜度（图 6-19）　人体上的前伸髁道斜度转移到𬌗架上，叫前伸髁导斜度。前伸髁导斜度可以测定并用于调节可调式𬌗架，用以模拟下颌运行状态。

84

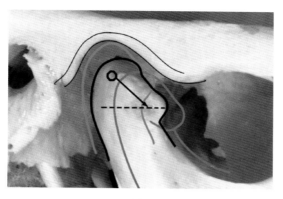

图 6-19　前伸髁道斜度

思路 2：转移髁道斜度时要用前伸𬌗关系记录。上下𬌗托戴入口内后，将记录蜡片烤软，置于下颌𬌗托𬌗平面上，嘱患者下颌向前伸约 6mm，轻轻咬住𬌗托，记录蜡片占据 Christensen 间隙空间（图 6-20），蜡片硬化后取得蜡𬌗记录。

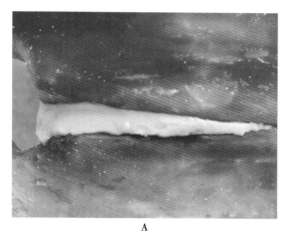

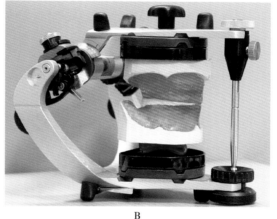

A

B

图 6-20　前伸𬌗关系记录

A. 前伸𬌗关系记录时呈现 Christensen 现象；B 前伸𬌗关系记录转移到𬌗架上

思路 3：松开𬌗架上的髁导固定螺丝，将已作蜡𬌗记录的𬌗托对位吻合放回𬌗架上，重新调整前伸髁导斜度，确定前伸髁导斜度后旋紧髁导固定螺丝。

思路 4：利用公式确定侧方髁导斜度（侧方髁道斜度）L＝前伸髁道（H）/8+12。

第五节　人工牙的排列

临床病例同前。

【问题 1】如何根据患者具体情况选择人工牙？

思路 1：考虑患者的年龄：本病例患者老年人，面色偏黄，选择色号应偏深。

思路 2：考虑患者的面型：本病例患者直面型，颌骨形态为圆型，前牙应选用卵圆型，根据患者两侧口角线之间𬌗堤唇侧弧面的长度确定人工前牙宽度，根据下颌尖牙远中邻面到磨牙后垫前缘的距离确定下颌后牙的近远中宽度。

思路 3：考虑患者的实际使用要求：本病例患者对咀嚼功能要求较高，牙槽嵴健康状况尚可，有稳定的颌位关系，因此尽管患者年龄偏大，仍选用解剖式塑料牙（图 6-21）。

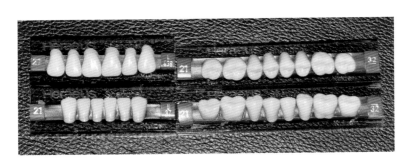

图 6-21　塑料人工牙

【问题 2】前牙排列时如何满足患者的美观要求？

思路 1：按照颌位关系记录恢复患者面型。根据𬌗堤高度、突度、弧度恢复患者口唇部的解剖生理形态，上前牙的位置要衬托上唇的丰满度，下前牙的位置同样要考虑下唇的丰满度及颏唇沟的深浅，使面部下 1/3 与整个面部比例协调。

思路 2：切牙乳突位置可作为前牙列突度和弧度的参考。一般情况下上前牙唇面至切牙乳突中点的距离约 8 ~ 10mm。

思路 3：当小张口时上切牙的切缘位于上唇下缘约 2mm，微笑时上前牙露出 1/2，前牙排成浅覆𬌗、浅覆盖关系。

思路 4：应尽量排出符合患者面容和个性特点的全口义齿。在与患者取得共识的前提下，排牙时可将个别或多个前牙进行不同程度的扭转、移位或倾斜，可以产生不同程度的个性效果。

思路 5：当患者年龄偏大，前牙的切端会发生进行性的磨耗，同时会有牙色变深、牙龈退缩、牙颈部渐进性暴露的现象，在排牙过程中尽量体现患者的年龄和性别特征。

知识点

排牙美观原则

1. 牙列弧度要与颌弓型一致。
2. 上前牙的位置要衬托出上唇丰满度。
3. 牙排列要体现患者的个性。
4. 上前牙排列要在患者参与下完成（图 6-22）。

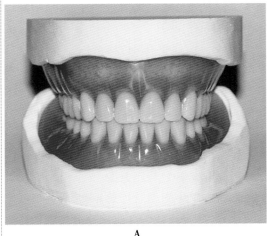

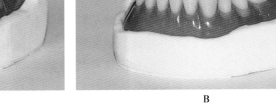

A   B

图 6-22　全口制作完成后
A. 正面像；B. 侧面像

【问题3】排牙时如何满足患者组织保健和咀嚼功能要求？

思路1：患者颌面部左右对称，面部比例协调，牙槽嵴中等度丰满，系带附丽位置正常，原义齿佩戴稳定、固位均较好。患者的髁导斜度可能正常，排牙时应当形成补偿曲线和横殆曲线。

思路2：后牙的功能尖尽可能排在牙槽嵴顶上，特别是下颌后牙。后牙咬合面应与舌体外侧缘高度一致，有利于在行使咀嚼功能过程中食物向殆面的运送，并防止过大的侧向力。

思路3：使殆平面平分颌间距离并牙槽嵴顶平行，殆力集中在颌弓后段中份。正中殆时，上下后牙殆面有最广泛的接触关系，尽量恢复咀嚼功能。

> **知识点**
>
> 排牙组织保健原则
>
> 1. 人工牙的排列要不妨碍唇颊舌肌的活动。
> 2. 殆平面与鼻翼耳屏线平行，其高度位于舌侧外缘最突出处。
> 3. 后牙功能要尽量排在牙槽嵴顶上。
> 4. 殆力最大处要放在颌弓后段中份。
> 5. 前牙排列成浅覆殆、浅覆盖。
> 6. 在上下牙间自由滑动时，要有平衡殆接触。

【问题4】全口义齿排牙后试戴应该注意哪些问题？

思路1：由于全口义齿的制作工艺较为复杂，对操作技术要求高，且完成过程基本上都是在殆架上进行，在制作过程中有可能出现误差，需要在全口人工牙排列完成后试戴，如发现有错误可及时纠正，重取殆关系记录，重上殆架，重新排牙。

思路2：通过全口义齿试戴，确认人工牙颜色、形状和大小是否正确，确认上下颌中线是否对齐、与面部中线是否一致、上唇丰满度是否合适、正中殆关系是否正确等情况，确认人工牙的排列是否符合功能、美观与发音的要求（图6-23，图6-24）。

思路3：全口人工牙排列事实上受医师审美素质和患者审美意识的影响，需要彼此间进行沟通，消除认识误区，特别是增强患者未来戴用义齿的信心。

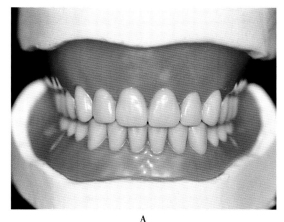 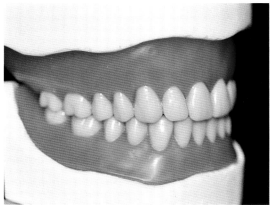

A　　　　　　　　　　　　　　　B

图6-23　全口义齿蜡型完成
A. 正面像；B. 侧面像

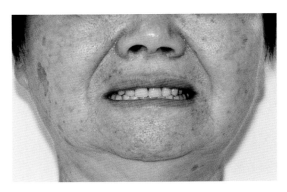

图 6-24　全口义齿试戴

【问题 5】该患者属于下颌弓大于上颌弓的情况,如何排列人工牙?

思路 1:根据患者情况属于轻微异𬌗,且患者下颌弓略大于上颌弓,应尽量排成正常𬌗或对刃𬌗,可以把下前牙盖嵴部磨薄内收,上前牙稍向唇侧排列。同时,可以选择型号稍大的上颌人工牙和稍小的下颌人工牙。

思路 2:上颌弓大于下颌弓的患者,排牙时易出现下颌尖牙位于上颌尖牙远中的情况,常规的排牙方法不能达到良好的效果,排前牙时可选择型号稍小的上颌人工牙和稍大的下颌人工牙,较严重者可考虑减数排牙法,一般视情况可减去一个或两个上颌第二前磨牙。

第六节　全口义齿的平衡𬌗

临 床 病 例

患者,女,72 岁,所有牙齿缺失多年,戴用旧义齿 8 年长期不适要求修复。患者自述自戴义齿进食伊始即咀嚼效率差,上下颌均容易脱落,偶尔有颞下颌关节区不适。

检查:上颌牙槽嵴较为丰满,形态正常,下牙槽嵴严重吸收,前牙区低平,上下颌均无需要外科处理的骨突骨刺,覆盖区黏膜和系带无压伤和切伤。旧义齿固位不良,患者作下颌前伸上下切牙切端相对时义齿后端立即脱落。面部外形观察面容苍老,口唇区塌陷,下颌前突,垂直距离减小,旧义齿息止颌间隙约 6mm。因旧义齿使用时间过长,前牙切缘和后牙𬌗面已磨平,基托塑胶变色老化。

诊断:牙列缺失

【问题 1】患者戴用旧义齿 8 年长期不适并咀嚼时脱落的原因?

思路 1:旧义齿是否在口腔前庭区和口底伸展不足? 检查发现旧义齿与边缘封闭区接触关系良好,上颌义齿后缘在腭小凹后 2mm,后堤区与黏膜密贴,排除旧义齿因为伸展范围不足而造成的脱落。

思路 2:旧义齿是否在口腔前庭区和口底伸展过度? 患者上下颌均无需要外科处理的骨突骨刺,覆盖区黏膜和系带无压伤和切伤,旧义齿并未因大张口时而脱落,排除旧义齿因为伸展范围过度而造成的脱落。

思路 3:患者主诉和临床检查提示,戴义齿进食时上下颌义齿均容易脱落,有颞下颌关节区不适,下牙槽嵴严重吸收,前牙切缘和后牙𬌗面已磨平,口唇区塌陷,下颌前突,垂直距离减小。说明患者戴牙后义齿咬合不平衡,有早接触,导致咀嚼时脱落,因而无法正常行使咀嚼功能,长期下颌前伸勉强咀嚼,依靠口腔周围肌肉的张力维持义齿的稳定和平衡。

知识点

全口义齿固位不良的原因

1. 静止时脱落:义齿边缘伸展不到边缘封闭区。

2. 张口时脱落:义齿边缘伸展过度。

3. 咀嚼时脱落:义齿咬合不平衡。

【问题2】什么是平衡𬌗? 有哪些相关因素?

思路1:患者作前牙咬切时义齿后端立即脱落,说明患者上下后牙之间的 Christensen(图6-25)间隙过大,戴用旧义齿咬合不平衡,特别是前伸𬌗平衡不符合要求。

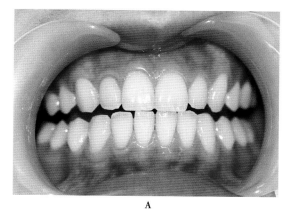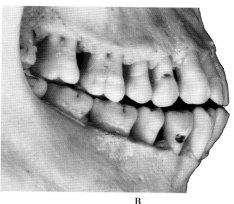

图 6-25　前伸𬌗后牙间 Christensen 间隙
A. 正面像;B. 侧面像

知识点

平衡𬌗理论

1. 平衡𬌗　是指在正中𬌗及下颌作前伸、侧方运动等非正中𬌗运动时,上下颌相关牙都能同时接触。

2. Christensen 现象　是指上下𬌗托戴入口内后,嘱患者下颌向前伸,当下𬌗托向上𬌗托闭合时,此时𬌗托前缘接触,而后部不接触,在上下平面间形成一前小后大的楔状间隙,这一现象称为 Christensen 现象,此间隙又称为 Christensen 间隙。

3. 同心圆学说认为当髁道、切道和牙尖工作斜面均为同心圆上的一段截弧,就成为平衡𬌗。

思路2:长期戴用不符合平衡𬌗要求的全口义齿,由于后牙未能保持正常的正中𬌗关系,加上牙槽嵴的逐渐吸收,𬌗面磨耗大,造成垂直距离的降低,常常形成前伸咀嚼型𬌗关系,导致前牙切端磨损严重,前牙区已无切导斜度。

思路3:患者上下颌骨吸收方向和程度不同,上下颌间距减少,义齿上下后牙应当有维持义齿咬合平衡的补偿曲线和横𬌗曲线,但长期使用形成的前伸咀嚼型𬌗关系已经使后牙𬌗面磨平,上下牙失去尖窝交错关系,更没有形成补偿曲线和横𬌗曲线的牙尖工作斜面,下颌只能沿平面向前移动,颌骨关系失去协调,导致下颌前突。

思路4:为了避免 Christensen 现象影响全口义齿在功能运动中的稳定和固位,在𬌗运循环中全口义齿的任何一个牙都不能有早接触或𬌗干扰,需在咬合接触状态下前伸、侧方等非正中𬌗状态滑动时,保证义齿𬌗面至少有三点、多点或全面的接触。平衡𬌗是全口义齿咬合形式与天然牙列咬合形式的主要区别(图6-26～图6-28)。

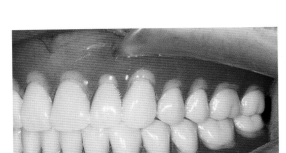

图 6-26 正中𬌗平衡

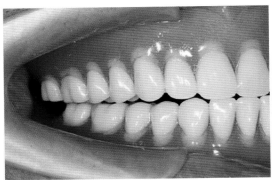

图 6-27 前伸𬌗平衡

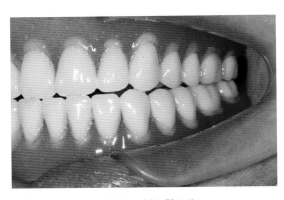

图 6-28 侧向𬌗平衡

思路 5：全口义齿不能保持平衡𬌗时对颞下颌关节的影响：检查发现患者口唇区塌陷，说明义齿没有合适的颌间距离，垂直距离减小，导致咀嚼肌紧张度下降，下颌在向前移的同时髁状突向上后方移位，发生颞下颌关节及周围组织功能紊乱，有可能髁状突压迫了鼓索神经和耳颞神经，引起颞下颌关节区不适，严重者将造成关节结节的损伤和吸收。

知识点

影响平衡𬌗的主要因素

1. 髁导斜度 是指髁导盘与水平面的夹角，利用 Christensen 现象是确定前伸髁导斜度的基础。

2. 补偿曲线曲度 全口义齿修复中所指的补偿曲线多限于上颌 7—3、3—7 颊尖顶相连，形成凸向下的曲线。

3. 牙尖工作斜面(平衡斜面)斜度 下后牙颊尖的近中斜面和上后牙颊尖的远中斜面称牙尖工作斜面(平衡斜面)，下颌作前伸运动时上下牙尖工作斜面相互接触和滑动，此牙尖斜面与各自牙尖底的交角称为牙尖工作斜面斜度。

4. 切道斜度 下颌从正中咬合做前伸运动时，下前牙沿上前牙舌面向下方运动的轨迹与眶耳平面的夹角称为切道斜度，切道斜度大小受覆盖与覆𬌗程度影响。

5. 定位平面斜度 从中切牙近中切角至双侧第二磨牙远中颊尖顶相连而成的三角平面称为定位平面。定位平面与眶耳平面所相交的角度称为定位平面斜度。

【问题 3】如何应用平衡𬌗的相关理论？

思路 1：在给患者重新制作全口义齿时要注意重建正常的咬合关系，包括恢复适当的垂

学习笔记

直距离和正常的水平𬌗位关系,消除 Christensen 间隙,在髁突处于关节凹的生理性后位建立平衡𬌗。

　　思路2:根据患者的年龄和失牙时间,初步判断患者关节结节的健康状态,年龄偏大并带有旧义齿时间久者,患者的关节结节后斜面会有较多吸收,髁道斜度普遍较小。反之髁道斜度则较大。

　　思路3:根据同心圆三因素学说(图6-29),只要髁道、牙尖平衡斜面、切道成为同心圆上的一段截弧就能达到前伸平衡𬌗。因此,在𬌗架上将髁导斜度固定、切导斜度减小、牙尖工作斜面斜度调整,使三者成为不同半径同心圆的一段截弧,就可能建立平衡𬌗。

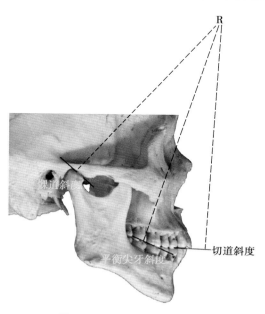

图6-29　同心圆三因素学说

　　思路4:排牙时的处理方法:注意形成适合患者条件的补偿曲线和横𬌗曲线,使人工牙在正中𬌗位时,有广泛均匀的接触,达到正中𬌗平衡;在下颌前伸作切端相对时,前牙切缘和后牙的平衡牙尖有三点、多点或全面的接触;在作侧方运动时,工作侧同名牙尖接触,平衡侧异名牙尖接触。整个𬌗运循环人工牙牙尖保持这种平衡关系。使用咬合纸在𬌗架上调整平衡𬌗,使全口义齿在正中𬌗及下颌作前伸、侧方运动等非正中𬌗运动时,上下颌相关牙都能同时接触。

　　思路5:调整平衡𬌗(图6-30)。

　　1. 正中平衡𬌗调整　在𬌗架上做开闭口运动,检查咬合情况,磨除早接触点,使𬌗面广泛紧密的接触,即实现正中平衡𬌗。

　　2. 前伸平衡𬌗调整　当前牙接触后牙不接触时,可加大补偿曲线曲度,或略微降低下前牙减小前牙覆𬌗,或适当加大前牙超𬌗;当后牙接触前牙不接触时,可采用减小补偿曲线曲度,必要时可略升高下前牙,加大前牙覆𬌗。

　　3. 侧方平衡𬌗调整　工作侧上下后牙的相对牙尖有接触而平衡侧相对牙尖不接触,调整时首先加大平衡侧的横𬌗曲线;平衡侧接触而工作侧不接触,这是因为横𬌗曲线过大,调整时减小横𬌗曲线。

　　思路6:试牙时或戴牙后处理方法:前牙切端相对时后牙平衡牙尖不接触,调低下颌前牙或磨低下颌前牙切缘;后牙平衡牙尖接触而前牙切端不接触,则调磨后牙平衡牙尖及工作斜面,直至前牙切缘接触。侧方平衡𬌗调整则是调整相应的横𬌗曲线曲度。

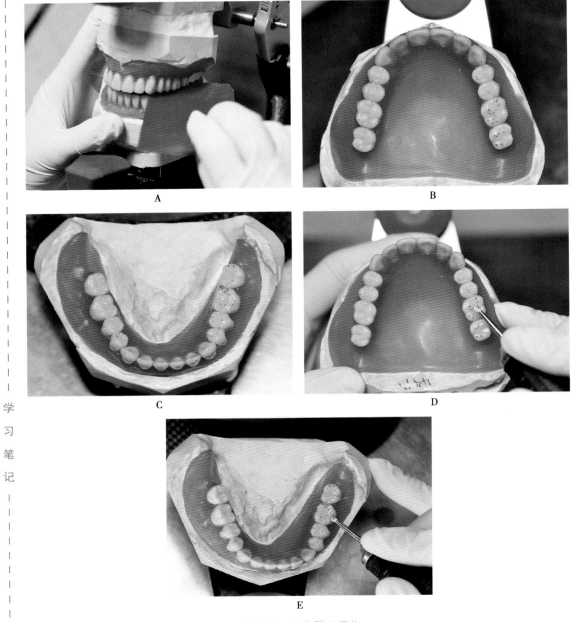

图 6-30 平衡验的调整

A. 模型上检查正中验;B. 检查上颌咬合高点;C. 检查下颌咬合高点;D. 调磨上颌咬合高点;E. 调磨下颌咬合高点

第七节 全口义齿的初戴和选磨

【问题1】全口义齿患者初戴时,医师要着重关注哪些内容?

思路:初戴时,应与患者充分沟通,取得患者的配合,试戴时要进行充分检查,并给予患者戴牙指导,增强使用义齿的信心,纠正不正确的咬合习惯,教会患者保护口腔组织健康及义齿保护的常识。

知识点

义齿戴入后的检查（图 6-31 ~ 图 6-33）

1. 检查义齿的固位和稳定
2. 检查基托
3. 检查颌位关系
4. 检查咬合关系
5. 检查有无疼痛

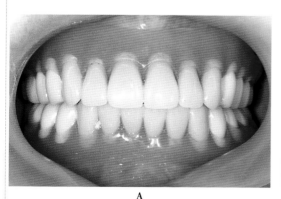
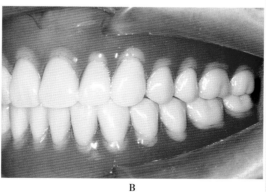

A   B

图 6-31　正中𬌗检查
1. 正面像；B. 侧面像

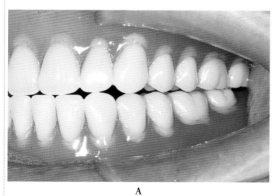
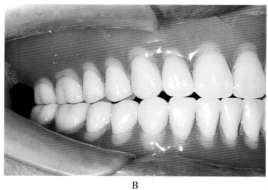

A   B

图 6-32　侧方平衡𬌗检查
A. 平衡侧；B. 工作侧

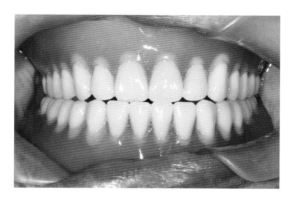

图 6-33　前伸平衡𬌗检查

【问题2】全口义齿戴入后,如何进行选磨?

思路1:正中殆早接触的选磨:将咬合纸置于上下牙列间,咬合数次,记录早接触点,再作侧向殆检查,观察殆接触情况,确定调磨的区域,用小磨石磨除,直至无早接触点为止,使正中殆达到广泛均匀的接触和稳定的尖窝关系。

思路2:侧方殆早接触点的选磨:工作侧早接触选磨非功能尖及其斜面,平衡侧早接触选磨功能尖及其斜面。

思路3:前伸殆早接触的选磨:前伸运动前牙有早接触,选磨上前牙切缘舌侧斜面及下前牙切缘唇侧斜面,或选磨上颌后牙牙尖的远中斜面,如有必要可重排前牙。前伸运动前牙不接触后牙接触的选磨,应选磨上颌后牙牙尖的远中斜面或下颌后牙牙尖的近中斜面(图6-34,图6-35)。

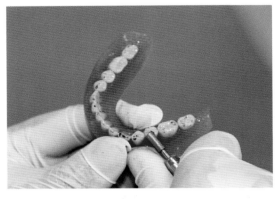
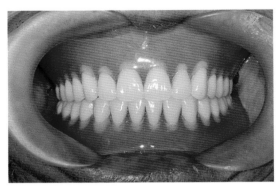

图6-34　选磨　　　　　　　　　　　图6-35　义齿戴入

第八节　全口义齿的复诊

【问题1】全口义齿患者复诊时,医师要着重关注哪些内容?

思路1:全口义齿复诊,必须了解患者来就诊要解决的主要问题是什么。了解主诉是引导医师对后面操作的检查、分析、诊断、处理的基本依据。

思路2:全口义齿患者复诊,医师必须要着手解决患者戴牙后出现的主要问题。

全口义齿复诊可能出现的问题

1. 疼痛　患者能明确疼痛定位,口腔黏膜有充血或溃疡,多因基托边缘过长或基托组织面压迫黏膜所致;患者不能确定疼痛部位,应当考虑是否殆障碍引起;患者整个下颌牙槽嵴都有疼痛症状,同时伴有面部肌肉酸痛或者颞下颌关节不适,要考虑是否垂直距离过高。

2. 义齿固位不良　张口、说话或打哈欠时脱位,主要原因是基托边缘过长、过厚、系带区基托未作缓冲;咀嚼食物时脱位,主要原因是颌位关系不正确、咬合不平衡等引起。

3. 咬唇颊、咬舌　唇颊内陷、舌体过大者,经过一段时间的适应,症状可逐渐消除;牙排列的覆盖过小或呈对刃颌,磨改加大上下人工牙的覆盖关系;第二磨牙之后的上下基托间形成接触关系,出现咬颊症状,可将过厚之基托磨薄。

4. 咀嚼功能不良　可能原因是疼痛产生的被动咀嚼功能不良、磨耗使殆面失去解剖形态引起的咀嚼不良,或垂直距离过低造成的咀嚼功能不良。

5. 吐字不清

6. 恶心　戴全口义齿后出现恶心症状,一是患者咽部敏感,初戴义齿不适应,二是基托后缘不合适。敏感者只要坚持戴用一段时间,症状即可消失。

【问题2】复诊时,检查面型要着重观察哪些内容?

思路1: 检查面型(图6-36)主要看面形有无明显不协调之处,特别是垂直距离有无过高、过低,下颌是否过突或者后缩,唇部有无塌陷或过分前突,面部左右是否对称。

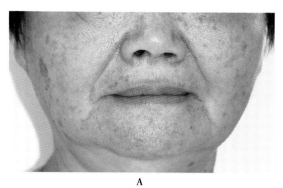
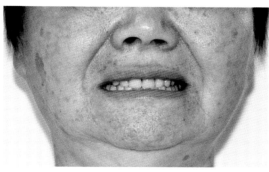

A B

图6-36 复诊时面型的检查
A. 闭口像;B. 开口像

思路2: 检查前牙区的牙形、颜色、大小、唇下显露的长短,与面型是否协调,鼻唇沟、颏部唇沟是否过深或过浅等。

【问题3】如何检查咬合平衡?

思路1: 检查正中𬌗平衡。上下后牙咬合面应有最大面积的接触,器械撬动上下𬌗面应无缝隙,患者咀嚼有力,咬肌扪诊有足够强度。

思路2: 检查前伸𬌗平衡。嘱患者下颌前伸做前牙切端相对,前牙切缘接触,后牙平衡牙尖应该有三点、多点或全面的接触。

思路3: 检查侧方𬌗平衡。嘱患者作侧方咬合,工作侧同名牙尖接触,非工作侧(平衡侧)异名牙尖接触。

第九节 即刻全口义齿

临床病例

患者,女,43岁,因牙周病致口内余留牙均Ⅲ度松动,影响咀嚼及美观,患者因职业需要,要求在牙齿拔除以后,立即戴上义齿,以保持面部外形、语言功能。

检查: 患者身体状况良好,面型正常,颌面部左右对称,面部比例协调,口内余牙Ⅲ度松动,因患者口内尚存留有部分天然牙,保持着原有咬合关系和颌间距离,牙槽嵴较丰满,系带附丽位置正常,唇系带与面中线一致,舌体正常,无局部炎症。

【问题】即刻义齿有哪些选择和技术要求?

思路1: 患者由于牙周病导致余留牙松动,需拔除,检查发现患者身体状况良好,颌位关系正常,牙槽嵴丰满度较好,能耐受一次性拔除剩余全部余留牙,愈合能力也较好。又因职业需要,对容貌要求较高,希望能立刻戴上义齿,因此,可以选择即刻义齿修复。

思路2: 即刻义齿的优点在于患者在牙齿拔除以后,立即戴上义齿,可保持面部外形、语言和咀嚼功能,并因患者口内尚存留有部分天然牙,便于建立义齿的颌位关系。同时即刻义齿有压迫止血、保护伤口、减轻患者疼痛、促进伤口愈合的作用,还能减缓牙槽嵴的吸收,防止舌体增大。但即刻义齿对年老体弱、多病者不适宜,且戴即刻义齿后,由于牙槽骨的吸收,义齿需要进行重衬和调𬌗,或重新修复。

思路 3:制作即刻义齿需详细检查口腔情况,记录患者垂直距离,取全口记存模型及颌位记录,然后拍余牙的 X 线片,了解牙槽骨吸收情况,作为修整模型的依据。取印模时,由于天然牙的高度与无牙区牙槽嵴的高度相差较大,故选择大小、形状合适的局部托盘取二次印模,随后进行模型的削除与修刮。按照原有咬合关系确定颌位记录,常规排牙、装盒、冲胶完成义齿制作。

> **知识点**
>
> 即刻义齿模型的削除与修刮的方法
>
> 切除和修整模型的方法:切除石膏牙之前,将中线、牙长轴线、龈沟线和约两倍龈沟的深度,用铅笔标记在模型上。当不做牙槽骨修整者,根据龈袋深度和 X 线片牙槽骨吸收的程度,修刮模型的牙槽嵴。龈沟正常者,唇颊侧可修刮 2~3mm,舌侧可不刮除或少刮除,如 X 线片显示牙槽骨吸收较多可根据需要多刮除些。

思路 4:即刻义齿完成后,即可外科手术拔牙,修整牙槽骨。拔牙完成后,从消毒液内取出义齿,用生理盐水冲洗干净,戴入患者口中,如义齿不能就位和有疼痛时,可适当调改,初步调𬌗。注意告知患者戴义齿后 24 小时内最好不摘下义齿,以免影响血块形成,24 小时之内吃流质或半流质食物,以免刺激伤口造成疼痛。嘱患者次日复查,了解患者伤口情况、戴用义齿情况,修改压痛区和调整咬合。即刻义齿需定期进行复查,及时进行重衬和调整咬合。

第十节 覆盖式全口义齿

临 床 病 例

患者,男,57 岁,因龋病导致口内多数牙拔除或残根,影响咀嚼及美观,要求修复治疗。

检查:患者为直面型,颌面部左右对称,面部比例协调,口内见多数残根,牙槽嵴较丰满,上下颌弓水平关系基本正常,颌间距离正常,系带附丽位置正常,唇系带与面中线一致,舌体正常。

【问题】覆盖式全口义齿的设计和制作要求?

思路 1:患者由于龋病要求拔牙,检查发现:该牙齿虽然牙冠部分破坏较为严重,但牙根和根周骨质还好,X 线片示牙根外形完整,周围骨质情况好,具有保留价值。将这些牙根进行完善根管治疗后进行覆盖义齿修复,有利于义齿的固位和支持,还有利于维持残根周围的骨质和骨量,减少骨质吸收。

思路 2:全口覆盖义齿因基托范围大,覆盖基牙的分布情况和数目很重要。因为前牙为单根牙,根管治疗容易;尖牙的牙根长且粗大,往往是牙弓上最后脱落的牙且占据牙弓转角的重要位置,有利于义齿的支持和平衡,故多选择前牙,特别是尖牙。

> **知识点**
>
> 全口覆盖义齿的基牙选择
>
> 基牙最好分散在牙弓的左右两侧,这样既有利于支持义齿、保持全口覆盖义齿的平衡和稳定,也有利于保护义齿基托下软硬组织的健康。

思路 3：由基牙形成的支点线垂直于矢状面的义齿最稳固，设计时尽量将 4 个可保留的牙根分散在牙弓前后左右以支持义齿，其效果最理想。

思路 4：由于覆盖基牙的存在，使牙槽嵴更宽大，支持作用增强，咀嚼功能恢复较好，咬合力增大，容易形成应力集中，义齿基托在覆盖基牙区势必显得薄弱而易折裂，甚至折断。单纯加厚基托又会产生不适感或影响面容。较为有效的处理办法是使用高强度树脂或金属基托以增强基托强度，根据需要，本例患者设计成全腭金属基托以增加基托强度。

（郑立舸）

第七章 种植修复

随着种植技术的日益发展以及生活水平的提高,目前口腔种植义齿逐渐成为牙缺失患者的常规修复方式之一。种植义齿是将替代天然牙根的种植体植入颌骨,获取类似于牙固位支持的修复体。其结构主要分三部分:种植体、基台、上部结构。种植义齿修复基本解决了传统义齿修复游离端牙缺失或全口牙缺失的固位问题,较好地恢复了咀嚼、发音和美观功能。根据修复缺失牙的数目,将种植义齿分为单颗牙种植义齿、多颗牙种植义齿和全口种植义齿。

第一节 单颗牙种植修复

单颗牙缺失是牙列缺失中最常见的病例,常见原因为龋坏、外伤、先天性牙缺失。单颗牙缺失因缺失牙原因、部位、功能的不同,在采用种植修复时必须认真考虑,尤其在上颌前牙区。

由于前牙缺失影响发音、美观、切割功能,采用种植单冠修复是符合生理性牙弓形态及功能要求的设计。前牙区单牙种植主要考虑植入区域牙槽骨密度、高度、宽度,牙龈软组织状况,咬合关系,邻牙和对颌牙位置与形态,牙周状况等。

临床病例一

前牙区单颗牙种植修复

患者,女,45 岁,右上前牙 3 个月前因外伤拔除,未曾进行修复治疗。因缺牙影响美观前来我院要求进行种植修复治疗。初步检查如下:

主诉:右上前牙缺失 3 个月,要求种植修复。

现病史:3 个月前患者前牙因外伤拔除,未曾进行修复治疗。因缺牙影响美观前来我院要求进行种植修复治疗。

患者否认有心血管疾病、糖尿病等系统性疾病;无肝炎、肺结核等传染性疾病;无药物过敏史。

口腔检查:颜面部基本对称,张口度正常。口内卫生可,软垢(+),牙石(-),色素(+);见 21 缺失,缺牙区牙槽嵴稍低平、宽度尚可,牙槽嵴唇侧凹陷,牙龈及黏膜未见异常,对颌牙无伸长。邻牙叩诊无异常,周围牙龈色泽质地无异常。

咬合关系正常,开口度正常,无明显关节弹响等颞下颌关节症状。

影像检查:CBCT 检查见 21 处唇侧骨板凹陷,可用骨宽度约 6mm,可用高度约 11mm。余未见异常。

诊断:21 牙缺失。

【问题1】从种植前牙美学修复考虑,如何选择种植基台?

根据种植体植入位置、方向、与邻牙的关系、缺牙间隙的拾龈距、黏膜厚度、修复体边缘位置等作出适当选择(图7-1～图7-3)。从前牙美学的角度看,基台的肩台位于龈下 0.5～2mm,基台的唇面应预留 1.5～2.0mm 间隙,基台的切端预留 2.0～2.5mm 空间,保证修复体的厚度、强度、自然色泽。条件允许的情况下还可以选择全瓷基台,达到美观的效果。

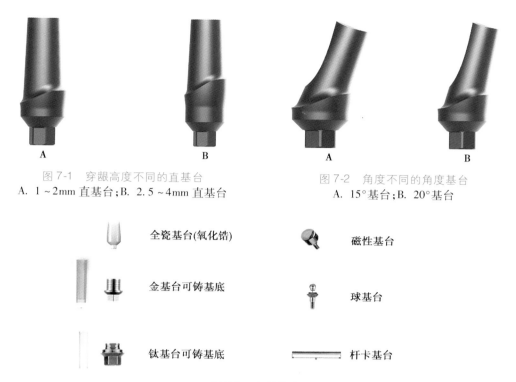

图 7-1　穿龈高度不同的直基台
A. 1~2mm 直基台；B. 2.5~4mm 直基台

图 7-2　角度不同的角度基台
A. 15°基台；B. 20°基台

全瓷基台(氧化锆)　　　磁性基台

金基台可铸基底　　　　球基台

钛基台可铸基底　　　　杆卡基台

图 7-3　各种基台

知识点

选择基台的一般原则

（1）选择合适的基台颈圈高度：基台的颈圈高度根据牙龈袖口的深度选择，在前牙区，一般基台的肩台位于龈下 0.5~2mm；在后牙区，肩台可位于龈上。

（2）选择合适的基台高度：基台的高度应根据𬌗龈距选择，预留基台顶部与对𬌗牙之间有 2~2.5mm 以上的修复体制作空间。

（3）选择合适的基台角度：种植体植入的角度较为理想的情况下可以选择直基台；若角度偏差在 15°~25°，可以选择角度基台进行矫正；更大的偏差可使用个性化基台修复。

【问题 2】在前牙单牙种植修复中选择个性化基台还是选择成品基台？

临床上大部分种植病例都能应用系统配套的成品基台来提供上部修复方案，但是，也有相当一部分因为局部条件的限制，无法应用成品基台来获得满意的修复效果。为了解决这一问题，个性化基台应运而生。个性化设计配合应用全瓷基台进行种植体的全瓷修复有助于收到理想的美学效果（图 7-4）。

个性化瓷基台具有以下几方面的优势：①可以解决种植体角度和方向问题，改善软硬组织缺损；②可以提供合适的穿龈高度，改善牙颈部"透黑"现象。成品基台的种类和尺寸是固定的，而临床上缺牙间隙的𬌗龈距、近远中以及颊舌宽度是变化不定的。角度偏差过大过小都可能影响固位力、冠厚度、修复体强度以及咬合等问题，所以个性化设计是非常有必要的。

全瓷个性化基台优越性在于：颜色接近天然牙，具有逼真的美学效果和更好的生物相容性，对人体无毒、无刺激，而且没有金属边缘的暴露，避免了金属离子的溶解和释放，不会引起牙龈的刺激、变态反应和染色等问题，但成品瓷基台适应范围较窄，价格高，后期加工困难，同时经调磨后抗折强度有可能下降，在一定范围内限制了应用。

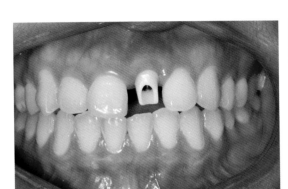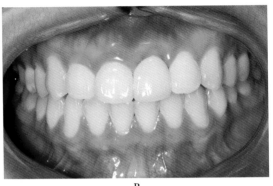

图 7-4　个性化瓷基台及冠修复
A. 瓷基台口内就位；B. 全瓷冠就位口内观

临床病例二

前牙区单颗牙种植术后修复

患者，女，21 岁，因外伤致上前牙缺失，行即刻种植体植入术及引导骨再生术。现术后 6 个月，要求修复上部结构。初步检查如下：

主诉：上前牙缺失后种植 6 个月。

现病史：6 个月前患者前牙因外伤导致上前牙缺失，并于我院行即刻种植体植入术及引导骨再生术。现术后 6 个月，要求修复上部结构。

患者否认有心血管疾病、糖尿病等系统性疾病；无肝炎、肺结核等传染性疾病；无药物过敏史。

口腔检查：颜面部基本对称，张口度正常。口内卫生可，软垢（－），牙石（－），色素（－）；11 缺失，11 种植区牙槽嵴宽度、高度尚可，牙龈色泽质地正常，种植体牢固，覆𬌗覆盖正常。邻牙叩诊无异常，周围牙龈色泽质地无异常。

咬合关系正常，开口度正常，无明显关节弹响等颞下颌关节症状。

影像检查：X 线显示 11 处种植体周围骨质愈合良好，未见低密度影像，余未见异常。

诊断：11 牙种植术后。

【问题 1】前牙美学种植修复中如何行牙龈袖口成形？

在种植手术后的无干扰愈合期内，种植体埋入骨内，待 3 ~ 4 个月后行二期手术，种植体表面黏膜健康，有一定的厚度和附着龈，种植体领口植入深度合适，种植体间距合理，这些都是二期手术之前已经确定的因素，因此二期手术的重点是正确选择切口和软组织处理方法，可选择的切口有 H 形切口、T 形切口、一字形切口等。

在各种种植系统中医师可以选用配套的圆锥形或圆柱形愈合帽来进行牙龈成形，圆锥形愈合帽用于形成较宽展的牙龈袖口形态，便于修复体戴入（图 7-5）。还有制作暂时冠挤压诱导牙龈成形袖口以收到良好的美学效果，并减少邻牙位移。2 ~ 4 周后牙龈情况稳定，取下暂时冠，根据塑形后穿龈处的形态在临床制作个性化的转移体制取印模。注入人工牙龈，灌制石膏模型，制作修复体。

> **知识点**
>
> ### 牙龈袖口成形的条件
>
> 良好的牙龈袖口的形成需要具备以下条件：①种植体表面黏膜健康，有一定的厚度和附着龈；②种植体植入深度合适；③种植体间距合理；④切口和黏膜瓣设计合理。

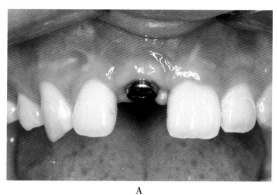
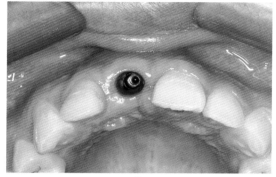

图 7-5　愈合帽牙龈成形——袖口
A. 正面像；B. 殆面像

【问题2】戴牙时残余的粘接剂有何危害？应如何处理？

　　最终修复体在戴牙时（图 7-6），在彻底干燥隔湿条件下，选用合适的粘接剂与基台粘接，溢出的多余粘接剂必须全部去除。否则会带来不少危害：粘接剂使用过多或粘接剂清除不彻底，会引起病菌的寄生，导致菌斑的堆积，菌斑积累到一定程度则会发生牙龈的炎性反应，更有甚者会影响到种植颈圈的封闭，炎性浸润还可影响牙槽骨造成骨吸收。可采用应用适量的粘接剂或体外粘接等方法处理，尽量减少多余粘接剂的不良影响。

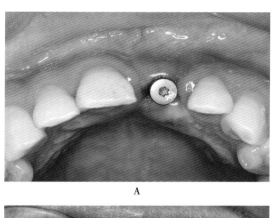
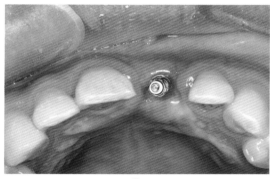

A

B

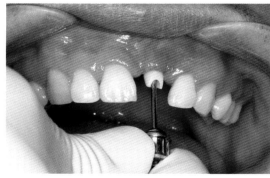
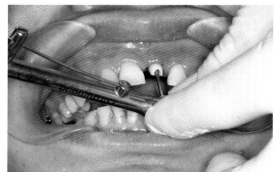

C

D

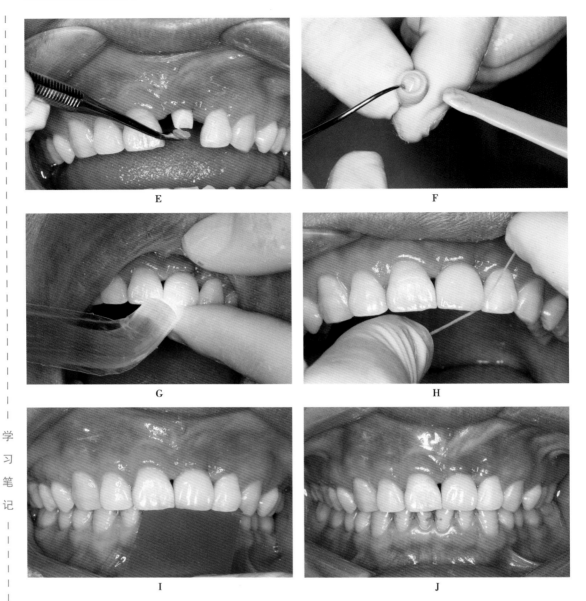

图 7-6 单颗种植牙戴牙流程

A. 愈合帽成形牙龈；B. 取下愈合帽；C. 基台就位；D. 螺丝加力至合适扭矩；E. 基台封口；F. 冠内涂布粘接剂；G. 冠就位；H. 去除多余粘接剂；I. 检查咬合；J. 修复完成

> **知识点**
>
> ### 粘接剂的种类
>
> 　　1. 水门汀类粘接剂细分为几大类：①磷酸锌水门汀，几乎不溶于水，但可被酸性的唾液以及食物残渣分解的乳酸或醋酸所溶解，因此磷酸锌的粘接力会随着时间延长而逐渐减弱；②氧化锌丁香酚水门汀，该材料与牙体的粘接强度低，它常被用来冠桥修复体的暂时性粘接；③聚羧酸锌水门汀，该材料粘接强度与牙体的粘接强度高于磷酸锌和氧化锌丁香酚水门汀，缺点是强度不足，在咬合力下会逐渐变形；④玻璃离子水门汀，与其他水门汀材料相比，它具有很多优点，例如粘接强度高、机械强度高、边缘封闭性好，该材料目前是用于传统冠桥修复体长期粘接的首选材料。

2. 树脂类粘接剂相比于水门汀类材料,在机械强度、溶解性、色泽、与牙体及修复体的粘接强度等性能上具有明显优势。但树脂类粘接剂价格高及操作性比水门汀类材料复杂,因此主要应用于美观修复体如全瓷材料修复体等。

临床病例三

后牙区单颗牙种植修复

后牙区指前磨牙及磨牙区的范围,后牙区是咬合力的主要承受区。因此在后牙区,美学效果不是修复考虑的主要因素,恢复有效的咀嚼功能才是后牙区修复的主要目的。种植牙由于人工牙根深植颌骨内,可承受正常的咀嚼力量,自身能提供良好的支持及固位,功能和美观上几乎和自然牙一样。

患者,男,35岁,右下后牙折裂后拔除3年余,因不想磨除两侧健康牙,又觉戴用活动义齿不便,一直未行修复,今来院就诊,要求种植固定义齿修复。初步检查如下:

主诉: 右下后牙拔除3年余,要求种植修复。

现病史: 3年余前,患者右下后牙折裂后拔除,因不想磨除两侧健康牙,又觉戴用活动义齿不便,未曾修复,今来院就诊,要求种植固定义齿修复。

患者否认有心血管疾病、糖尿病等系统性疾病;无肝炎、肺结核等传染性疾病;无药物过敏史。

口腔检查: 颜面部基本对称,张口度正常。口内卫生可,软垢(−),牙石(−),色素(−);46缺失,近远中距约9mm,𬌗龈距约5mm,缺牙区牙槽嵴凹陷明显,45及47稳固,向缺牙区倾斜,深覆𬌗,牙齿中度磨耗,对𬌗牙明显伸长,高出下牙𬌗平面约2mm。邻牙叩诊无异常,周围牙龈色泽质地无异常。

咬合关系正常,开口度正常,无明显关节弹响等颞下颌关节症状。

影像检查: 曲面体层片示46区域骨质未见异常,下颌神经管与牙槽嵴距23mm,缺牙区骨密度影像较稀疏。

诊断: 46缺失(图7-7~图7-12)。

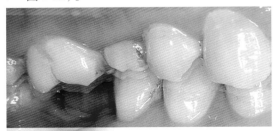

图7-7 术前口内检查,对𬌗牙伸长2mm

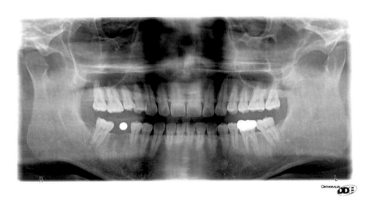

图7-8 术前曲面体层片检查

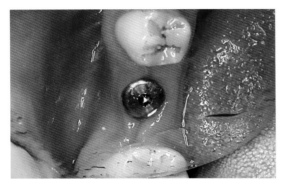

图 7-9　种植术后 3 个月口内情况

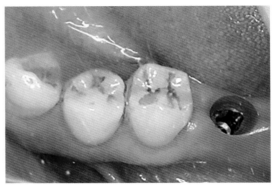

图 7-10　牙龈袖口形成

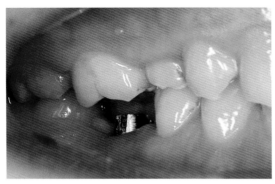

图 7-11　𬌗龈距离小,修改基台创造修复空间

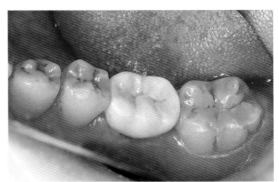

图 7-12　义齿采用粘接固位

学
习
笔
记

【问题 1】门诊检查后,根据该患者的口内情况如何制订种植计划?

当今种植治疗的基本理念已从单纯的种植外科技术转变为以修复为主导的种植治疗,在此基础上结合自身骨量条件设计种植体的位置、长短、粗细、是否植骨及上部修复结构。在修复阶段,恢复有效的咀嚼功能是后牙区修复的主要目的,后牙区单牙缺失种植修复是牙列缺损固定义齿修复的一种方式,所以也要遵循传统固定义齿修复的相关原则,如了解患者的全身健康状况,特别是仔细检查缺牙区咬合状况。该患者全身及关节、牙周情况无明显异常,但对颌牙明显伸长,目前𬌗龈距 5mm,冠的修复空间不充裕,可选用以下一种或几种方法:

(1) 采用空间需求较小的基台如螺丝固位基台;

(2) 牙冠采用金属咬合面或氧化锆咬合面;

(3) 术中降低牙槽嵴顶高度或将种植体置于骨下;

(4) 对颌牙处理:调磨对𬌗牙、正畸压低对颌牙、对颌牙牙髓治疗后冠修复(根据对颌牙伸长情况及患者年龄综合考虑);

(5) 咬合抬高。

本例患者对颌牙伸长 2mm,建议对对颌牙进行调𬌗。

【问题 2】后牙种植修复中是选择螺丝固位还是粘接固位?

螺丝固位和粘接固位是种植义齿最常见的两种固位方式,分别依靠修复体螺丝和粘接剂提供固位。两种固位方式均能为修复体提供足够的固位力,多年的临床实践证明,两种固位方式均有良好的效果。

螺丝固位力是采用扭矩控制器来获得合适的预紧力,其价格较粘接固位贵,技工制作过程繁琐,螺丝孔的存在影响修复体美观性。但螺丝固位取戴便利,有利于并发症的处理,对𬌗龈距离要求低,对咬合空间有限的病例适用。

粘接固位修复体美观性好且价格相对便宜,粘接型固位力与基台的直径、高度、聚合度和粘接剂种类有关,临床上可通过改变这些条件获得合适的固位力。但当牙冠边缘位于龈下较深时,龈沟里多余粘接剂不易完全去除,且粘接剂溶解后形成的间隙更容易引起细菌聚集,易引起种植体周围黏膜炎甚至种植体周围炎。

两种固位方式各有优缺点,临床上应根据具体情况,如冠高度空间(CHS)、牙龈袖口深度、患者口腔卫生情况、美观要求及经济情况等综合考虑后,选择合适的固位方式。

【问题3】如何设计后牙单牙种植修复的咬合情况?

前伸𬌗、侧方𬌗时,通过天然牙建立前导和侧方引导,避免种植修复体在工作侧和非工作侧的𬌗接触。当前牙牙周条件不良时,侧方𬌗可以通过天然牙和种植修复体一起建立组牙功能𬌗。

修复中的调𬌗标准是:轻咬无接触,重咬轻接触或均匀接触。

实际操作方法为:用8～10μm咬合纸一张检查,当无𬌗接触时,患者轻咬状态下将可以将咬合纸从上下牙之间抽出。嘱患者大力咬合,用20～40μm咬合纸检查咬合接触点的分布、强度。咬合接触尽量控制在种植体直径范围内,利于𬌗力沿种植体轴向传导。最后,确保轻咬时种植修复体和对颌牙之间保持30μm左右的间隙。

【问题4】后牙区单颗牙修复中如何处理种植牙冠与天然邻牙的邻接关系?

后牙区是咬合力的主要承受区,后牙种植修复时,不光要考虑种植牙冠自身的形态,还要考虑邻牙及对颌牙的形态甚至咀嚼肌的力量等,如对颌牙有无充填式牙尖,邻牙有无牙体解剖结构的破坏如邻面龋、釉质发育不全等,有无牙错位或扭转,邻牙及对𬌗牙有无牙周炎症从而使牙齿发生松动或移位。如果牙缺失后未及时修复还可能造成邻牙倾斜或对颌牙伸长、移位等。

正常情况下,上、下颌牙牙冠略向近中倾斜,咬合时牙的远中受力将大于近中,在咬合力作用下,牙体被推向前,而发生进一步倾斜移动的趋势。咬合时,牙齿的近中移位如果互相协调一致,则各接触点仍保持良好接触;若其中某颗牙的移位与邻牙不协调,近中移位不够,甚至发生了向远中的移位,则它必然与近中牙发生分离,就有可能发生食物嵌塞。

邻接关系不佳会导致垂直性食物嵌塞,进而造成牙龈充血、糜烂、退缩,牙齿龋坏、牙槽骨吸收、牙周袋形成、牙齿松动等,对牙体、牙周组织的健康产生严重损害,直接影响后牙咀嚼功能的发挥。垂直性食物嵌塞好发部位依次为磨牙区、前磨牙区、前牙区,其中第一磨牙与第二磨牙间食物嵌塞最常见,因此后牙区种植修复时一定要充分考虑种植冠与天然邻牙的邻接关系处理,不但要关注种植牙冠的𬌗面形态与对颌牙的协调,还要注意其邻面与邻牙在功能状态下的接触关系。只有全面考虑,才能真正使患者在使用种植牙时有自然舒适的感受。

知识点

邻 接 关 系

牙齿的邻接关系不是一个静态的关系,而是一个动态的过程,与邻牙、对颌牙的牙体外形,动度甚至整个口颌系统的平衡紧密关联。

第二节　多颗牙缺失的种植修复

多牙缺失的种植修复是指连续的缺失牙数量在两颗以上的牙列缺损的种植修复。多牙缺失的种植修复常规采用两颗及以上的种植体修复缺失牙。对于连续的多牙缺失,特别是游离端缺失,种植体支持的固定修复是良好的修复方式,具有美观、舒适、功能良好的优点。其主要修复特点是:良好的支持、固位和稳定的效果;上部结构设计灵活;多使用桥基台;要求有共同就位道等。

临床病例一

双侧后牙种植术后修复

患者,男,65岁,因龋病致上后牙缺失,拔牙后3个月行种植体植入术。现种植术后3个月,要求修复上部结构。初步检查如下:

主诉:双侧上颌后牙种植术后3个月,要求修复。

现病史:6个月前患者因上颌后牙折裂后拔除致上后牙缺失,3个月前行种植体植入术,现要求修复上部结构。患者否认有心血管疾病、糖尿病等系统性疾病;无肝炎、肺结核等传染性疾病;无药物过敏史。

口腔检查:颜面部基本对称,张口度正常。口内卫生可,软垢(+),牙石(+),色素(+);15、16、17、24、25、26缺失,缺牙区牙槽嵴高度、宽度尚可,牙龈及黏膜未见异常,对颌牙无伸长。15、17、24、26相对位置已分别植入种植体,种植体牢固,叩诊无异常,周围牙龈色泽质地无异常。

咬合关系正常,张口轻度受限,无明显关节弹响等颞下颌关节症状。

影像检查:曲面体层片示15、17、24、26相对位置种植体愈合良好,未见低密度影像。余未见异常。

诊断:上颌牙列缺损(图7-13~图7-15)。

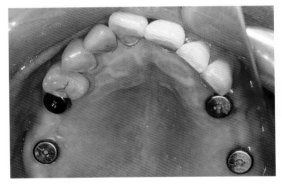 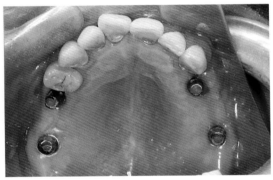

图7-13　种植体稳定,周围牙龈正常　　　　图7-14　基台获得共同就位道

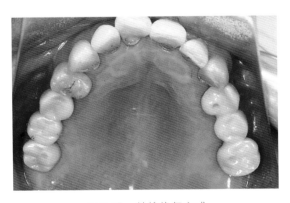

图7-15　粘接修复完成

【问题1】多牙种植修复的印模制取过程有无独特之处?

思路:多牙种植修复的过程同样包括制取印模和模型、颌位记录等过程,但由于多个种植体的使用,其修复过程又有其独特之处。种植体印模要准确反映口内余留牙的解剖形态和种植体或基台在口腔内的位置、角度及周围软组织状况。

一般情况下开窗托盘印模技术较为精确,更适用于多颗牙缺失的种植修复。但开窗托模技术操作复杂,操作时间长,在张口度不大的后牙区有一定的困难,给患者带来一定的不适。在本病例中,鉴于患者年龄较大,张口度较小,开窗托盘印模技术更为适合。

【问题2】如何选择合适的基台以获得共同就位道?

思路:种植体联冠或固定桥的基台多选择没有抗旋转结构的桥基台。若种植体之间难以获得共同就位道时,可以在某个或几个种植体上部选择角度基台,必要时还需要对基台轴面做调磨以去除就位障碍,调整种植体上部结构的轴向以获得共同就位道。

知识点

基台选择的一般原则

(1) 选择合适的基台颈圈高度:基台的颈圈高度根据牙龈袖口的深度选择,在前牙区,一般基台的肩台位于龈下 0.5~2mm,在后牙区,肩台可位于龈上。

(2) 选择合适的基台高度:基台的高度应根据𬌗龈距进行切削,预留基台顶部与对颌牙之间有 2~2.5mm 以上的修复体制作空间。

(3) 选择合适的基台角度:种植体植入的角度较为理想的情况可选择直基台;若角度偏差在 15°~25°,可以选择角度基台进行矫正;更大的偏差可使用个性化基台修复。

临床病例二

上前牙种植术后修复

患者,女,21 岁,因外伤致上前牙缺失,行即刻种植体植入术及引导骨再生术。现术后 5 个月,要求修复上部结构。初步检查如下:

主诉:上前牙种植术后 5 个月,要求修复。

现病史:5 个月前患者因外伤致上前牙缺失,后求诊我院,行即刻种植体植入术及引导骨再生术。现术后 5 个月,要求修复上部结构。患者否认有心血管疾病、糖尿病等系统性疾病;无肝炎、肺结核等传染性疾病;无药物过敏史。

口腔检查:颜面部基本对称,张口度正常。口内卫生可,软垢(+)、牙石(-)、色素(-);张口度正常。14、13、12、11 缺失,高位笑线,缺牙区牙槽嵴宽度、高度尚可,牙龈色泽质地正常,种植体牢固,邻牙牙龈退缩约 2mm,覆𬌗覆盖正常。

咬合关系正常,张口度正常,无明显关节弹响等颞下颌关节症状。

影像检查:曲面体层片示 14、12、11 相对位置种植体愈合良好,未见低密度影像。余未见异常。

诊断:上颌牙列缺损(图 7-16~图 7-21)。

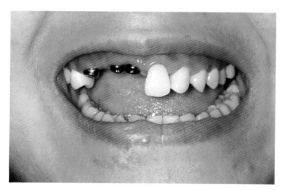

图 7-16 高位笑线,种植体牢固

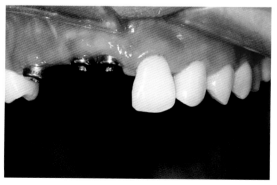

图 7-17 种植体周围龈乳头退缩

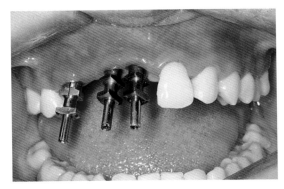

图 7-18 开窗托盘印模技术图

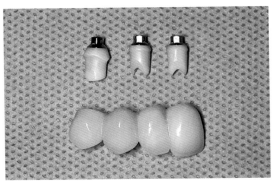

图 7-19 个性化全瓷基台及全瓷冠

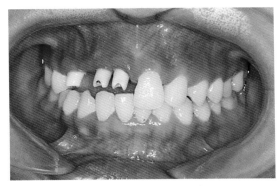

图 7-20 全瓷基台就位后图

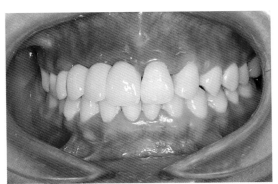

图 7-21 粘接修复完成

【问题1】前牙多牙种植修复时采用多个单冠修复还是联冠修复？

思路：前牙多牙修复时应综合考虑缺牙区的牙槽骨条件、牙龈状况、咬合条件等。当缺牙区上述条件较为理想时可以采用多个单冠修复的方式。本病例中的高位笑线为前牙种植的风险因素。前牙多牙种植修复时，种植体周围龈缘暴露得越多，美学风险越大。因此，本病例从美学的角度出发，考虑多颗相邻种植体间有龈乳头退缩，采用联冠方式比单冠的美学效果好，因联冠可通过关闭三角间隙来补偿因龈乳头退缩所造成的黑三角，并改善牙冠外形。此外，从生物力学角度出发，联冠可以有效分散𦟗力，增加粘接面积，防止食物嵌塞。

【问题2】多牙种植修复时采用螺丝固位还是粘接固位？

思路：在植入位置理想、修复空间合适的情况下，螺丝固位和粘接固位这两种固位方式可以自由选择。多牙缺失的情况下，每个种植体之间的上部结构固位形式必须一致，统一选择粘接固位或螺丝固位。在美学区植入种植体时，种植体肩台位置在唇侧正中一般应位于龈下2mm，在邻面必然位于龈下5~6mm处，此时很难处理过多的粘接剂。因此，建议选择螺丝固位的方式。如果需要采用粘接固位的方式，建议采用基台边缘接近龈缘的个性化基台。

第三节 无牙颌种植修复

一、无牙颌种植覆盖义齿修复

从生物力学的角度考虑，种植覆盖义齿对种植体的数量、位置、植入角度的要求都相对低于全口种植固定义齿修复。从美学角度考虑，因种植体被义齿覆盖，对于种植体的位置要求宽容度也相对较大。

临床病例一

下颌覆盖式种植义齿修复

患者,女,68 岁,半年前发现下颌牙活动义齿效果不满意,固位不良,要求重新设计并修复。初步检查如下:

主诉:下颌活动义齿固位不良 6 个月,要求重新修复。

现病史:半年前发现下颌牙活动义齿效果不满意,固位不良,要求重新设计并修复。患者否认有心血管疾病、糖尿病等系统性疾病;无肝炎、肺结核等传染性疾病;无药物过敏史。

口腔检查:颜面部基本对称,张口度正常。口内卫生可,软垢(+),牙石(−),色素(−);张口度正常。17、27、28 牙留存,其中 27、28 牙金属冠修复,叩诊(−),松动Ⅱ°,牙龈色泽质地正常;下颌牙列缺失,半口义齿修复,固位不良,牙槽嵴吸收严重,黏膜未见异常(图 7-22)。

咬合关系正常,张口度正常,无明显关节弹响等颞下颌关节症状。

影像检查:CBCT 示:下颌颏孔前区骨量尚可,可用高度 10~12mm,可用宽度 6~7mm,余未见明显异常(图 7-23)。

诊断:

1. 上牙列缺损
2. 下牙列缺失

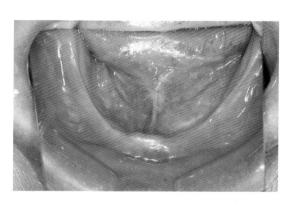

图 7-22 口内临床检查情况

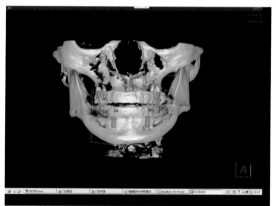

图 7-23 CBCT 三维重建

【问题 1】无牙颌种植修复中是选择覆盖式种植义齿修复还是固定式种植义齿修复?

思路 1:考虑患者诉求。

对于要求种植修复的无牙颌患者而言,往往已经佩戴过传统的全口义齿,有的随着牙槽骨的吸收出现固位不良或无法满足患者对义齿咀嚼效率的需求,与患者沟通时应告知患者两种方式的优缺点,以便给患者做出正确的引导。

思路 2:考虑患者颌骨的条件。

固定式种植义齿要求患者的牙槽骨相对丰满,没有明显的骨缺损,尤其在前牙区不可有明显的骨缺损导致的上唇塌陷,固定义齿无基托延伸,无法利用基托修复这类骨缺损,有时骨增量技术亦无法满足撑起唇部外形的需求,导致最终修复的美学效果欠佳。

思路 3:诊疗过程的复杂程度及费用。

相对固定式种植义齿,覆盖式种植义齿对种植体植入的数量和位置要求都相对宽容,可以选择合适的位置植入 2~4 颗种植体即可完成修复,因此种植外科手术的难度以及费用都相对较低。

思路4：考虑后期维护。

覆盖式种植义齿和传统覆盖义齿一样需要附着体进行固位，因此而产生的就是后期附着体零部件更换以及牙槽骨的渐进性吸收需要义齿重衬等一系列修理及维护工作，需要花费更多的椅旁时间。

本病例中，患者下颌无牙颌，植入2颗种植体后采用覆盖式种植义齿修复，附着体选择Locator。上颌择期重新设计修复（图7-24~图7-27）。

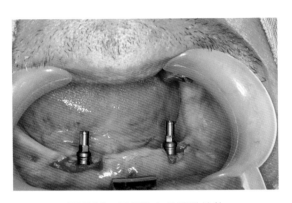

图7-24　下颌植入2颗种植体

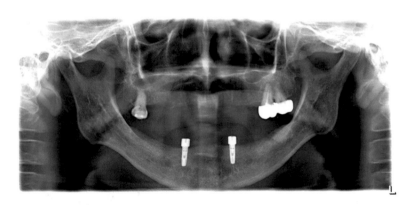

图7-25　术后曲面体层片

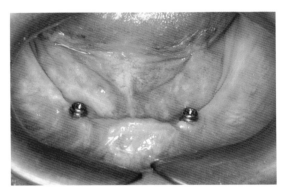

图7-26　下颌采用Locator附着体，覆盖义齿修复

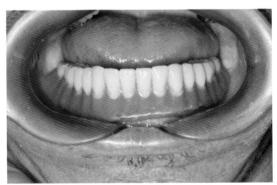

图7-27　戴牙

牙列缺失患者的 all-on-4 种植固定修复

1. 原则　四个种植体(两个直式前牙种植体和两个角度后牙种植体)支撑一个临时、固定、即刻负重的全口无牙颌修复体。

2. 优点　角度后牙种植体有助于避开相关的解剖结构,可以固定在质量更高的前牙颌骨中,通过减小悬臂而更好地支撑修复体;角度后牙种植体可增大骨骼与种植体的接触面,有助于消除对骨移植的需求;可使用固定或活动修复解决方案进行最终修复。

3. 适应证　无牙颌 all-on-4 治疗概念的提出,目的是仅使用四个种植体支撑即刻负重的全口无牙颌修复体,为缺牙患者实施效率高、效果明显的修复。

【问题2】选择哪种覆盖式种植义齿?

思路1: 覆盖义齿种类主要有杆卡类附着体、套筒冠、球帽类或磁性固位体、Locator 固位体四种。

临床上,我们主要根据固位力、空间要求、清洁难度、费用和技术要求、维护难度、患者满意度等几点来决定选择哪种覆盖式种植义齿。

知识点

各类覆盖式种植义齿要点对比

	固位力	空间要求	清洁难度	费用和技术要求	维护难度	患者满意度
杆卡	3	3	3	3	1	3
套筒	2	2	1	2	2	2
球帽或磁性	1	1	2	1	3	1
Locator	2~3	1	2	2	2	2

注:1. 低　2. 中　3. 高

本病例中使用了 Locator 附着体修复。

Locator(图 7-28)是近年来出现的新型附着体,其突出的优点是所需要的垂直空间少,但是其支持作用较弱,适用于牙槽嵴丰满、垂直距离不足的病例。

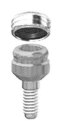
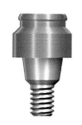

图 7-28　Locator 结构示意图

思路2: 根据实际情况对全颌覆盖式种植义齿的修复计划进行调整。

原计划作覆盖式种植义齿的病例,往往在实际操作中,根据具体情况需要对一些细节进行调整,例如:因为种植体数量不足或者布局不理想,种植体支持式改变为种植体-黏膜混合支持式的修复方式,这时候需要增加基托的伸展面积;还有的可能需要从原计划的附着体选择,比如球帽或是磁性固位体患者修复后,由于主承托区的黏膜支持力较差,导致义齿佩戴不适疼痛,就应该考虑更换附着体为杆卡等一类支持作用较好的形式。

临床病例二

覆盖式种植义齿修复

患者,男,70 岁,上下颌牙列缺失多年,已经多次进行传统全口义齿修复,固位效果欠佳,无法行使正常咀嚼功能,现要求通过种植加强全口义齿的固位。初步检查如下:

主诉: 上下颌牙列缺失多年。

现病史: 上下颌牙列缺失多年,已经多次进行传统全口义齿修复,固位效果欠佳,无法行使正常咀嚼功能,现要求通过种植改善全口义齿固位。患者否认有心血管疾病、糖尿病等系统性疾病;无肝炎、肺结核等传染性疾病;无药物过敏史。

口腔检查: 颜面部基本对称,张口度正常。上下牙列缺失,后牙区牙槽骨吸收明显,牙龈健康,无明显骨隆突。牙槽嵴吸收严重,黏膜未见异常。无明显关节弹响等颞下颌关节症状。

影像检查: 曲面体层片示骨质良好,前牙区骨量尚可,后牙区可用骨高度不足。

诊断: 上下牙列缺失(图 7-29 ~ 图 7-34)。

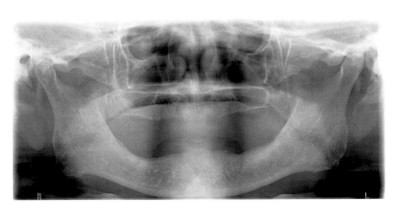

图 7-29 曲面体层片

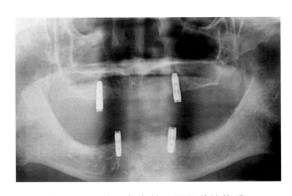

图 7-30 上下颌各植入两颗种植体后

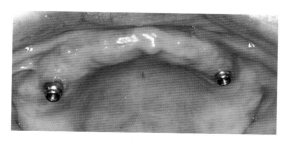

图 7-31　上颌种植附着体

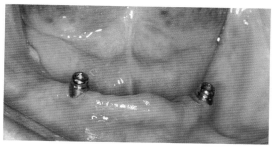

图 7-32　下颌种植附着体

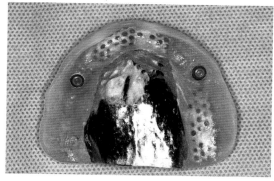

图 7-33　上颌采用 Locator 附着体,覆盖义齿修复

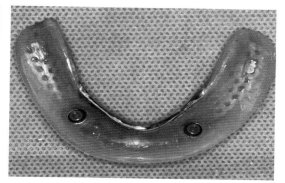

图 7-34　下颌采用 Locator 附着体,覆盖义齿修复

【问题 1】如何确定覆盖式种植义齿中基托大小?

思路 1: 支持覆盖义齿的种植体数量相对较少时,如 1～2 颗,此时设计的义齿通常为种植体-黏膜混合支持式,基托的伸展范围应该接近常规的全口义齿,以充分发挥牙槽嵴及口腔黏膜的支持和固位作用,人工牙应采用平衡𬌗的模式。本病例上下颌各采用 2 颗种植附着体来加强义齿固位。

思路 2: 支持覆盖义齿的种植体数量相对较多时,如 4～6 颗,此时设计的义齿为种植体支持式,数量足够且分布合理的种植体足以支持义齿行使功能,基托伸展的范围可以较小,甚至不需要基托,以减少患者的异物感,并降低对发音的影响。

【问题 2】覆盖式种植义齿的日常维护需要注意什么?

思路: 试戴义齿 1～2 周后进行复查,消除发现的各种问题,比如咬合关系、基托边缘伸展范围等。仔细检查固位装置是否松动,再次对患者作戴牙后须知告知及种植体日常清洁保健的口腔卫生宣教,强调跟踪随访的重要性,并确定下一次复诊复查的时间。通常是戴牙后 1 周、1 个月、3 个月、6 个月、1 年,以后每年复诊一次。覆盖式种植义齿同传统活动义齿一样,需要定期对义齿进行重衬以代偿牙槽骨吸收,并增加义齿的稳定性。

如果出现以下的情况,应尽快复诊:种植体周围疼痛,种植体或固位部件出现松动,种植体周围牙龈组织红肿(图 7-35),修复体损坏如金属支架断裂、人工牙崩裂等(图 7-36,图 7-37)。

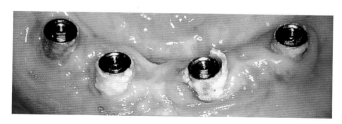

图 7-35　种植体周围牙龈炎

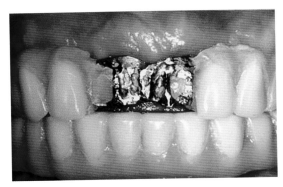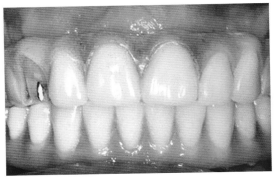

图 7-36　全口义齿树脂牙崩裂

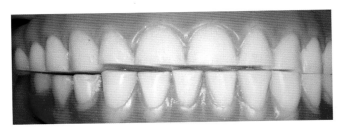

图 7-37　全口义齿树脂牙磨耗严重

知识点

全口覆盖式种植义齿常见问题及处理

临床症状	检查原因	处　理
摘戴时疼痛	义齿向倒凹侧伸展过多	局部缓冲或调整基托长度
上下剩余牙槽嵴广泛疼痛伴肌肉关节酸痛,息止间隙消失	垂直距离过大	1.5mm 内的再上𬌗架调改,>1.5mm 的重新制作
食物残渣易进入基托内导致疼痛溃疡	义齿稳定性差,义齿咀嚼时翘动明显或磨光面外形控制不良导致食物残渣在边缘聚集并进入基托下	调整支点(若附着体安装偏差,则需重新装配),调整磨光面外形
恶心	上颌后边缘过长过厚、与黏膜组织不贴合、咬合干扰导致义齿后部翘起	局部磨短、磨薄;基托不密合进行重衬;存在𬌗干扰进行调𬌗
口腔不运动时义齿易脱落,附着体固位力不足	附着体零部件磨损或老化	更换零部件或重新制作
口腔不运动时义齿固位良好,说话、张口等面部运动时松脱	系带缓冲不足或基托边缘过长	系带缓冲
口腔不运动时义齿固位良好,咀嚼、吞咽时义齿松脱	存在𬌗干扰或人工牙排列过于偏颊侧或舌侧,或下颌平面过高,或磨光面外形不良	调𬌗、调磨基托或重新制作

二、无牙颌固定式种植义齿修复

为解决无牙颌患者的牙列缺失问题,传统的口腔修复方式是制作全口活动义齿,即由基托和人工牙组成,依靠基托与黏膜紧密贴合产生吸附力和大气压力固位的黏膜支持式义齿。临床患者在佩戴全口活动义齿后经常反映的问题包括:疼痛、固位不良、发音障碍、恶心、脱戴麻烦、咀嚼功能不好等,此外部分患者(尤其中年患者)对活动义齿存在接受心理障碍。这些问题同样可见于种植体支持式的覆盖义齿。因此,对于颌骨情况和经济条件许可且对义齿使用舒适度有较高要求的患者,应考虑采用种植固定修复方式重建牙列。

临床病例三

无牙颌固定式种植义齿修复

患者,男,49岁。近5年来,因"牙齿松动"于外院陆续拔除全部牙齿。现要求种植修复固定义齿。初步检查如下:

主诉:上下颌牙拔除5年,要求种植固定修复。

现病史:近5年来,因"牙齿松动"于外院陆续拔除全部牙齿。现要求种植修复固定义齿。患者否认有心血管疾病、糖尿病等系统性疾病;无肝炎、肺结核等传染性疾病;无药物过敏史。

口腔检查:颜面部基本对称,张口度正常。口内见,上下颌后牙区牙槽嵴高度稍低平,宽度可。上颌前牙区牙槽嵴唇侧凹陷,双侧前磨牙区颊侧可见骨突。牙龈愈合良好,黏膜无明显异常。面部正面见,面下1/3距离降低,颊部稍塌陷,鼻唇沟加深;侧面见,下颌向后上旋转,颏点前移,面中分塌陷。无明显关节弹响等颞下颌关节症状。

影像检查:曲面体层片示:上颌窦嵴距右侧最低处(17)2mm、左侧最低处(26)5.5mm;下颌管嵴距最小处(37和47)均大于12mm。

诊断:上下颌牙列缺失。

【问题1】患者要求术后即刻修复,应如何选择种植过渡义齿修复?

思路:首先应知,种植过渡义齿可分为活动和固定两种。

活动过渡义齿即在种植体植入后为患者制作全口活动义齿,通常要求种植手术采用埋入式缝合,无愈合基台穿出牙龈,同时在种植体植入相应位置的基托组织面进行缓冲,避免基托压迫牙龈,给种植体造成间接负载。其优点是支持固位力由黏膜提供,基本不对种植体造成负载,有利于种植体骨结合;缺点是在牙槽骨吸收严重情况下佩戴不稳定。适用于种植体初期稳定性不足且患者牙槽嵴丰满度尚可的情况。

固定过渡义齿即在种植术后利用植入的种植体或临时种植体及其上部基台作为"基牙",制作桥体以恢复牙列。要求种植采用一段式植入,适用于种植体数量充足且初期稳定性良好的情况。优点是可即刻恢复固定牙列,对黏膜无压迫利于愈合;缺点是种植体即刻负载,一定程度上增加了骨结合失败的风险。一般采用树脂材料制作,短牙弓,𬌗面减径减距并降低牙尖斜度以求尽量减小种植体负载及所受侧向力(图7-38~图7-46为全口无牙颌种植固定修复,图7-47~图7-53为下颌种植即刻修复)。

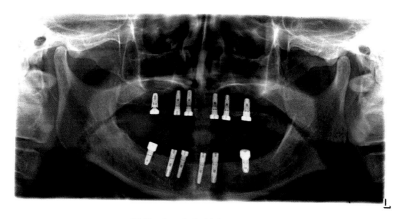

图7-38 修复前曲面体层片

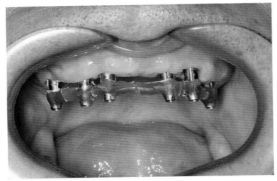

图 7-39　上颌转移杆准备取模

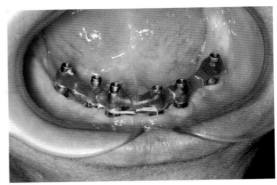

图 7-40　下颌转移杆准备取模

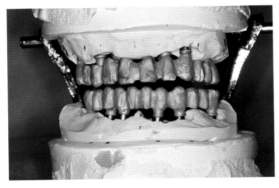

图 7-41　基底冠

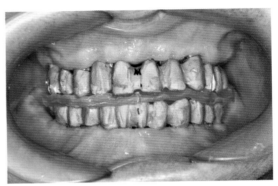

图 7-42　口内试戴基底冠

学
习
笔
记

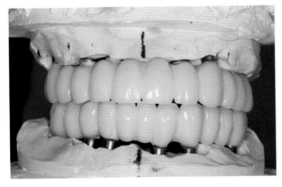

图 7-43　种植固定修复体

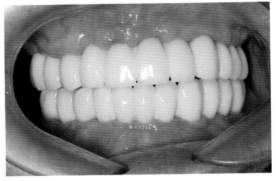

图 7-44　戴牙后口内正面像

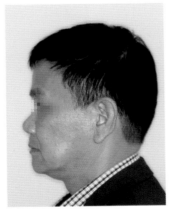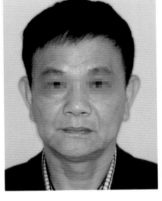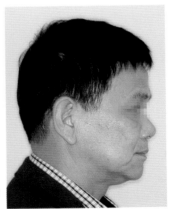

图 7-45　戴牙后面像

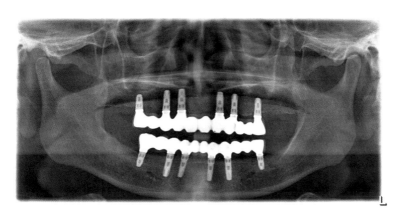

图 7-46　修复后曲面体层片

知识点

种植体初期稳定性的判断方法

1. 传统方法　通过手术医生在备洞过程中对骨质情况的感知以及种植体旋入到位时扭力扳手上显示的扭力大小（大于 25N/cm）作为参考。一般二类、三类骨能够提供较好的初期稳定性。

2. 动度测定仪 Osstell ISQ　传统方法只能判断种植体旋转动度，而水平微动度很难肉眼察觉。使用 Osstell 可以获得种植体水平方向和垂直方向的动度。一般 ISQ 值小于 55 表示种植体该方向动度偏大，需采取增加初期稳定性的措施。ISQ 值大于 70 则表示初期稳定性良好，可考虑种植过渡义齿。

【问题2】无牙颌固定式种植义齿修复中即刻负载的条件是什么？

思路：即刻负载意味着在种植体植入之后 1 周内有修复体直接作用于种植体上，并且承受咀嚼压力。一般来说，在种植体数量足够，初期稳定性良好的情况下，上下颌都可以考虑即刻负载（表 7-1）。

表 7-1　上颌或下颌牙列缺失各种负荷方案的证据水平

	覆盖义齿		固定修复体	
	上颌	下颌	上颌	下颌
常规负荷	CWD	SCV	SCV	CWD
早期负荷	CD	CWD	CD	CD
即刻负荷	CID	CWD	CWD	CWD
即刻种植即刻负荷	CID	CID	CD	CID

SCV：获得科学和临床的证实；CWD：获得临床文献的充分证实；CD：获得临床文献的证实；CID：临床文献的证据不充分

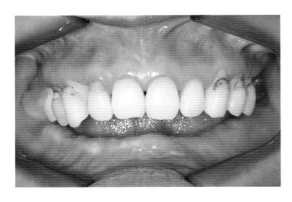

图 7-47　种植治疗前口内观

学
习
笔
记

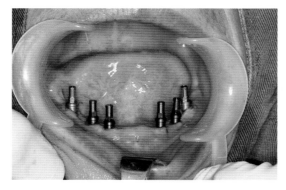

图 7-48　下颌植入 6 颗种植体

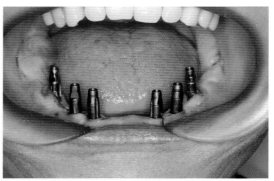

图 7-49　下颌种植术后即刻连接印模杆

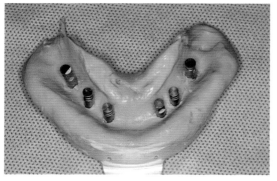

图 7-50　下颌采用硅橡胶印模

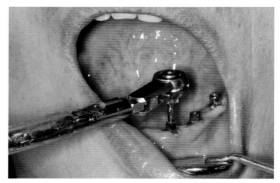

图 7-51　即刻修复临时基台加力到合适扭矩

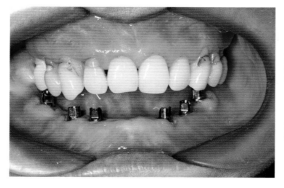

图 7-52　临时基台口内观

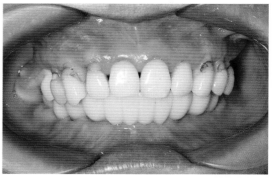

图 7-53　下颌种植即刻修复

不同负载方案的定义

1. 常规负载　种植体植入后,不戴入种植修复体,允许超过 2 个月的愈合期。
2. 早期负载　种植体植入后,1 周到 2 个月戴入种植修复体。
3. 即刻负载　种植体植入后,1 周之内戴入种植修复体。

临床病例四

无牙颌固定式种植义齿修复

　　患者,男,47 岁。2 年来发现全口多数牙松动,要求拔除做种植牙。现要求种植修复固定义齿。初步检查如下:

主诉：上下颌牙松动2年，要求拔牙并种植修复。

现病史：2年来发现全口多数牙松动，要求拔除做种植牙。现要求种植修复固定义齿。患者否认有心血管疾病、糖尿病等系统性疾病；无肝炎、肺结核等传染性疾病；无药物过敏史。

口腔检查：颜面部基本对称，张口度正常。口内检查可见：41，44，46，47缺失。12，11，43Ⅰ度松动，43近中倾斜严重且扭转，其余牙均Ⅲ度松动，探诊深度7～9mm。黏膜未见异常。无明显关节弹响等颞下颌关节症状。

影像检查：曲面体层片示：除12，11，43外，余牙牙根周骨质吸收接近根尖，根周大范围暗影。双侧上颌窦嵴距在第二磨牙处约3.5mm，双侧下颌第二磨牙处管嵴距约7mm。

诊断：上下牙列缺损。

建议：全口保留12和11，拔除其余松动及严重倾斜扭转牙。上颌植入5颗植体，下颌6颗，固定修复牙列。

【问题1】该患者在4个象限均无法在不进行骨增量的情况下行种植体植入，那么，无牙颌种植固定义齿修复中悬臂梁的使用对种植义齿有什么影响？

思路：由于悬臂下方完全游离，因此带悬臂的桥体在承受咬合力时，桥体下悬臂近中的种植体将分担悬臂的殆力，同时以悬臂和桥体为力臂，对种植体为旋转中心产生杠杆作用，将在种植体与骨的界面上产生不良应力，若应力过大，可能导致种植体周围骨吸收或种植体折断的后果。因此临床上应严格控制其适应证。

> **知识点**
>
> ### 悬臂在固定式种植义齿修复中的适应证
>
> 悬臂牙位不超过1个牙位，若为磨牙应将牙冠减径减距，减少咬合接触面积。患者殆力不大，无不良咬合习惯。悬臂近中种植体数量足够，且种植体骨结合良好，足以分担和分散悬臂的殆力而不造成并发症。

【问题2】无牙颌固定式种植修复的咬合关系该如何调整？

思路：咬合设计原则是：①建立稳定的正中殆，使双侧对颌在正中咬合时为双侧平衡的牙尖交错殆，在非正中关系时为尖牙保护殆或组牙功能殆。尽量使咬合力为轴向，减少侧应力角度。②下颌咬合、侧方及前伸运动自由无偏斜。③建立正中自由域，后退接触位（RCP）与牙尖交错位（ICP）相一致。此外还应注意减小殆面面积，减小牙尖斜度。当带有远中游离臂时，则建立相互保护殆，避免前伸及侧向运动时的悬臂区咬合接触，并且调整悬臂区的咬合接触面呈梯度变化，即沿着悬臂的长轴方向逐渐减少咬合接触。避免了在颌骨远端最末种植体承受过大应力造成牙槽骨吸收，种植体过载。

> **知识点**
>
> ### 种植体负载时的受力情况与天然牙有何不同
>
> 种植体与天然牙相比：①种植体周围没有牙周膜，使得种植体在负载时较之天然牙少了牙周膜的缓冲，殆力直接传导至牙槽骨。②由于口内种植区域的各种条件的限制，植入的种植体直径往往比原有的天然牙直径要小，所以传导到骨界面的应力就较大，而且种植体直径越小，界面应力越大。③天然牙的弹性模量与骨组织的弹性模量接近，与骨界面相对运动趋势最小。
>
> 现临床应用的种植材料与天然牙相比差异仍较大。在应力相同情况下，显然种植体与骨间界面比天然牙与骨间界面更易出现应力集中和相对运动。在种植修复的咬合设计中应注意过大的应力负载可造成种植体周围骨质微折裂，微折裂缝可刺激骨板产生骨性吸收。进而增加种植体动度进一步破坏骨质，使种植体产生微运动，丧失了骨稳定性，最终脱落。

第四节　即刻种植与即刻修复

种植后的即刻修复可以避免因缺牙影响患者的面部形态美观、发音和咀嚼功能,满足患者对美观、功能的基本要求,还能在愈合期的组织生长中起到保护作用,有利于软组织成形和愈合。

临床病例一

单颗牙即刻种植、即刻修复

患者,男,48 岁,1 周前因右上前牙残根上部铸造桩核烤瓷冠脱落,要求拔除残根即刻种植修复。初步检查如下:

主诉:右上前牙义齿脱落 1 周,要求种植修复。

现病史:1 周前因右上前牙残根上部铸造桩核烤瓷冠脱落,要求拔除残根即刻种植修复。患者否认有心血管疾病、糖尿病等系统性疾病;无肝炎、肺结核等传染性疾病;无药物过敏史。

口腔检查:颜面部基本对称,张口度正常。口内卫生可,软垢(+),牙石(-),色素(+);11 残根,断端平龈,无松动,21 烤瓷冠修复,无松动,叩(-),口内余牙检查未见明显异常(图 7-54)。周围牙龈色泽质地无异常。咬合关系正常,无明显关节弹响等颞下颌关节症状。

影像检查:X 线片示:11 根管治疗不完善,根尖周见低密度影像(图 7-55)。余未见异常。

诊断:11 残根(图 7-56 ~ 图 7-61)。

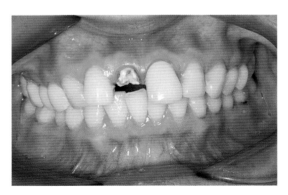

图 7-54　口内检查(11 残根)

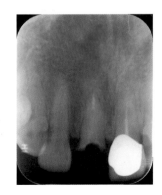

图 7-55　11 的 X 线片

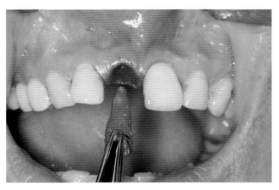

图 7-56　微创拔除 11 残根

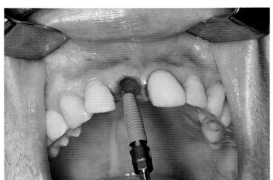

图 7-57　即刻植入 1 颗种植体

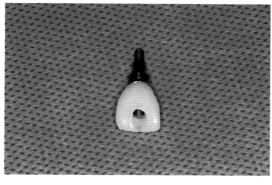

图 7-58　即刻加工制作临时义齿

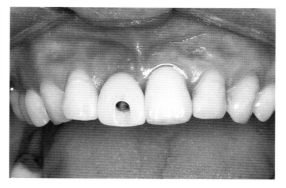

图 7-59　11 临时义齿就位

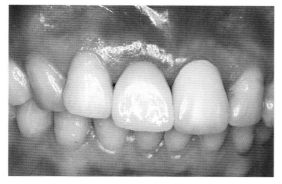

图 7-60　临时义齿树脂封口

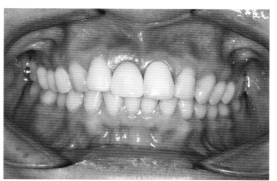

图 7-61　临时义齿口内正面观

【问题1】种植体植入后载入过渡义齿的时机和义齿类型如何确定？

　　思路：种植体植入后可以根据种植体负荷方式来选择戴用过渡义齿的类型及时机。常规负荷和早期负荷的患者在愈合期通常不选择种植体支持的过渡义齿进行暂时修复。但是缺牙部位在前牙美学区的患者在愈合期可以选择天然牙支持的过渡义齿在种植体植入后即刻修复。无牙颌患者在愈合期可以选择黏膜支持的过渡义齿在种植体植入 1～2 周后戴入，以满足患者在美观及功能方面的部分需求。对于即刻负荷的患者可在种植体植入同时或植入后 48 小时戴入种植体支持的过渡义齿。

　　本病例种植体植入的初期稳定性好，植入扭力 35Ncm，植入区骨质和软组织情况较好，选择种植体支持式过渡义齿（螺丝固位）进行即刻修复即刻负荷（图 7-62～图 7-68）。

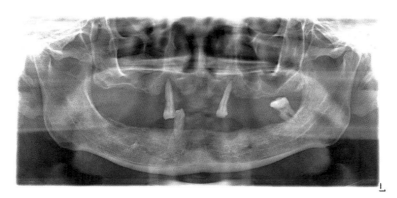

图 7-62　术前曲面体层片

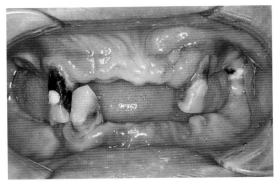

图 7-63 种植治疗前口内正面观

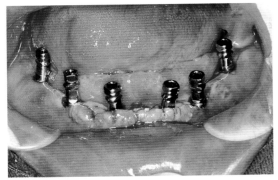

图 7-64 下颌植入 6 颗种植体

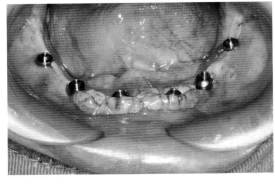

图 7-65 即刻连接锥形基台

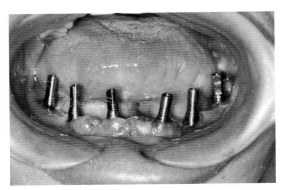

图 7-66 安装临时修复基台

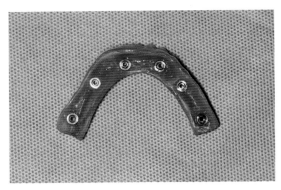

图 7-67 即刻义齿组织面观

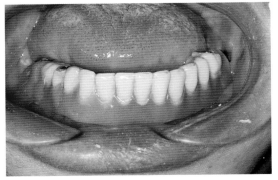

图 7-68 下颌种植即刻负荷修复

【问题 2】种植过渡义齿有哪些作用?

思路:

1. 制作过渡义齿可用来制作诊断模板和手术模板,有助于术前的诊断与设计,预测种植过渡义齿能够达到的功能与美观效果、评估义齿的咬合关系,协助制订种植修复方案。

2. 在种植手术后患者不需经历无牙期,可以恢复患者的美观、发音和部分的咀嚼功能。

3. 制作种植体支持的过渡义齿,使种植体颈部软组织按照过渡义齿的穿龈轮廓愈合,良好的过渡义齿穿龈轮廓有助于形成最终种植修复体的过渡带并维持龈缘和龈乳头位置及形态,从而获得类似于天然牙从颌骨内自然长出的美学效果。

4. 戴用种植后的过渡义齿,使种植体承受渐进式负荷,有利于种植体周围骨组织的愈合。

> **知识点**
>
> ### 过渡带和穿龈轮廓
>
> （1）过渡带（transition zone）：是种植体平台至黏膜边缘所创造出的种植体周围软组织轮廓，对最终修复体的外形轮廓起主要的决定作用，并影响种植体周围的软组织支持效果。
>
> （2）穿龈轮廓（emergence profile）：是指牙或修复体唇面或颊面轴向轮廓，范围从上皮龈沟底向软组织边缘延伸，至外形高点。

临床病例二

无牙颌种植即刻负荷

患者，男，65 岁，上下颌牙缺失 1 年，现求诊我院要求种植修复。初步检查如下：

主诉：上下颌牙缺失 1 年，要求种植修复。

现病史：上下颌牙缺失 1 年，现求诊我院要求种植修复。患者否认有心血管疾病、糖尿病等系统性疾病；无肝炎、肺结核等传染性疾病；无药物过敏史。

口腔检查：颜面部基本对称，张口度正常。口内卫生差，软垢（+），牙石（+），色素（+）；全口仅预留 13、23、38、43，牙龈退缩至根尖 1/3，叩诊（−），松动Ⅲ°，黏膜未见明显异常。咬合关系正常，无明显关节弹响等颞下颌关节症状。

影像检查：曲面体层片显示全口牙槽骨吸收尚可，13、23、38、43 留存，牙槽骨吸收至根尖 1/3，余留牙根尖周见低密度影像（图 7-62）。余未见异常。

诊断：上下颌牙列缺损。

> **知识点**
>
> ### 种植体即刻负荷要求
>
> 1. 骨的质量属于 Lekholm 和 Zarb 分类法中提出的Ⅰ、Ⅱ、Ⅲ级骨质者，种植体周围必须有一定厚度的骨皮质。
> 2. 种植体周围有足够的健康附着龈。
> 3. 种植区有足够的骨量，种植体植入后不会出现骨缺损，则无需应用骨移植技术。
> 4. 种植体植入后具备理想的初期稳定性，植入扭矩需大于 25Ncm。
> 5. 采用经过表面处理的（喷砂、酸蚀、等离子喷涂等）粗糙的螺旋状或阶梯状种植体。
> 6. 种植体长度大于 10mm，直径大于 3.5mm。

【问题 1】无牙颌种植即刻负荷的条件是什么？

思路：即刻负荷意味着在种植体植入之后 1 周内有修复体直接作用于种植体上，并且承受咀嚼压力。一般来说，在种植体数量足够、初期稳定性良好的情况下，上下颌都可以考虑即刻负荷。

本病例患者的下颌骨骨质情况较好，有一定厚度的骨皮质，植入 6 颗种植体，在牙弓中的位置分布合理，植入扭矩均大于 25Ncm，初期稳定性良好，因此选择种植体植入后即刻负荷。

【问题 2】无牙颌种植即刻负荷过渡义齿的常见方式是什么？

思路：无牙颌种植一般采用种植体支持的过渡义齿进行即刻负荷。根据种植体支持过渡义齿的固位方式分为螺丝固位和粘接固位。两种固位方式各有利弊，医师要结合临床实际做出适当的选择。

本病例种植体植入数量达 6 颗，考虑应用患者原有义齿结合锥形基台修复，即刻在椅旁修复,容易获得被动就位、费用较低等。在与患者充分沟通后结合临床实际,选择螺丝固位,进行即刻负荷(见图 7-62 ~ 图 7-68)。

(陈　江)

第五节　口腔种植修复后并发症

在口腔种植修复过程中,由于受个体因素、解剖变异以及医生临床经验不足和治疗条件等因素的影响,在种植术中、术后和修复后均可出现并发症,其中修复后并发症是影响种植修复长期成功的关键因素。常见的种植修复后并发症包括美学问题、牙龈增生、萎缩、种植体周围黏膜炎症、种植体周围炎、种植体松动脱落、机械并发症及功能不佳等,本节将通过病例介绍各并发症的产生原因、临床表现、预防及处理等。

临床病例一

牙 龈 增 生

患者,女,25 岁,因种植修复后牙龈肿胀来诊。初步检查如下:

主诉:前牙种植修复后牙龈肿胀 1 个月。

现病史:半年前患者因左上前牙缺失行牙种植术,1 个月前完成修复,现因牙龈肿胀来我科就诊。

既往史:患者否认有心血管疾病、糖尿病等系统性疾病;无肝炎、肺结核等传染性疾病;无药物过敏史;无吸烟史。

口腔检查:22 为种植体支持的烤瓷冠,种植体及牙冠无松动,叩(−),牙龈充血、肥大、增生,覆盖牙冠颈 1/3,质地较韧(图 7-69)。冠唇侧远中边缘探及少量粘接剂残留,探诊出血,口腔卫生良好。

影像检查:X 线示种植体-骨结合良好,各部件连接紧密。

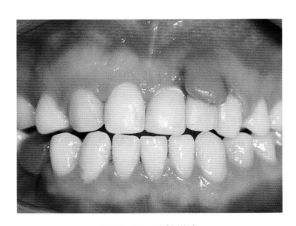

图 7-69　牙龈增生

【问题 1】哪些原因会导致种植修复后牙龈增生?

①种植体颈部软组织过厚,未作处理或处理不当;②颈部软组织缝合不恰当,上皮附着不良;③冠颈部异物残留,如粘接剂未去净;④上部结构外形及自洁作用差。

【问题 2】针对该患者出现的问题,我们应该如何处理?

1. 外科手术切除增生的软组织,使其厚度为 2mm 为宜;做牙龈成形术,恢复良好的颈部形态。

2. 卸下上部结构,调整冠外形,保证各部件之间衔接紧密,抛光修复体近龈处和基台的穿龈部分,重新粘固时彻底清除粘接剂。

临床病例二

美学问题

患者,女,49岁,因种植修复美学效果不佳来诊。初步检查如下:

主诉:前牙种植修复后不美观。

现病史:1年前患者因前牙缺失行牙种植术,半年前行暂时冠修复,3个月前完成修复,现因修复效果不理想来我科就诊。

既往史:

患者否认有心血管疾病、糖尿病等系统性疾病;无肝炎、肺结核等传染性疾病;无药物过敏史;无吸烟史。

口腔检查:口腔卫生状况良好,12为种植体支持的全瓷冠,种植体及牙冠无松动,叩(-),牙冠边缘密合,牙龈退缩(图7-70),探诊出血(-)。之前戴用的暂时冠显示种植体长轴明显唇倾,冠长轴与种植体长轴成角约45°(图7-71)。

影像检查:X线示种植体-骨结合良好,颈周骨高度平齐种植体第一螺纹,各部件连接紧密(图7-72)。

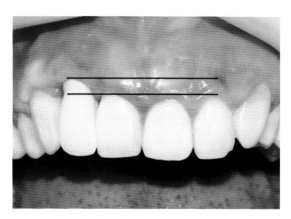

图7-70　牙龈退缩

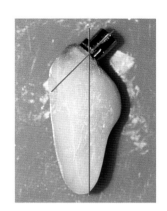

图7-71　种植暂时冠

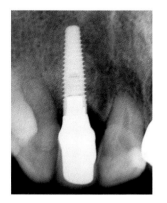

图7-72　根尖片

【问题1】该病例种植修复后出现了哪些美学问题,主要原因有哪些?

该患者出现的问题主要有:①牙龈退缩,龈乳头萎缩,龈缘曲线不对称,邻牙间隙出现"黑三角";②牙冠较长,颜色略白。

其主要的原因为术前没有对患者的软硬组织及存在的美学风险因素做正确的评估,没有制订详细的美学修复计划。

（1）种植体位置不佳：种植体长轴过度唇倾，且植入过深，致使垂直向骨高度降低，牙龈退缩。

（2）二期手术时未采用保留龈乳头切口，致使龈乳头退缩；虽经暂时冠引导牙龈，但邻牙骨高度到冠接触点距离约8mm（牙槽嵴顶到牙接触点之间距离≥5mm时，龈乳头难以充满邻间隙），形成黑三角。

（3）临床牙冠过长，修复体颈部未制作牙龈瓷，牙龈瓷可改善修复体美学效果。

> **知识点**
>
> 理想的种植体三维位置
>
> 冠根向：对侧同名牙釉牙骨质界根方1mm，并恰好与牙槽嵴顶平齐；
>
> 近远中向：种植体与天然牙根距至少1.5mm，两种植体距离至少3mm，低于此距离可引起邻面牙槽嵴吸收；
>
> 唇舌向：唇侧骨壁厚度至少2mm，如低于2mm将出现牙龈退缩和种植体颈部金属暴露；
>
> 种植体的轴向：与修复体的长轴一致。

【问题2】对于临床中常见的美学问题应该如何处理？

1. 对种植体位置或方向不理想引起的美观问题，可通过选用角度基台或个性化基台补偿种植体植入角度偏差。

2. 对于植入区软硬组织量不足的患者，可以通过软组织唇侧推移堆积、软硬组织移植、引导组织再生术等方法进行软硬组织重建。

3. 若缺隙过大或过小，可通过美学原理的视幻效果或增减人工牙数目来预防。

4. 修复体颜色不协调、金属色外露等问题可以通过调整基台方向或制作个性化基台、采用遮色效果好的材料、尽量减少金属基底厚度、加厚瓷层等方法来解决。

【问题3】如何保证种植修复的美学效果？

1. 术前充分评估患者存在的美学风险因素，制订正确设计方案。

2. 术中遵循以修复体为导向的种植治疗理念，保证种植体植入理想的位置。

3. 修复时应以软组织形态指导最终修复体的设计，正确比色。

临床病例三

瘘 管

患者，女，37岁，因种植修复后牙龈不适来诊。初步检查如下：

主诉：种植暂时修复后牙龈不适，刷牙出血2个月。

现病史：患者半年前行种植即刻修复，近2个月牙龈不适，刷牙出血，来我科就诊。

既往史：

患者否认有心血管疾病、糖尿病等系统性疾病；无肝炎、肺结核等传染性疾病；无药物过敏史；无吸烟史。

口腔检查：13为种植体支持的暂时冠，暂时冠为基台一体冠，螺丝固位于种植体。种植体及牙冠无松动，叩（-），咬合关系轻咬合。牙龈略红，龈乳头肿胀圆钝，探诊出血，探诊深度近中5mm，远中5mm，颊侧4mm，腭侧3mm；牙冠颈部菌斑堆积，距龈缘4mm处

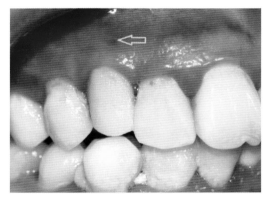

图7-73 牙龈瘘管

可见一瘘管,未见脓性渗出物(图7-73)。取下上部结构,可探及瘘管位于种植体-基台衔接处,种植体颈周未探及附着丧失(图7-74)。口腔卫生较差,全口牙可见较多菌斑牙石,牙龈红肿。

影像检查: X线示种植体—骨结合良好,种植体颈周无明显骨吸收(图7-75)

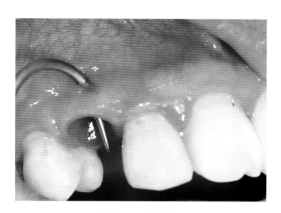 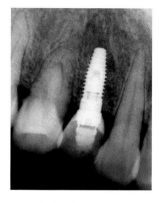

图7-74 瘘管位置   图7-75 根尖片

【问题1】哪些原因导致患者种植体周黏膜出现瘘管?

1. 患者牙周状况及口腔卫生较差,种植体颈部或基台穿龈处的菌斑、牙石堆积,且种植体"袖口"过深,缺少角化龈。

2. 修复体边缘位于龈下,其本身和/或溢出的粘接剂长期刺激,修复体制作不良,如边缘密合性差、抛光度不够、外形不良等,导致黏膜产生慢性炎症。

【问题2】针对该患者出现的问题应该如何处理?

1. 控制菌斑和牙石。

2. 卸下上部结构,调整冠外形,方便患者清洁;保证各部件间衔接紧密,抛光修复体近龈处和基台的穿龈部分。

3. 刮除瘘口处肉芽组织,先用3%过氧化氢溶液及生理盐水冲洗,再用2%的碘酊清洗瘘管及种植体颈部;若出现脓性分泌物,可将抗菌素及灭滴灵粉放入瘘管内,并保持引流口通畅。

4. 激光治疗。

临床病例四

种植体周围炎

患者,男,62岁,因种植牙松动来诊。初步检查如下:

主诉: 种植牙松动1年。

现病史: 患者左上后牙5年前行种植修复,近1年自觉种植牙松动,不敢用力咀嚼,来我科就诊。

既往史: 否认糖尿病等全身系统性疾病及传染性疾病;无药物过敏史;嗜烟,每日20支。

口腔检查: 26为种植体支持的烤瓷冠,牙龈退缩,颊侧骨壁凹陷,可见大量菌斑牙石附着,探诊龈缘溢脓,种植体周袋深度:颊侧7mm、近中10mm、远中6mm、腭侧6mm,Ⅲ°松动,叩(+),侧方殆早接触,烤瓷冠殆面崩瓷。镊子冠向施力即将种植体取出,窝内无明显出血,种植窝内壁可探及肉芽组织,种植体表面污染较重,颈部有少量粘接剂残留(图7-76,图7-77)。口腔卫生较差,可见较多菌斑牙石。

影像检查: X线示种植体周围透射影像,骨质呈"V"字形吸收(图7-78)。

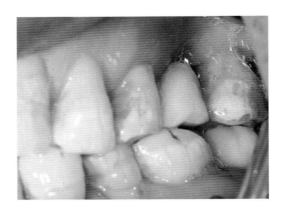

图 7-76　口内种植体

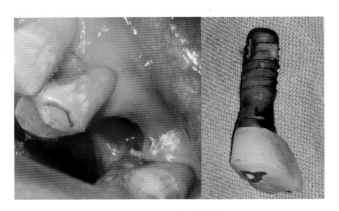
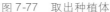
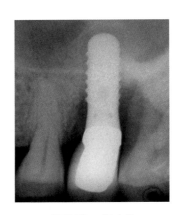

图 7-77　取出种植体　　　　　　　　　　　图 7-78　根尖片

【问题1】该患者为什么会出现种植体脱落？

1. 患者口腔卫生差，种植体颈部及基台穿龈处大量菌斑、牙石堆积；种植体周围缺少角化的附着龈，形成种植体周深袋，产生种植体周围炎。

2. 咬合创伤，烤瓷冠𬌗面中央窝处崩瓷，侧方𬌗干扰，种植义齿长期负荷过大，导致种植体周围骨吸收。

3. 修复体边缘位于龈下较深，粘接剂未去净，修复体制作不良。

4. 吸烟是种植体周围骨丧失的重要因素，烟龄越久，烟量越大，预后越差。

【问题2】出现种植体周围炎或种植体周围进行性骨吸收时应该如何处理？

治疗原则为早发现早处理，去除病因，阻止炎症持续进展和骨质的吸收，尽量恢复种植体周围原有的骨量。

1. 控制菌斑。

2. 消除𬌗干扰。

3. 对伴有垂直性骨吸收者，可采用引导骨组织再生术（GBR）等。

4. 及早取出松动的种植体，视局部炎症及骨量情况，同期或延期再种植。

【问题3】怎样避免出现种植体周围炎或种植体周围进行性骨吸收？

1. 保证种植体周围有一定数量的附着龈，控制牙龈袖口的深度。

2. 保持良好的口腔卫生习惯，保证周围余留天然牙的牙周健康。

3. 减小负荷。

4. 保证修复体、基台和种植体颈部的光滑程度，利于自洁。

5. 定期复查和戒烟。

临床病例五

种植体、基台螺丝折断

患者,女,44 岁,因种植上部烤瓷冠脱落来诊。初步检查如下:

主诉: 种植上部烤瓷冠脱落 1 天。

现病史: 4 年前右上后牙行种植修复,近半年自觉修复体松动,1 天前烤瓷冠脱落,来我科就诊。

既往史: 患者否认有心血管疾病、糖尿病等系统性疾病;无肝炎、肺结核等传染性疾病;无药物过敏史;无吸烟史。

口腔检查: 15、16 为种植体支持的螺丝固位烤瓷联冠,烤瓷冠已脱落,15 冠内可见基台,基台中央螺丝折断,种植体无松动,叩(−),种植体内部可探及中央螺丝断面,16 位置基台固定于种植体上,种植体Ⅲ°松动,叩(−),牙龈红肿,探诊出血(+),口腔卫生一般。

影像检查: X 线示 15 种植体颈部内可见折断螺丝,16 种植体根 1/3 处可见裂隙(图 7-79,图 7-80)。

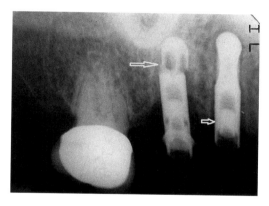

图 7-79　种植体及基台折断

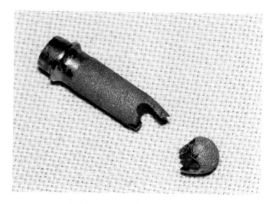

图 7-80　取出折断种植体

【问题1】哪些原因会导致种植体折断,基台螺丝松动或折断?

1. 种植义齿负荷过大。
2. 种植体加工精度或设计缺陷,存在薄弱点或应力集中点。
3. 连接部分的适应性不良,未被动就位。
4. 基台螺钉预载荷丧失。
5. 金属疲劳。
6. 缝隙腐蚀:连接部件间存在缝隙,口腔内介质长期滞留,金属加速腐蚀。

【问题2】针对该患者出现的问题应该如何处理?

知识点

预 载 荷

预载荷是指将固定各连接件的螺钉拧紧时螺钉被拉伸所产生的回弹力。由于预载荷的存在,各连接部件为一整体承载负荷,载荷通过基台直接作用于种植体,固位螺丝基本不承载负荷。如果预载荷丧失,螺钉就会承担施加在连接部分上的负荷,这是临床上螺钉松脱、折断的主要原因。

知识点

被动就位

被动就位是指两个部件之间在无应力状况下达到精确就位。如果未能被动就位,靠螺丝紧固后达到就位就会在连接部残留应力,产生多种并发症。由于长桥可在制作多个环节出现变形,所以如能保证有足够的支持力的情况下,可分段设计制作修复体。另外,上部结构完成并调改合适后,上紧固螺丝时,应对称同步进行,保证所有固位螺栓能尽量同步就位,可有效预防螺丝紧固后存留应力的问题。

知识点

金属疲劳

构件在长期交变应力作用下,虽然它承受的应力远小于材料的屈服极限,在没有明显塑性变形的情况下,发生断裂的现象称为金属的疲劳。疲劳破坏的出现,是经过应力多次交替变化后,在应力最大或有缺陷部位会产生微细的裂纹,裂纹尖端出现严重的应力集中,随着交变应力循环次数的增加,裂纹逐渐扩大,最后导致破裂。

1. 种植体折断后若考虑再做种植修复,可用直径稍粗于种植体的空心钻取出残留的种植体,根据牙槽骨的高度、宽度决定即刻种植还是延期种植。对于稳固的残留种植体,若改用其他方式修复,可让其"沉睡"在颌骨内。

2. 基台螺丝松动时,按照要求的扭力重新锁紧螺丝。一旦折断应及时更换,用小止血钳夹住螺丝断端反时针旋出残余螺丝,或是用小裂钻在断面上磨出小槽,再用小号螺丝刀沿反时针方向旋出。若种植体体部的内螺纹被损坏,可采用类似天然牙桩核冠的修复方法。

临床病例六

支架折断

患者,男,65 岁,因种植上部固位杆折断来诊。初步检查如下:

主诉:种植上部固位杆折断 1 周。

现病史:患者 2 年前行种植覆盖义齿修复,1 周前种植上部固位杆折断,来我科就诊。

既往史:患者否认有心血管疾病、糖尿病等系统性疾病;无肝炎、肺结核等传染性疾病;无药物过敏史;无吸烟史。

口腔检查:下颌牙列缺失,上颌 11、12、14、15、16、17、23、24、25、26、27 缺失。下颌为种植杆卡式覆盖义齿,上部义齿固位良好,右侧略松,修复杆由 32、34、42、44 位置种植体支持,远中悬臂分别为 10mm,右侧悬臂梁折断(图 7-81 ~ 图 7-83)。上颌可摘局部义齿,固位良好,咬合关系浅覆𬌗浅覆盖。

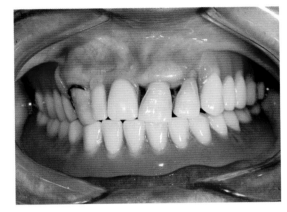

图 7-81　口内像

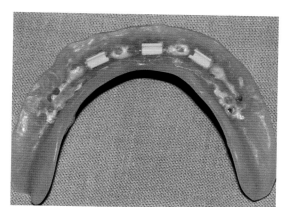

图 7-82　义齿组织面

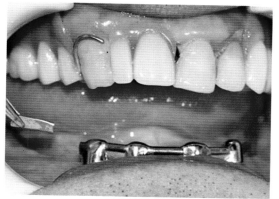

图 7-83　固位杆折断

【问题1】针对该病例出现问题,还应该着重做哪些检查?

1. 检查义齿负荷情况　①基托边缘延伸情况,基托边缘应该延伸至距离黏膜转折处2mm,充分利用组织的支持力;②患者颌位关系是否正确,垂直距离是否过大,患者有无夜磨牙,紧咬牙习惯等。

2. 检查上部结构设计及就位情况　①制作精度,折断悬臂断面有无气泡、杂质等;②悬臂梁长度,过长易造成邻近种植体骨吸收以及悬臂梁折断;③被动就位情况,杆卡稳定性及固位力,义齿就位后有无翘动。

3. 检查种植体情况　拍摄X线片,检查种植体-骨结合情况。

【问题2】哪些原因会导致上部支架的折断?一旦支架断裂应该怎样处理?

原因:1. 铸造件内有气泡、杂质或焊接缺陷。

2. 过长的悬臂设计或过大的负荷。

3. 铸件的抗力型不足:材料强度及韧性不足、横截面面积过小等。

4. 未能完全被动就位。

5. 种植体支持力不足,个别种植体失去骨整合。

支架出现断裂,应针对各原因进行修整改正,焊接或者重做支架,再按常规完成上部结构的制作。

临床病例七

崩瓷、异味、发音障碍

患者,女,62岁,因种植烤瓷冠崩瓷来诊。初步检查如下:

主诉:种植烤瓷冠崩瓷半年。

现病史:全颌种植固定义齿修复3年,修复后发音吃力,戴用2个月后逐渐适应,症状消失。近2年口腔出现异味,逐渐加重,半年前烤瓷冠崩瓷,来我科就诊。

既往史:患者否认有心血管疾病、糖尿病等系统性疾病;无肝炎、肺结核等传染性疾病;无药物过敏史;无吸烟史。

口腔检查:上下牙列缺失,为种植体支持的烤瓷固定桥,种植体及烤瓷桥无松动,叩(-)。咬合关系浅覆𬌗浅覆盖。牙龈萎缩,基台金属边缘暴露,11、36烤瓷冠颈部崩瓷。下颌烤瓷桥舌侧突度较大,14、16、26、32冠与基台间有约1mm缝隙,上颌后牙区及下前牙区烤瓷桥龈端与牙龈不密合,种植体颈部较多软垢堆积,下前牙舌侧较多牙石,口腔卫生一般(图7-84)。

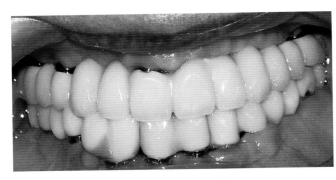

图 7-84　口内正面像

【问题1】烤瓷桥为何会出现崩瓷?

1. 负荷过大　①拾力过大:如严重深覆拾、咬合紧或夜磨牙患者;②咬合不良,应力集中。

2. 加工过程中的问题　金属表面的烤瓷前清洁、预气化等未达到制作要求,底层冠厚薄不均造成应力集中等。

【问题2】修复时应该如何避免机械并发症的发生?

1. 减小负荷　①检查种植义齿冠根比例,过大时尽量选用实心基台;②避免过度的悬臂延伸;③调整患者咬合关系,降低牙尖高度、减小咬合接触面积;④有夜磨牙及紧咬牙习惯患者,应佩戴软拾垫;⑤种植覆盖义齿修复时,充分利用邻近组织的支持力。

2. 检查上部结构设计及就位情况　①理想的冠-基台-种植体连接部应是高度吻合的无微动的紧密连接;②基台与种植体连接处应为抗旋转设计。目前最常见的抗旋转方式有多边形设计,锥度连接设计。

3. 检查种植体情况　拍摄 X 线片,检查种植体-骨结合情况,若种植体周骨吸收较多,造成支持力不足或冠根比过大,种植体或基台易折断。

【问题3】种植义齿修复后为何会产生发音问题? 应该怎样处理?

原因:种植体或上部结构过于偏舌、腭侧;支架过厚、过大,舌运动受限;支架的龈端有缝隙,伴上唇松弛或过短。

处理:保证种植义齿各部分的位置及形态符合要求;对缺牙区牙槽骨严重吸收者,可制作人工义龈堵塞漏气。出现发音问题后,多数患者通过语音训练后可以得到解决;对极少数难以改善发音者,应找出原因,修改或重新制作上部结构。

【问题4】患者种植修复后产生异味的原因有哪些? 怎样预防产生异味?

原因:口腔卫生和上部结构的自洁作用差,义齿边缘密合性差,导致食物积存,种植体周围组织炎症。

处理:加强口腔卫生宣教,消除引起种植体周围组织慢性炎症的因素;保证种植义齿各部件之间的密合度和义齿的被动就位;按照解剖生理的要求制作种植义齿,保证义齿的自洁性,定期清洁可拆卸部件。

临床病例八

固 位 不 良

患者,男,63岁,因全颌种植覆盖义齿固位不佳来诊。初步检查如下:

主诉:种植上部覆盖义齿经常脱落。

现病史:患者上颌牙列缺失10余年,半年前上颌植入5颗种植体,行杆卡式覆盖义齿修复,戴用1周后上部义齿经常脱落,不易就位,来我科就诊。

既往史:糖尿病10余年,注射胰岛素治疗;否认其他全身系统性疾病及传染病;无药物过敏史;嗜烟,每日 20~30 支。

　　口腔检查:患者不戴义齿时上唇丰满度欠佳,呈反颌面型,面下 1/3 距离变短。口内 13、15、17、23、26 位置为种植体,牙槽嵴较低平,对颌牙伸长,下颌牙𬌗曲线高低不平。金属杆分两段,分别由左上颌 2 颗种植体和右上颌 3 颗种植体支持(图 7-85),患者戴入上部义齿后唇面丰满度恢复良好,咬合关系为浅覆𬌗浅覆盖(图 7-86),静息状态下固位良好,大张口及咀嚼时义齿松动脱落。口腔卫生状况较差,下颌牙可见较多菌斑牙石。

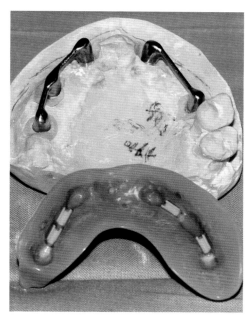

图 7-85　固位杆及义齿组织面

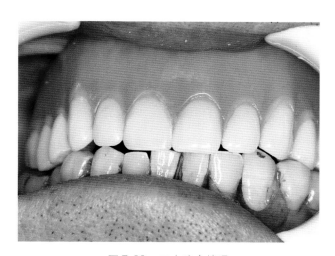

图 7-86　口内咬合情况

　　【问题 1】针对该病例出现的问题应如何解决?

　　思路 1:义齿在静息状态下固位良好,大张口及咀嚼时义齿松动脱落,此时应该调磨基托边缘及咬合。该患者经多次调整义齿基托边缘及咬合,义齿固位仍不佳。

　　思路 2:重新制作上部结构。重做时做以下调整:①将垂直距离降低 2mm;②金属杆改为由 5 颗种植体共同支持的整体杆;③上部义齿制作为反𬌗,基托做薄。完成修复后义齿固位及稳定性良好(图 7-87,图 7-88)。

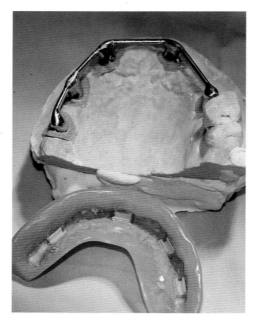

图 7-87　固位杆及义齿组织面

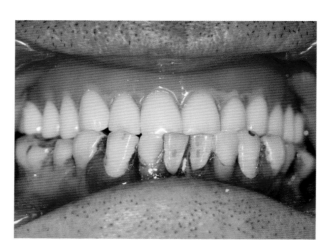

图 7-88　口内咬合情况

【问题2】什么原因导致该患者种植覆盖义齿固位不良? 应该怎样处理?

1. 两侧金属杆就位道不一致　两金属杆均略向颊侧倾斜,且两杆未处于同一平面上,在侧方𬌗时非工作侧基托翘起,义齿脱位。此时应重新设计金属杆,调整共同就位道。

2. 咬合关系不平衡　人工牙排列位置不正确,患者上颌牙槽嵴萎缩较严重,呈反𬌗面型,而首次修复将牙齿排列在牙槽嵴顶偏唇、颊侧,在下颌前伸时,使上颌义齿后部翘起,侧方𬌗时上颌义齿左右翘动;另外,下颌𬌗曲线高低不平,前伸及侧方𬌗时有干扰,使义齿翘动,影响义齿的固位。修改时应重新排列人工牙,使其尽量位于金属支架的上方,减少义齿所受的侧向脱位力,精细调𬌗。

3. 垂直距离过高　由于杠杆的作用,义齿容易翘动。

4. 义齿基托过厚及磨光面外形不好　在唇颊舌肌作用下使义齿受到水平向力,破坏义齿的固位及稳定性。处理时应磨改过长或过厚的基托边缘,磨光面外形应呈凹面,唇颊舌肌对义齿形成夹持力,使义齿更加稳固。

【问题3】导致种植固定义齿修复中冠桥固位、稳定不佳的原因有哪些? 有哪些处理办法?

原因:①基台固位形不佳,𬌗龈距离过低;②固位体与基台不密合;③义齿未完全就位;④粘接剂溶解;⑤侧方𬌗干扰。

处理办法:提高修复体精度,旋紧螺丝,认真调𬌗。

对于并发症,应以预防为主,尽量避免发生。要在修复前做好完善的治疗设计,修复中正确操作,保证制作工艺精良,修复后保证定期复查,高质量维护。如果出现并发症,应及早发现,积极采取相应措施,提高治疗效果。

(周延民)

第八章 美 学 修 复

美学修复是指通过任何单独或组合的直接或间接的口腔修复治疗方式（直接树脂修复、贴面、冠、桥、种植、活动义齿）来提升人的牙齿、牙龈、咬合及颜面微笑等的牙科治疗。美学修复注重咬合、微笑等生理基础上的美学成功与患者的心理满足。无论是从口腔临床需求，还是口腔医学学科本身发展规律来看，美学修复都是处于修复学乃至整个口腔医学临床治疗相对高点的位置。一方面，高端口腔医疗市场中对美学修复有着大量的需求，另一方面，美学修复也是大部分口腔修复治疗的终点。与其他口腔治疗相比，美学修复更需要关注患者的自身体验与主观要求，因此，美学修复医师面临的压力较大，更应该具有敏锐的洞察沟通能力、扎实的口腔医学技能、完善的美学理论知识、超高的审美能力，以及对美学修复治疗过程的整体把控能力。在开始本章学习前，我们要掌握以下几个基本概念和原理：

1. 美学修复方式 美学修复可以分为两种基本方式（图 8-1），一种是在椅旁使用复合树脂、CAD/CAM 系统直接在患者口内修复牙齿的"直接修复方式"，另一种是采用在患者口外制作修复体分几次进行的美学修复的"间接修复方式"。

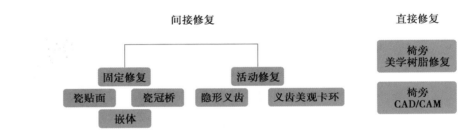

图 8-1 美学修复的两种方式

2. 美学修复的三因素与5C理论 影响美学修复的因素很多，立足于高年资修复专科医生的临床运用，可简化为颜色、形态、心理三个因素。所有的美学诉求，无外乎可概括为颜色和形态方面的问题，而美学修复治疗的手段，就是对牙齿、牙龈颜色和形态的改善与改造。除了客观的颜色因素与形态因素外，心理也是美学修复的重要因素。"美是感性认识的完善"（鲍姆嘉通），这暗示了美的满足除了其客观规律与标准以外，又与人的主观认知、心理个性密不可分。美学修复治疗应重视患者的心理诉求。5C临床法则从具体的实践角度阐述了美学修复治疗的首要思考问题，这包括了颜色（color）、形态（contour）、保存（conservation）、交流（communication）以及折中（compromise）。

3. 美学分析设计 美学分析设计是美学修复的核心与灵魂。医技可以通过美学要素的选择、分析及设计来实现美学修复的目标。根据三因素美学理论，常通过心理评估评估患者的美学诉求、心理期望，通过线面设计来设计与患者容貌协调的美观牙体外形，也可以通过美学颜色设计来确定修复的目标颜色。

4. 美学修复流程与路径 科学的修复流程与路径能够促进医技患交流，协助美学设计，保证修复结果的可靠性。美学修复流程与路径主要包括分析设计和临床实施两个阶段（图 8-2）。第一个阶段中，通过资料收集，美学设计与美学预告来确定美学修复目标与治疗计划；第二个阶段则通过美学设计转移来完成美学修复目标。

5. 美学修复的预告与转移 如何在有创治疗前预先了解修复效果，并在治疗过程中实

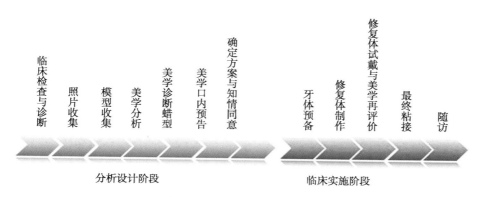

图 8-2　美学修复流程与路径

现美学目标,是美学修复的关键。美学修复预告与转移就是解决这些问题的技术。美学修复预告手段主要有数码牙齿设计、美学诊断蜡型以及诊断饰面(图 8-3);美学修复转移则包括了美学导板指导下的牙体预备、暂时冠制作、修复体制作,CAD/CAM 辅助美学修复制作,以及美学种植导板等系列技术(图 8-4)。

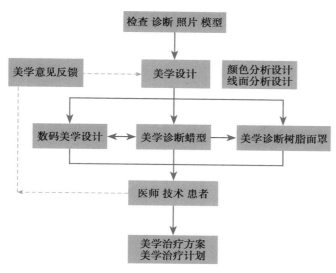

图 8-3　美学修复效果的预告

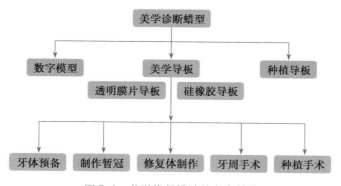

图 8-4　美学修复设计的多向转移

6. 美观活动修复　美观活动修复的实现途径包括种植联合活动修复、附着体、隐形义齿以及美观卡环修复技术。其中种植联合活动修复、附着体适应证有严格的要求,临床操作复杂,工艺流程要求很高,目前在我国大部分地区未能广泛普及。隐形义齿依靠牙龈色弹性树脂卡抱基牙产生固位力,但树脂材料存在老化、性能下降等问题。而低投入的美观卡环是一类功能与美观相结合、相平衡的卡环,利用基牙上的美观固位区,实现卡环的全部或大部分的隐身,尽可能减少卡环的金属暴露量,使患者获得无金属显露的笑容,提高了活动修复的美学疗效,是一种低投入美学疗效提升明显的好方法。

第一节 固定美学修复

临床病例一

如何寻找美学修复路径

患者,女,28岁,因为前牙的修复体美观性不佳就诊,要求改善前牙美观。初步检查如下:

主诉:前牙修复体不美观。

现病史:1年前患者因牙齿不美观于外院行前牙烤瓷冠修复。现因原修复体不美观来我科要求修复。

既往史:患者否认有心血管疾病、糖尿病等系统性疾病;无肝炎、肺结核等传染性疾病;无药物过敏史。

口腔检查:(图8-5)口腔卫生可,软垢(+),牙石(+),色素(+);

11、12、13、21、22、23牙烤瓷连冠,叩(−),冷(−),烤瓷桥边缘有悬突;

13—23、33—42牙龈红肿,探诊出血,32—42牙牙龈增生;

44牙近中侧缺损,未到达牙本质,叩(−),冷(−);

咬合关系正常,开口度正常,无明显关节弹响等颞下颌关节症状。

影像检查:X线示:13—23牙已行根管治疗,根充严密。其余未见明显异常。

诊断:13—23、33—42牙烤瓷连冠治疗后;

13—23、33—42牙龈炎。

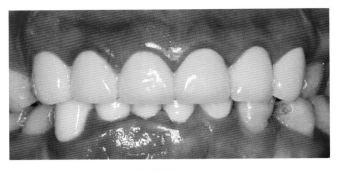

图8-5 治疗前患者的口内正面像

【问题1】在接诊要求美学修复的患者后,我们应该收集那些资料?

思路:与普通修复不同,美学修复在治疗前、治疗中、治疗后,都涉及对患者美学期望、面部及口腔美学要素的评估与设计,一般的口腔科检查资料无法涵盖美学修复治疗需要。交流后,我们了解到患者是在1年前因为"想要牙齿更白更整齐"而进行了前牙的修复治疗。该患者对牙齿的美观要求较高。我们决定在了解患者心理、全身和口腔状态的前提下,对患者进行美学分析,以确定美学治疗目标与治疗计划。我们与患者交谈以了解患者对牙齿美观的要求和心理状态,了解了全身和口腔的病史,同时为了支持美学分析,我们采集了患者的面部、唇、口腔照片,牙齿比色信息以及研究模型。

知识点

美学修复的资料收集内容

项目	内容
基本信息	姓名、性别、年龄、住址、联系方式
主诉与期望	患者主诉的主要目标是什么？希望达到怎样的美学效果？有无不切实际的幻想？
全身情况	是否有影响修复的全身系统性疾病或疾病家族史？是否有传染性疾病？是否对麻药过敏？是否有凝血障碍？
口腔情况	牙周情况是否健康，是否需要进行牙周治疗？
	牙体牙髓状况，是否有龋坏？牙髓状态如何？是否需要根管治疗？
	咬合状况是否正常？是否有咬合紊乱？是否有磨牙症？
	颞下颌关节情况如何？发音情况如何？等等
影像学检查	牙片、曲面体层片、CBCT
模型	诊断模型
数码照片	颌面部照、微笑照、口内照

【问题2】患者的哪些美学问题是可以通过修复修正的，我们应该如何评价病例的修复难度？

思路：患者的身心情况、期望值、口腔美学条件以及美学参数的选择和提升可能等相关因素相互叠加作用，决定了病例的美学修复难度。由于大部分患者缺乏对口腔学科的认识，常常会提出一些修复临床无法实现的要求，或者是对美学效果有不切实际的幻想。同时，一些美学问题，如前牙的骨性前突、牙齿大的轴向倾斜等，已经超出了修复能修正的范围。因此，在初次接诊患者时，医师需要客观评估病例的全面情况，尤其是预期美学修复效果，对美学修复的临床难度做出准确清醒的估算。根据评级结果，按美学修复临床技术级别选择相应技术水平的修复医师诊治，才能获得满意的效果，尤其是对于高难度的修复病例，医师应该根据自身的技术能力量力而行。通过美学修复难度评价表，我们可以方便地进行评估。

本病例难度为三级，为最难的一级。

知识点

前牙美学修复难度评价表

项目	低难度	中难度	高难度
患者心理及美学期望			
患者依从度	□合作	□焦虑但合作	□怀疑且有不良就医史
美学期望值	□咬合等功能为主，对美观无特殊要求和想法	□有一定的美观想法和要求	□对美观有苛刻的不切实际的追求
患者全身情况			
疾病状态	□无全身性疾病 □有全身疾病但不影响口腔诊疗	□有全身疾病，并影响口腔诊疗	□有传染性疾病如乙肝、HIV，治疗过程中需要做好特殊防护准备
张口度	□张口无受限	□张口轻度受限	□张口严重受限

项目	低难度	中难度	高难度
修复空间种类			
可用修复空间种类	□空间足够	□空间稍欠	□空间不够
患者治疗前美学设计法则因素			
颜色法则			
颜色	□除修复牙以外的牙齿颜色正常 □全美学区牙修复	□除修复牙以外的牙齿颜色轻中度异常	□除修复牙以外牙齿颜色重度异常,且部分前牙美学修复
形态法则			
中线对称性	□口腔及面部对称性良好	□上下颌中线偏斜,但在可调整修复范围内	□上下颌中线严重偏斜,无法通过修复方式纠正
局部对称性	□修复牙位间隙与对侧同名牙宽度一致	□修复牙位间隙与对侧同名牙宽度差别在10%以内	□修复牙位间隙与对侧同名牙宽度差大于10%
面部比例	□面下1/3长度正常	□面下1/3稍短,不需要升高咬合	□面下1/3过短,需要咬合重建
牙龈线	□牙龈线为对称的波浪形	□不同牙位龈缘线不协调,但可以通过冠延长术或暂时冠挤压改正	□难以纠正严重的牙龈曲线不协调
覆合覆盖	□前牙覆合覆盖正常	□轻度深覆合、深覆盖,可以通过修复纠正	□严重的深覆合或深覆盖,无法单纯通过修复纠正 □开殆、反殆
切缘曲线	□切缘曲线整齐	□切缘曲线轻度不整齐,牙列轻度不齐,但可以通过修复纠正	□切缘曲线严重不协调,伴随严重牙列不齐

美学修复的难度分级

一级——低难度(所有因素都在低难度一列中)

一级的病例较容易完成,适合于绝大多数医师。

二级——中等难度(至少有两项因素在中难度一列中)

难度分级为二级的患者情况较复杂,有经验的医生才能获得较好的美学修复效果。

三级——困难(至少两项因素列在高难度这一列中)

患者对美学要求高,情况极其复杂,有至少两项因素列在高难度这一列,这样的病例要达到较好效果,对于经验丰富的修复医师来说也是一件有挑战的事情,临床实战中很难取得满意的疗效。

【问题3】美学修复的病例路径是怎样的,我们应该从哪些方面入手分析患者的美学问题,颜面及口腔中影响美学的线面有哪些?

思路1:目前常规修复过程常常是这样的:修复科医师接收患者后,经简单讨论后就进行牙齿预备、取模,然后将模型送至制作室,让技师根据模型的条件制作修复体,最后医师将修复体戴入患者口内。美学修复路径与传统修复有很大的不同:第一,美观是美学修复的重要目标,为了实现最后修复体在患者口内的美观性,需要医技患更加密切的交流;第二,除了常规的临床过程,美学修复需要根据患者的情况对修复体进行颜色和形态的设计;第三,美学修复成功与否与患者的主观感受有很大影响,美学设计的结果必须让患者进行评价与反馈;第四,美学修复的过程是以美学目标指导临床操作的过程。因此,要做好美学修复,需要建立一种在治疗前让医技患共同参与决定美学修复方案,并以美学目标指导临床过程的流程。

知识点

美学修复的临床路径

美学修复路径主要包括病史与资料采集,美学分析设计与方案确定,美学设计指导下的临床过程,以及修复结果美学再评价以及随访(图 8-6)。

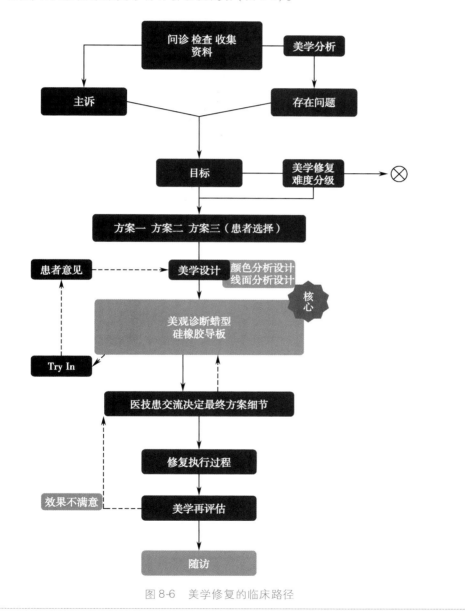

图 8-6 美学修复的临床路径

思路2:美学修复涉及的因素众多,概括起来也不外乎颜色和形态两个要素,患者的美学问题与美学设计也要从这两个方向入手。

美学修复的颜色设计方法与患者修复的牙位有很大关系,特别是全美学区域修复还是部分区域美学修复。自然与协调是美的基础,我们希望患者修复后的牙齿有着自然的颜色,并且前牙列的颜色协调,也就是"无限接近"对称同名牙、邻牙及对颌健康的自然牙齿。有的患者因为牙外伤、龋坏的原因,只要求对前牙中的一个牙或者几个牙齿进行修复时,对颜色的设计必须考虑同名牙、邻牙及对颌牙的颜色。这种情况下,修复体颜色与同名牙、邻牙及对颌牙的颜色的协调是第一位的,在进行颜色设计时,自然牙的色彩特性就尤为重要(牙冠的颜色渐变,牙列的颜色渐变与对称等等)(图8-7)。而在全美学区域牙修复的病例中,我们就不需要考虑修复体颜色与邻牙牙齿颜色的协调,修复体的颜色可控制度比较大。美学修复的形态分析与设计主要是"线面设计"。从整体到局部、从面部到牙列,有很多假想的线与面可以帮助我们进行美学分析,下表对这些线面关系进行了简单的归纳。在这些线面关系中,有一些对美学影响很大,是线面分析的核心因素,在下表中以红色标出。

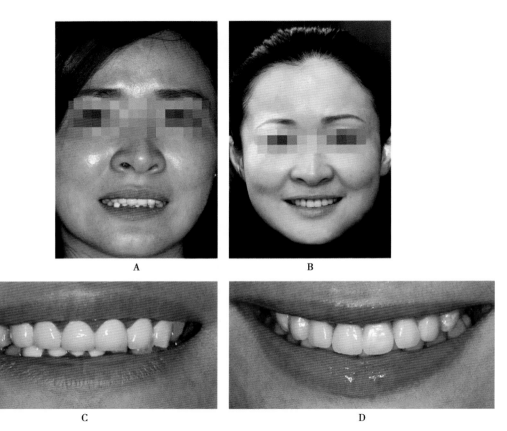

图8-7 美学修复前后效果对比

A. 修复前微笑照(面部);B. 修复后微笑照(面部);C. 修复前微笑照(口唇);D. 修复后微笑照(口唇)

知识点

美学修复中的线面因素

面部	口唇	牙龈	牙列
● 面中线	● 息止位上颌前牙暴露量	● 牙龈曲线	● 上颌牙列中线
● 双瞳线	● 微笑线	● 牙龈顶点	● 下颌牙列中线
● 鼻翼线	● 下唇曲线	● 牙龈乳头	● 切缘曲线
● 口裂线	● 口角颊间隙		● 上颌中切牙轮廓

续表

面部	口唇	牙龈	牙列
● 三庭五眼			● 上颌中切牙牙冠比例
● 面下 1/3 高度			● 上颌侧切牙轮廓
● 面突角			● 上颌尖牙轮廓
● 鼻唇角			● 下颌前牙轮廓
● 审美线			● 上颌前牙正面投影形态
			● 上颌前牙正面牙冠宽度比
			● 接触点
			● 外展隙
			● 牙齿视觉主面与副面
			● 上前牙唇面沟纹

临床病例二

冠龈相依的美学修复分析

患者,女,25 岁,因为前牙全瓷牙崩瓷就诊,要求重新进行义齿修复。

主诉:前牙全瓷牙崩瓷,牙龈发炎。

现病史:患者因牙齿不美观于外院行前牙全瓷冠修复。现因原修复体崩瓷来我科要求修复。

患者否认有心血管疾病、糖尿病等系统性疾病;无肝炎、肺结核等传染性疾病;无药物过敏史。

口腔检查(图 8-8):口腔卫生差,软垢(+),牙石(++),色素;

12—22,33—43 全瓷冠,叩(-),冷(-),全瓷冠边缘不适;

13—22,33—44 牙龈红肿,探诊出血,全口牙齿 PD 值 2 ~ 3mm;

咬合关系正常,开口度正常,无明显关节弹响等颞下颌关节症状。

影像检查:X 线示:13—23 牙已行根管治疗,根充严密。其余未见明显异常。

诊断:12—22,33—43 全瓷连冠治疗后;

13—22,33—44 牙龈炎。

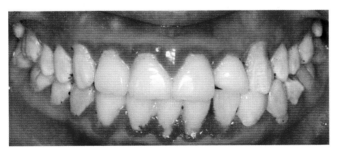

图 8-8　口内正面像

【问题1】患者的面部对美学修复方案有何影响？

思路：作为口腔医师，虽然我们干预的主要区域是牙齿与牙周组织，但它们是面部组成的一部分，如何让它们与整个面部和谐统一并达到美观，这也是美学修复需要解决的主要问题。因此，在牙齿形态设计时一般应考虑以下几方面：第一，牙列的横向、竖向方向应该与面部一致，比如牙列中左右同名牙的连线应该平行于双瞳线，牙列的中线应该与面中线一致；第二，牙列的整体位置与面部的关系应协调：从微笑线来看，有高中低三种，其中中笑线是最美观的，这就涉及牙龈曲线和切缘曲线的位置，首先应根据息止位时前牙暴露量与微笑线来确定切缘曲线的正确位置，然后在切缘曲线位置不变的前提下，根据理想的牙冠宽长比例来推断龈缘曲线的位置；第三，牙列的突度会影响唇型和面部的审美线、鼻唇角等，可在美学修复中通过适度地改变牙齿的唇腭向倾斜度来改善患者侧面部的美观。

面部美学分析的主要内容

1. 面部横向协调 指双瞳线、眉间线、鼻翼线、口裂线与水平面的平行。其中，又以水平面与双瞳线和口裂线的平行最为重要。轻微的横向不协调不会影响面部的美观。在修复过程中，双瞳线是首选的参考平面。但当双瞳线与水平面、口裂线都发生不平行时，医师应当与患者、技师共同讨论以哪一条为参考。

2. 面部的竖向协调 包括面中线与横向参考线的垂直，以及鼻子、口唇、牙列中线一致。眉间中点、鼻根点、人中、颏部中点的连线应该在一条竖直直线上，它也是竖向的参考线。某些情况下，当这些连线不完全在同一条直线上时，口唇的中线应该首选做牙列的竖向参考线。

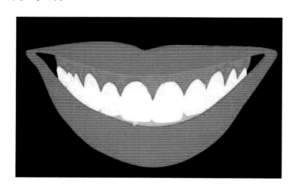

图 8-9 高笑线

3. 微笑线 微笑时红色的上唇与白色的牙齿间界线就是微笑线。根据微笑时上颌前牙和牙龈暴露量不同，微笑线可以分为高笑线（图 8-9）、中笑线（图 8-10）和低笑线（图 8-11）三种。高笑线指微笑时上颌前牙全部显露，同时有牙龈的暴露；中笑线指微笑时上颌前牙暴露了 75%～100% 的牙冠长度，同时有部分牙龈乳头的显露；低笑线指微笑时上唇高度较低，上颌前牙暴露量少于 75%。理想的微笑线可以定义为微笑时显露上颌前牙的全部牙冠长度，并尽量少暴露牙龈。对于大部分患者来说，牙龈暴露超过 2mm 以上都是不美观的。

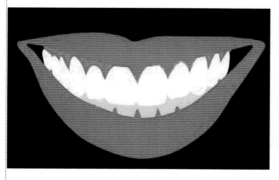

图 8-10 中笑线

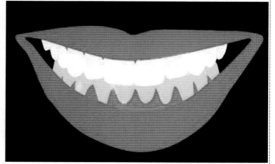

图 8-11 低笑线

【问题2】对于牙龈形态不好并出现炎症的美学病例,我们应该怎样处理?

思路: 健康的牙龈是前牙美学修复的基础。正常情况下的牙龈呈现出粉红色,质地较结实,表面存在橘皮样的被称作"点彩"的微小凹点。当患者牙龈形态不好并且由于不良修复体的存在导致牙龈出现炎症时,应先拆除原不良修复体,后到牙周科进行牙周基础治疗,在此期间患者可戴用暂时冠,待牙龈状况恢复并稳定后可制取印模、制作最终义齿。若仅通过牙周基础治疗并不能完全改善患者的牙龈形态时,可考虑通过牙周手术进行牙龈修整,以达到令医师和患者都满意的情况。

针对本病例中患者牙龈炎症严重的问题,我们拆除了她的不良修复体后进行了牙周洁治术。牙周基础洁治后一个月,患者的牙龈状况明显改善。

知识点

牙周组织相关指标

1. **生物学宽度** 是牙周学中与修复学密切相关的一个概念,指牙周组织的龈沟底至牙槽嵴顶之间至少保持2mm的距离,这是保证牙周组织健康的基本条件(图8-12)。在设计修复体冠边缘位置时,一定不要向龈方过度延伸,以免破坏生物学宽度,造成牙周组织的损伤。另外,临床上因龈下根面龋、牙冠和牙根折断或牙龈形态不佳,不利于义齿修复而需要进行修复前牙龈修整术或冠延长术时,还应考虑生物学宽度,使手术中留下的牙槽嵴顶至临床牙冠边缘的距离足够。此外,前牙修复出于美观考虑一般选择龈下冠边缘设计,此时应考虑到生物学宽度问题,避免冠边缘过分向龈方延伸对牙周组织造成破坏。

2. **修复体边缘形态** 金属烤瓷全冠的颈缘设计分为3类:①金属边缘:颈缘色泽差,但边缘密合,适用于后牙;②不露金属边缘:临床常用,为了美观常将边缘置于龈下,分3型(凹面型、肩台型、斜面肩台型);③全瓷边缘:美观,但加工制作复杂。

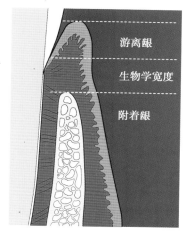

图8-12 生物学宽度

游离龈
生物学宽度
附着龈

【问题3】应该如何确定患者前牙的位置与形态?

思路: 对于前牙位置而言,主要是通过息止位前牙暴露量和微笑线来确定龈缘位置和切缘位置。息止位前牙暴露量一般为1~5mm,与患者的性别和年龄有关,一般而言,女性的息止位前牙暴露量大于男性,青年人大于老年人。而理想的微笑线则为微笑时暴露上前牙全部牙冠,并尽量少暴露牙龈,牙龈暴露量超过2mm则被视为不美观。因此在设计前牙位置时,应综合考虑以上两点,使前牙的位置显得美观且自然。

对于前牙形态而言,要考虑以下几点:①上前牙牙冠宽度比例:在牙列正面投影形态中,中切牙牙冠宽度/侧切牙/尖牙应该达到1.618∶1∶0.618的比例;②中切牙牙冠比例关系:目前比较公认的美观中切牙牙冠的比例应该接近80%,范围从75%到85%时,通常认为中切牙的形态都可以被大多数人接受;③对称性:左右同名牙应对称并互成镜像;④邻接点和切端外展隙:从中切牙至尖牙,邻接点逐渐偏向根方,切端外展隙逐渐增宽;⑤长轴倾斜度:从中切牙至尖牙逐渐增加的根尖偏向远中的倾斜度(图8-13,图8-14)。

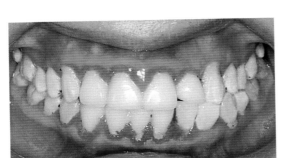 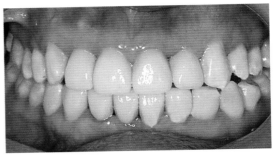

图 8-13 修复前　　　　　　　图 8-14 修复完成后牙龈健康明显改善,修复体颜色与邻牙更加匹配

知识点

前牙邻接点与外展隙

从牙列中线的邻接点开始,越往远中,上颌前牙的邻接点越高。这样平缓上升的邻接点也造成了外展隙的大小变化。从中切牙到侧切牙再到尖牙,外展隙逐渐增大。这种逐渐增大的外展隙是年轻的表现。在中老年牙列中,由于牙齿切端的磨耗,外展隙的大小变化逐渐消失(图 8-15)。在修复前牙的时注意塑造渐变的邻接点与外展隙,可使牙列显得年轻而有活力。

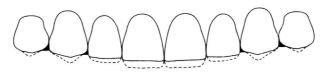

图 8-15　牙面与外展隙的协调

临床病例三

冠龈比例失调的美学修复

患者,女,28 岁,因为前牙原修复体破损就诊,要求重新修复。

主诉:前牙修复体不美观且已破损,牙龈炎症严重。

现病史:患者因上颌中切牙缺失于外院行前牙烤瓷桥修复。现因原修复体不美观且已破损来我科要求修复。

患者否认有心血管疾病、糖尿病等系统性疾病;无肝炎、肺结核等传染性疾病;无药物过敏史。

口腔检查(图 8-16):口腔卫生可,软垢(+),牙石(+),色素(+);

11、21 缺失,13—23 牙烤瓷桥,22 崩瓷,叩(−),冷(−),修复体外形不佳且边缘不适;

13—23 牙牙龈红肿,牙龈曲线形态差,探诊出血;

咬合关系正常,开口度正常,无明显关节弹响等颞下颌关节症状。

影像检查:X 线示:13—23 牙已行根管治疗,根充严密。其余未见明显异常。

诊断:13—23 牙烤瓷桥治疗后;

13—23 牙龈炎。

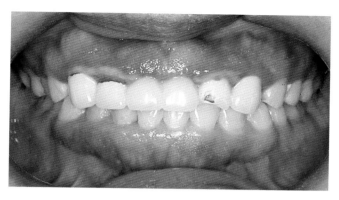

图 8-16　口内正面像

【问题 1】针对这样的前牙比例失调,我们应该怎样调整?

思路:美观的竖向空间位置应有以下的特征:第一,保持息止位,口唇自然放松时,上颌中切牙下缘露出 2～4mm;第二,微笑时露出牙冠长度的全长,少露出牙龈;第三,微笑时中切牙切缘与尖牙牙尖连成的切缘曲线与下唇曲线平行,中切牙切缘与下唇轻接触。竖向空间位置主要涉及两条关键线条:龈缘曲线与切缘曲线。它们的高度不协调会带来各种各样的美学问题。所以当面对前牙比例失调的病例时,应先分析其原因,龈缘曲线与切缘曲线间距离过长会造成牙齿"瘦长",距离过短会造成牙齿"矮胖"。因此,需要通过对息止位时的前牙切端暴露量、微笑线的位置、上牙与下唇间的距离以及牙冠的宽长比进行综合分析来确定设计方案。

该患者经正确的竖向高度分析后发现,前牙高度不足的原因是由于龈缘曲线位置过低所致,因此可通过牙冠延长术来改善竖向高度(图 8-17～图 8-19)。

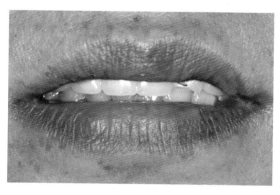

图 8-17　息止位前牙暴露量

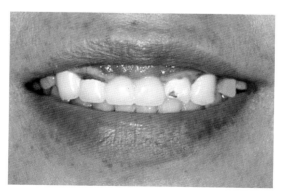

图 8-18　微笑露龈

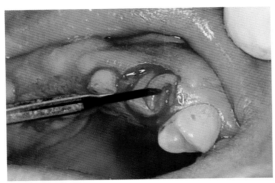
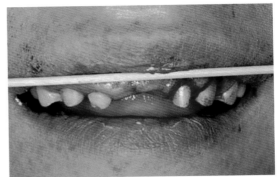
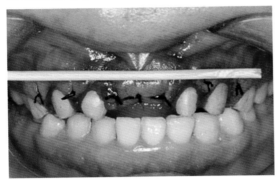
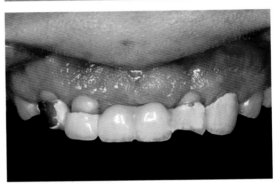

图 8-19　牙冠延长术改善竖向高度

知识点

龈缘、切缘曲线竖向位置不协调的表现

龈缘曲线	过高	• 低微笑线 • 上前牙牙冠长度增加
	过低	• 高微笑线、龈笑 • 上前牙冠长度过小
切缘曲线	过高	• 上前牙牙冠长度过小 • 息止位前牙暴露量过小 • 微笑时切缘曲线与下唇线距离增加
	过低	• 上前牙牙冠长度过大 • 息止位上前牙暴露量过大 • 微笑时上前牙抵住下唇

【问题2】怎样调整患者的龈缘曲线位置?

思路：若患者龈缘曲线位置过低,可结合切缘曲线位置及牙冠宽长比,通过牙周手术方法(如牙冠延长术)来改善龈缘曲线的整体位置,同时还应该注意以下细节：

第一,上颌前牙间龈缘高度错落有致,中切牙比侧切牙高,尖牙与中切牙同样或比中切牙略高;第二,龈缘高点的位置在牙齿中轴线远中;第三,以上中切牙中缝为中线,左右牙弓的龈缘曲线应该对称,这包括曲线曲度、龈缘高点的位置以及牙龈乳头的长度;第四,牙龈曲线在总体上应该与面部的参考平面(一般是双瞳线)平行。我们连接左右两侧同名牙的龈缘顶点得到直线,把它与参考平面进行比较。另外,尖牙、侧切牙、中切牙的连线之间也应该保持平行(图 8-20)。

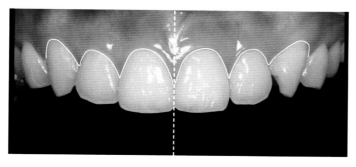

图 8-20　美观的牙龈曲线

第二节　美观卡环的活动修复

临 床 病 例

美观卡环修复方案的确定

患者,女,59 岁,下颌缺失多颗牙就诊,要求活动义齿修复。

主诉:下颌缺失多颗牙。

现病史:患者下颌牙列缺损多年,因影响功能及美观现来我科要求修复。

患者否认有心血管疾病、糖尿病等系统性疾病;无肝炎、肺结核等传染性疾病;无药物过敏史。

口腔检查:口腔卫生一般,软垢(+),牙石(+),色素(+);

41—43、46、47、31—34 缺失(图 8-21),叩(－),冷(－);

45 Ⅰ°松动;

咬合关系正常,开口度正常,无明显关节弹响等颞下颌关节症状。

诊断:牙列缺损。

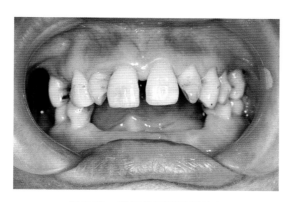

图 8-21　修复前牙列缺损情况

【问题 1】美观卡环修复的临床路径是怎样的?

思路:传统活动修复过程一般是修复科医师确定患者做活动义齿后,简单讨论后就预备支托凹、取模,然后将模型送至制作室,技师根据模型的制作活动义齿,最后医师将修复体戴入患者口内。

美观活动修复在满足活动义齿的功能要求的基础上,更要满足患者对减少金属暴露等的美观要求,因此,医师在临床操作时要对患者颜面部、笑容进行美学分析,并将信息传递给技师,委托技师按照设计制作带有美观卡环的铸造支架义齿。支撑整个流程的关键步骤是分析患者的美学要素,设计卡环的暴露量。最后通过工作授权书和其他数码图像信息让医技患共同参与整套修复方案中。

> **知识点**

美观卡环修复的临床路径

思路:美观卡环修复按照就诊次数可以分为三次,重点步骤包括分析设计、绘制授权书、试戴支架、记录咬合等。(图8-22)

第一次就诊	第二次就诊	第三次就诊
接诊	试戴支架	调整
分析设计	记录咬合	打磨抛光
绘制授权书	设计人工牙	医嘱
个别托盘	设计基托	
牙体预备		
取模与工作模型		

图 8-22　美观卡环修复的临床路径

【问题2】在分析设计流程中主要有哪些步骤? 要分析患者的哪些美学要素?

　　思路:分析设计分为三步:面容、笑容以及牙列分析(图8-23)。面容分析是指对患者自然状态下(闭口)的容貌记录和颜面部解剖标志分析;笑容分析是让患者展现笑容或发音,尽量展现日常生活时口腔进行功能活动时的状态,分析微笑暴露区、美观基牙等美学要素;牙列分析是通过分析患者的诊断模型,结合面容、笑容分析的结果,最终挑选出美观卡环并完成设计。

> **知识点**

分析设计流程的三大步骤及美学要素

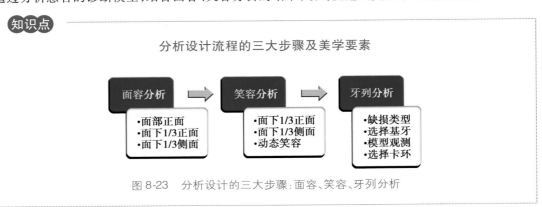

图 8-23　分析设计的三大步骤:面容、笑容、牙列分析

> **知识点**

分析设计中的美学要素

步骤	项目	美学要素
面容分析	面部正面	大三停、小三停、侧三停、审美线、颜面部解剖标志
	面下1/3 正面	
	面下1/3 侧面	
笑容分析	面下1/3 正面	笑线、微笑暴露区、美学区域牙位、美观基牙
	面下1/3 侧面	
	动态笑容	
牙列分析	缺损类型	美观固定区、美观就位道、美观观测线、美观卡环
	选择基牙	
	模型观测	
	选择卡环	

【问题3】笑容分析如何影响美观卡环修复方案?

思路：患者在展现笑容时,微笑线与开唇口角距离决定了微笑暴露区。从微笑暴露区可以判断出美学区域牙位,进而结合患者牙列缺隙牙位,选择出美观基牙。

金属卡环卡抱在基牙的固位区,应该挑选哪些余留牙作为美观基牙? 固位区是否会显露在微笑暴露区? 这些均是从对患者的笑容进行分析开始设计。

知识点

笑容分析的主要内容

1. 微笑线　牙冠暴露量在微笑中占重要地位,主要由笑线高低及开唇口角距离等决定。笑线是指上唇边缘在微笑时伸展的假想线,一般与年龄、性别等个体因素有关。

2. 微笑暴露区(图8-24)　露齿微笑时(一般为姿势性微笑或社交性微笑)口腔内软硬组织所暴露的区域,称为微笑暴露区,主要包括显露的牙齿及牙龈部分。不同个体存在个体差异。

3. 美学区域牙位(图8-25):露齿微笑或言语时容易显露出的牙位,称之为美学区域牙位。多数人可显露前牙和前磨牙,少数人可以显露到第一磨牙甚至第二磨牙。

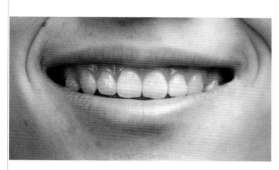

图8-24　微笑暴露区

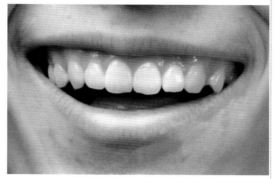

图8-25　美学区域牙位:15—25

4. 美观基牙　位于美学区域牙位,被选为固位体基牙的天然牙,称为美观基牙。

基牙的选择是可摘局部义齿修复中的重要环节。当牙列游离端缺失或少数前牙缺失时,美学区域牙位的天然牙常被选用作基牙。如果遇到需要在尖牙或前磨牙区设计固位体的情况,尽可能选择放置于前磨牙。当需要用下前牙作基牙时,可以设置低位卡环在下前牙的颈部,达到美观的效果。在合理设计的前提下,尽量选择最满足美观性的基牙。

结合本病例,其笑容分析如图8-26所示。

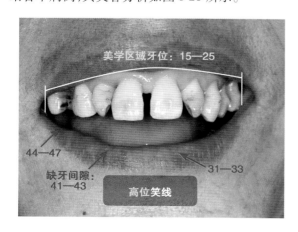

美学区域牙位:15—25

44—47

缺牙间隙:41—43

31—33

高位笑线

图8-26　本病例笑容分析中的几个美学要素由于下牙列完全被下唇遮挡,此病例不必选择美观基牙

【问题4】如何为患者选择美观卡环？美观卡环有哪些设计类型？

思路：根据笑容分析，结合患者的诊断模型进行美观卡环设计。此患者虽然上牙列牙冠暴露量很多，但下牙列基本得到下唇的遮挡，美学区域牙位全部位于上颌，因而不必选择美观基牙，美观卡环的选择也丰富得多（图8-27～图8-31）。

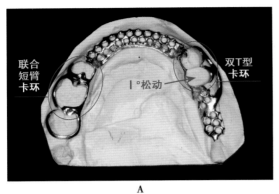
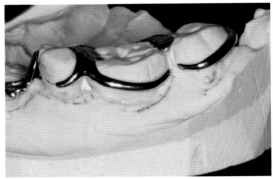

A

B

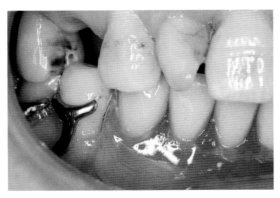

C

图 8-27　美观卡环的设计类型
A. 左右两侧不同类型卡环设计；B. 35、36 联合短臂卡环；C. 44、45 设置双 T 型卡环

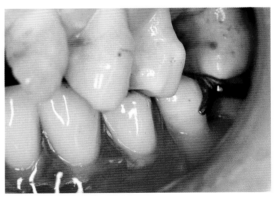

图 8-28　44、45 双 T 型卡环口内效果　　　图 8-29　35、36 联合短臂卡环口内效果

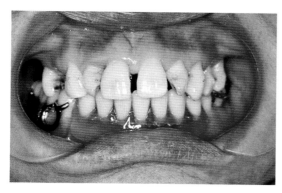

图 8-30　修复后佩戴义齿的口内效果

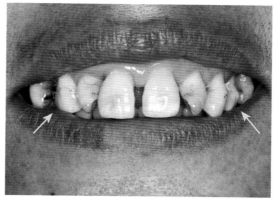

图 8-31　修复后佩戴义齿的最终效果：
黄色箭头指向被隐藏的金属卡环

知识点

美观卡环设计类型

前牙美观卡环

类别	结构组成	特点和适应证
短颊侧固位臂卡环	1.颊侧短固位臂　2.远中𬌗支托 3.舌侧对抗臂　4.远中邻面板	特点:颊侧固位臂位于基牙颊轴嵴远中,不越过颊轴嵴,远中邻面板可起到辅助固位的作用。 适应证:前牙、后牙均适用。要求牙列缺隙前后都要有基牙,且基牙颊面远中有适宜的倒凹。不宜用于远中末端游离缺失的基牙。
C 型卡环	1.固位臂　2.小连接体　3.近中𬌗支托	特点:有效地阻止义齿鞍基向𬌗方翘起。受咀嚼力时基托与卡环臂同时下沉,可减轻基牙负担,减少或避免对基牙施加的扭力。 适应证:适用范围广,前、后牙均适用,尤其适用于远中游离缺失的病例。
L 型卡环	1.固位臂　2.小连接体　3.近中𬌗支托	特点:由独立的固位臂和近中支托组成主体结构,固位臂呈 L 型。 适应证:适用范围及特点与 C 型卡环相似,适用范围广,尤其适用于远中游离端缺失的病例。
改良 RPI 卡环	1.I杆　2.远中邻面板　3.近中𬌗支托	特点:I 杆位于基牙颊轴嵴远中,更加隐蔽。 适应证:适用于游离端缺失的末端基牙,导线靠近龈 1/3。不适用于基牙颈部和邻近组织有较大的倒凹、前庭沟过浅或者基牙过度颊舌侧倾斜的情况。

类别	结构组成	特点和适应证
T 型卡环	1. T杆　2.远中邻面板　3.近中𬌗支托	特点:隐蔽性较好的低位卡环,"T"型的两只短臂可以根据实际情况改良设计。 适应证:适用于游离缺失的末端基牙。不适用于前庭沟过浅或导线接近𬌗面的基牙。
前牙邻面板式卡环	1.腭板　2.固位臂	特点:利用前牙邻面固位区进行固位,固位臂呈板状。 适应证:邻面有足够倒凹的切牙或尖牙,适用于对美观要求较高的患者。由于固位力较小,要与远中基牙其他卡环同时使用,不能用于游离端缺失的病例。
Twin-Flex 卡环	1.连接体　2.邻面固位臂　3.固位臂管道	特点:采用弯制钢丝对基牙不会产生太大的扭力,还能够调节卡环的力量。利用基牙邻面的倒凹固位。 适应证:因其卡环臂较短且弹性较小,不适于倒凹过大(大于0.25mm)的牙齿。还适用于颊舌侧倒凹不足的后牙缺失病例。

后牙美观卡环

类别	结构组成	特点和适应证
联合短臂卡环	1.短颊固位臂　2.舌侧对抗部　3.联合卡环体　4.联合𬌗支托	特点:颊侧卡环外形与邻间钩相似,但是有卡环尖伸出并进入倒凹区。两条短颊卡环臂止于相邻两基牙颊面的近远中转角处。 适应证:适用于游离端缺失的基牙,基牙牙冠短而稳固,或相邻两牙之间有间隙者。
板杆卡环	1.短固位臂　2.杆状连接体　3.远中邻面板　4.近中𬌗支托	特点:由大连接体伸出杆状连接体,连接远中邻面板,短固位臂从邻面板延伸而出。 适应证:放置在前磨牙和磨牙,可用于远中游离端缺失病例。邻面需要制备导平面。
舌侧固位短颊臂卡环	1.舌侧固位臂　2.颊侧短对抗臂　3.远中𬌗支托	特点:颊侧短对抗臂位于基牙颊轴嵴远中,由于位置在观测线之上,接近𬌗面。 适应证:多用于前磨牙上,适用于缺隙前后都有基牙的情况,与远中基牙其他类型卡环联合使用,也可用作间接固位体。

类别	结构组成	特点和适应证
舌侧固位 L 型卡环	1.𬌗支托 2.小对抗板 3.舌侧固位臂 4.连接体	特点:取消对抗臂,将𬌗支托向颊侧延伸形成一个位于远中颊面小对抗板,与横跨两基牙𬌗面的连接体相连,固位臂呈 L 型(还有呈 J 型的种类,固位臂尖端与基牙点接触) 适应证:可用于单侧缺失病例,放置于缺隙对侧牙列的基牙上。
RLS 卡环	1.舌面 I 杆 2.远中稳定器 3.近中𬌗支托	特点:可以看作一种反向 RPI 卡环,有近中𬌗支托。远中的稳定器相当于邻面板,与固位部分有交互稳定作用。 适应证:该美观卡环适用于游离端缺失病例,可放置于有适宜舌侧倒凹的前磨牙或磨牙上。
Terec 邻面隐藏式卡环	1.邻面固位臂 2.舌侧对抗臂 3.小连接体 4.𬌗支托	特点:邻面固位臂由大连接体伸出,位于舌侧对抗臂下方,隐藏于邻面倒凹。小连接体只与𬌗支托及舌侧对抗臂相连,与邻面固位臂并无接触。 适应证:要求基牙近缺隙侧有适度倒凹。适用于游离端缺失的基牙。
鞍锁卡环	1.弹性固位臂 2.对抗板 3.邻面板 4.近中𬌗支托	特点:固位臂起始于大连接体,通过邻面板栓道后止于基牙远颊或邻颊线角处,与邻面板接触但没有连接,短固位臂仍然具有一定弹性。 适应证:适用于末端游离缺失基牙上。基牙边缘嵴到牙龈乳头之间应该至少有 4～5mm 的间距。

（于海洋）

第 三 篇

技 术 操 作

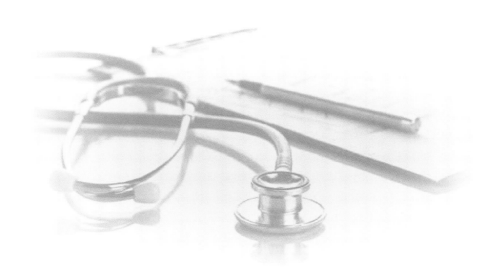

第九章 牙体缺损修复技术

第一节 嵌体修复的技术操作

一、牙体预备车针的选择

（一）选择车针的基本条件

选择好的车针利于提高牙体预备的工作效率,缩短椅位占用时间,提高患者的舒适性。选择车针的基本条件包括:车针轴有好的同心性、车针有高的切割效率和长久的使用寿命等(表9-1)。

表9-1 车针选择的基本条件和优势

基本条件	优 势
车针轴整体一段式的同心性	更好操作,更少的震动和颤抖。 有利于减少牙体组织的破坏;利于保护机头
高切割效率(如多覆层金刚砂车针、钨钢车针)	节省椅位工作时间,利于提高工作效率; 在切割牙齿和金属时,更加锋利和迅速而不会停转; 利于保护牙髓
长的使用寿命	经济实用

用于口腔修复科的车针一般包括 2 种主要类型:金刚砂车针和钨钢车针。在我国目前阶段,金刚砂车针应用广泛,钨钢车针也逐步受到推广。钨钢车针的优点包括:切割更平滑、产热少,因它是切割而不是磨削;在切削时碎屑易于排除;经久耐用。

（二）选择车针的专业条件

以金刚砂车针为例,选择车针的专业条件包括其形状、直径、颗粒粗细、工作轴柄及工作段的长度等。

1. 车针的形状　牙体预备中,不同的预备形、不同的牙齿部位的预备需要通过一定形状的车针来完成,因此,车针的形状是影响预备体质量的关键因素之一,包括车针整体形状和车针末端形状。

车针整体形状有柱状、锥形、球形、菱形、纺锤形、轮状、火焰形等多种形状(图9-1),适用于不同预备形和牙位的预备。如柱状和锥形车针可用于轴面和𬌗面的预备,球形车针、纺锤形、轮状车针可用于前牙舌面的预备等(图9-2)。

车针末端形状也是决定预备体边缘形状的关键因素。车针末端形状有平头、圆头之分,平头和圆头又有直径粗细之分,适用于不同深度、不同形状边缘类型的预备。如平头车针利于预备直角肩台(图9-3A);不同直径的圆头车针利于预备不同深度的无角肩台或凹槽形肩台(chamfer)(图9-3B)。

另有一种专用的肩台车针(图9-4),该类车针设计上仅在其末端顶部有金刚砂,用于修整、预备牙体颈缘肩台。

2. 车针的直径　第一,在口内牙体预备中,预备的深度或磨除量、预备方向比较难以衡量,若在预备前了解车针的直径或粗细,通过车针的直径和轴的方向作为参考,用不同直径的车针

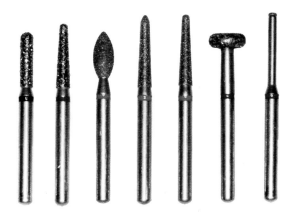

图 9-1　不同整体形状的车针

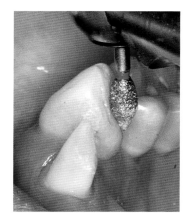

图 9-2　适用于前牙舌侧的车针

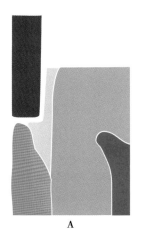

A

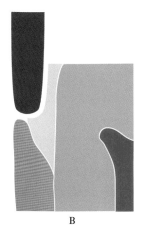

B

图 9-3　车针末端形状与预备体边缘形状的关系
A. 直角肩台与匹配的车针；B. 深无角肩台（深凹槽）与
匹配的车针

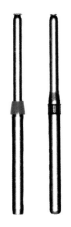

图 9-4　肩台车针

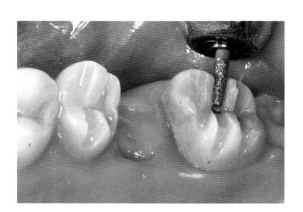

图 9-5　车针用于预备时的深度指示或定位

预备相应深度的指示沟，可以使车针成为牙体预备深度和方向指示直接和重要的参考（图 9-5）；在瓷贴面的预备中，还有不同直径的专用于定位深度的车针（图 9-6）。第二，直径小的细车针可用于打开邻面，避免伤及邻牙的牙体组织（图 9-7），但其预备效率相对较低，不易形成光滑连续的预备表面。第三，在边缘的预备中，合适末端直径的车针是形成光滑连续边缘的基础；如

0.5mm无角肩台(凹槽形)用1mm末端直径的圆头车针是合适的,若用末端直径小于1mm的圆头车针则易形成边缘飞边或悬釉(图9-8)。所以,在边缘预备精修阶段,一般需使用一大直径的细粒度车针进行修整。

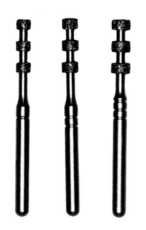

图9-6 不同直径的专用于定位瓷贴面预备深度的车针

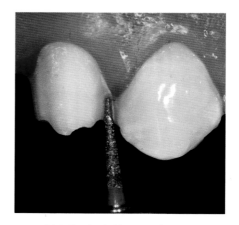

图9-7 细车针可用于打开邻面,避免伤及邻牙的牙体组织

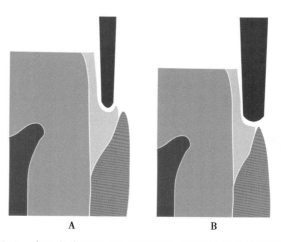

A   **B**

图9-8 合适末端直径的车针利于形成光滑连续的边缘形态
A. 末端直径偏小的车针产生的预备效果;B. 末端直径合适的车针产生的预备效果

3. 车针金刚砂颗粒的粗细 根据金刚砂颗粒的粗细,车针工作端具有不同的光滑粒度,在轴柄上多用颜色标识,如绿色、蓝色、红色、黄色依次表示颗粒由粗至细,即粗、标准、细、超细(图9-9)。一般粗颗粒预备效率高,但容易造成磨除量的增加,表面磨痕明显,标准颗粒的车针应用最广泛,因其效率较高且预备表面较为光滑连续。黄色标识的光滑车针一般用于最后的磨光和精修。

4. 车针轴柄的长度 与患者的张口程度有密切关系,在张口受限患者的后牙预备中,宜采用车针轴柄短的车针。

5. 车针工作段的长度 此与预备牙的高度有关系,对于临床冠短的患牙,宜采用车针工作段长度短的车针。在张口受限患者的后牙预备中,若工作段长度与牙冠高度匹配,也建议使用。在嵌体的预备中,明确车针工作段的长度也有利于判断和指示洞形预备的深度(图9-10)。

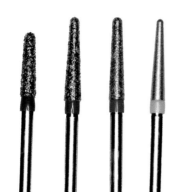

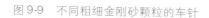

图 9-9 不同粗细金刚砂颗粒的车针

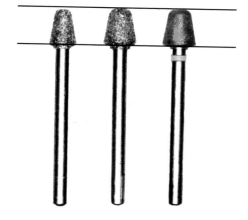

图 9-10 车针工作段的长度

二、嵌体修复的牙体预备

（一）金属合金嵌体的预备

1. 邻𬌗嵌体的牙体预备 以上颌第一磨牙近中𬌗嵌体为例。

（1）𬌗面洞形的预备

1）设计嵌体边缘。预备前应用咬合纸仔细检查咬合接触点的位置，根据缺损大小和咬合接触点的位置，设计洞形的外形和扩展范围，使嵌体的边缘尽量离开咬合接触点至少1mm（图9-11A、B）。

设计近中𬌗嵌体（MO嵌体）近中邻面颊侧边缘线时，首先应使其位于自洁区，并与邻牙保持一定的距离；一般情况下，当颊侧正面观时可以容易看到边缘线，但从近中颊向观时不易看到边缘线，此点在前磨牙近中𬌗嵌体预备时尤其重要，以减少金属的显露（图9-11C、D）。

2）制备𬌗面洞形。若有腐质，首先去净腐质。若𬌗面尚完整，可以保留近中边缘嵴，先形成𬌗面洞形，然后在保护邻牙的基础上小心磨除边缘嵴（图9-11E、F）。使用短锥状钨钢车针或金刚砂车针制备，洞的深度约为1.5mm，洞越深固位越好，但牙体组织的抗力下降并对牙髓的损害越大。洞形达到底平、壁直的要求，去腐后形成的过深的洞可用垫底材料垫平。所有轴壁保持𬌗向外展6°左右，与嵌体就位道一致。

洞形由缺损区做适当的预防性扩展，包括邻近的点隙、发育沟等，使洞缘位于健康的牙体组织内，并且离开咬合接触点1mm。

制备鸠尾固位形，防止嵌体水平脱位。鸠尾的峡部一般放在两个相对牙尖三角嵴之间，宽度为颊舌尖宽度的1/3~1/2（图9-11F）。

（2）邻面洞形的预备（图9-11G、H）：使用平头锥状钨钢车针或金刚砂车针制备邻面箱状洞形。邻面箱状洞形的颊舌轴壁和龈壁应离开邻面接触点，位于自洁区。两颊舌轴壁可外展6°，龈壁（或龈阶）应底平，与髓壁垂直，近远中宽度至少为1mm。邻面箱状洞形的三个轴壁和𬌗面洞形的三个轴壁应保持平行，与就位道方向一致。

（3）洞缘斜面的预备（图9-11I）：所有洞缘均应制备45°的洞缘斜面，去除洞缘的薄弱牙体组织，防止边缘牙体折裂；增加边缘的密合度，防止继发龋的产生。洞缘斜面可使用火焰状钻针预备。邻面洞形的龈壁洞斜面预备时，钻针的方向与就位道一致并平行于邻牙邻面龈1/3。𬌗面牙尖高锐、牙尖斜度大时，可在洞缘预备无角肩台边缘代替洞斜面。

（4）精修完成：各轴线角形成连续光滑的外形，嵌体边缘离开咬合接触点约1mm距离，且近中邻面颊侧边缘位于自洁区并保持一定的隐蔽性（图9-11I、N）。

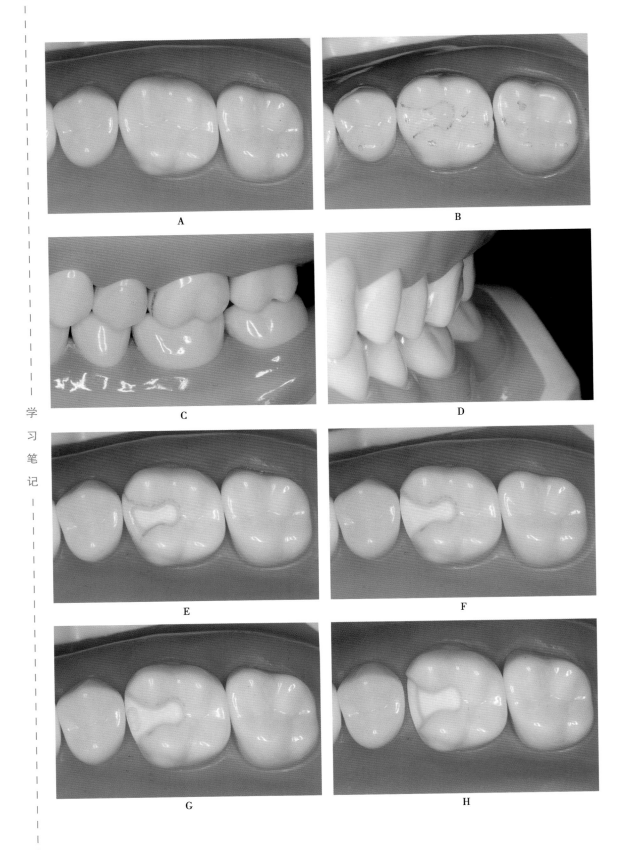

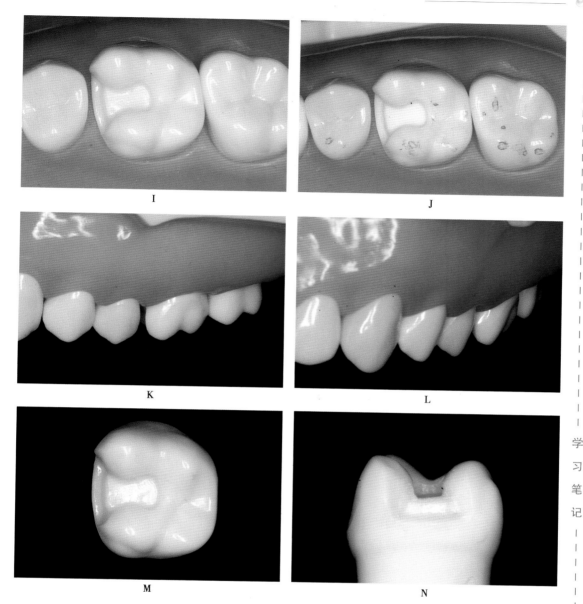

图 9-11 上颌第一磨牙邻𬌗嵌体(MO 嵌体)预备过程

A. 牙体预备前;B. 预备前用咬合纸记录𬌗面咬合接触点,设计嵌体边缘;C. 近中𬌗嵌体近中邻面颊侧边缘线设计位于自洁区,颊侧观时可显露;D. 近中𬌗嵌体近中邻面颊侧边缘线设计位于自洁区,近中颊向观时不易显露;E. 𬌗面洞形预备(邻面边缘嵴仍保留);F. 𬌗面洞形预备(邻面边缘嵴已磨除);G. 龈壁或龈阶预备开始;H. 龈壁或龈阶形成;I. 边缘斜面预备完成后𬌗面观;J. 预备完成后用咬合纸检查咬合接触点,嵌体边缘位于咬合接触点外 1mm;K. 近中𬌗嵌体近中邻面颊侧边缘线、颊侧边缘外展情况;L. 近中𬌗嵌体近中邻面颊侧边缘线位于自洁区,近中颊向观时不易显露;M. 近中𬌗嵌体𬌗面观(边缘有斜面);N. 近中𬌗嵌体邻面观

2. MOD 高嵌体的牙体预备(图 9-12)

(1)预备 MOD 嵌体:𬌗面以及近中、远中邻面洞形预备同邻𬌗嵌体预备方式。

(2)𬌗面预备:沿𬌗面解剖外形均匀磨除,功能尖磨除 1.5mm,非功能尖 1.0mm。

(3)肩台的形成及预备:在功能尖的外斜面咬合接触点以下约 1mm 处预备终止边缘,形态为直角肩台或深无角肩台,宽度 1mm,此处需保证足够的强度。

(4)斜面形成:在所有的边缘上形成斜面。在下颌牙的颊尖、上颌牙的舌尖的𬌗台上形成 45°、约 0.5mm 的颊斜面或舌斜面。在下颌舌尖预备出 0.5mm 的反斜面,上颌颊尖预备出 0.2～0.3mm 的反斜面(由于它的预备方向与原牙尖斜面的预备方向相反,故称为反斜面)(图 9-13)。

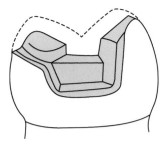

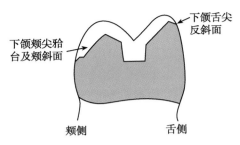

下颌舌尖反斜面

下颌颊尖殆台及颊斜面

颊侧　　　舌侧

图9-12　下颌金属合金高嵌体标准预备(模式图)

图9-13　下颌金属合金高嵌体殆台斜面及反斜面

(二)树脂、瓷嵌体或高嵌体的预备

预备的步骤和方法同金属合金嵌体或高嵌体。但与金属合金嵌体和高嵌体相比,树脂或瓷嵌体和高嵌体的牙体预备略有不同(见表3-2,图9-14)。

三、嵌体的试戴与粘接

1. 就位　试戴嵌体过程中,使其就位的力量应轻微,不应采用大力或让患者直接咬合的方法就位。全瓷和树脂嵌体应该在基本无压力的情况下就位,否则易造成修复体的破损或折裂。在试戴过程中,由于嵌体小而不易用手把持,在试戴和粘接整个过程中可以使用粘棒帮助把持。

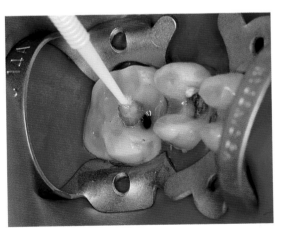

图9-14　下颌全瓷或树脂高嵌体标准预备(模式图)

殆面嵌体试戴时影响就位的主要是各轴壁的高点,若不能完全就位,可以通过高点指示剂显示高点,逐步磨除高点直至完全就位,检查边缘密合时即表示完全就位。若嵌体涉及邻面的修复时,还应考虑邻面接触区也可能影响嵌体的就位。可用牙线或专用的邻面接触检查片检测:50μm检查片可以通过邻面接触区,但110μm检查片不能通过,说明邻接触紧密度合适;若50μm检查片不能通过邻面接触区,说明接触区接触过紧,需要使用薄层咬合纸或高点指示剂显示高点,少量多次调磨至合适的松紧度。若邻面接触过松,可以通过邻面加焊、加瓷或加树脂(根据嵌体材料类型不同)调改接触区至合适松紧度。

2. 调殆　嵌体完全就位后应检查正中咬合是否有高点或在侧方、前伸殆时是否有干扰。通过咬合纸显示并逐步分次调改咬合至合适。

3. 外形及颜色调改　调殆完成后,需对外形进行最后的修整,以使其殆面外形、轴面外形与牙齿原有外形协调一致。若为全瓷或树脂嵌体,还应检查颜色、表面质地等是否与修复牙的其他部分或邻牙相协调,轻度的不协调可以通过外染色等进行调整。严重不协调时,建议重新修复。

4. 粘接　全瓷或树脂嵌体粘接时,可用橡皮障进行隔湿处理(图9-15)。金属合金嵌体可以直接使用水门汀进行粘接。在使用树脂粘接时,牙釉质和牙本质的酸蚀应分别进行,全酸蚀时牙本质酸蚀的时间不宜超过20秒,同时应采用湿粘接技术,以避免牙本质敏感发生同时使粘接效果达到最佳水平。

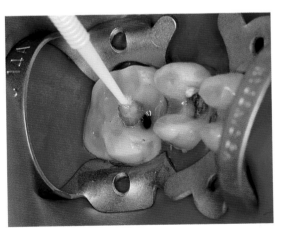

图9-15　橡皮障使用

四、嵌体试戴后的问题及处理

嵌体试戴后,当出现以下问题时,应该及时处理。

1. 嵌体修复术后的牙本质敏感　嵌体修复的牙体预备常涉及牙本质深层,容易出现术后的牙本质敏感,但通过牙髓保护措施(如预备中确保喷水冷却,原有龋损近髓时垫底护髓等)和正确的粘接方法,一般能避免术后敏感现象的发生。若有轻微牙本质敏感,一般也会逐渐缓解或消失。若有严重的牙本质敏感现象发生,一般需要先拆除嵌体,使用护髓的暂封材料观察牙髓的情况,若牙髓状态正常,可以再通过正确的护髓措施后重新进行嵌体修复,并注意粘接时使用正确的粘接程序和方法。若牙髓状态不正常,则需行完善根管治疗后再进行全冠修复。

2. 咬合高点或𬌗干扰　嵌体修复后若出现咬合疼痛或咬合不适,需检查是否有咬合高点或𬌗干扰存在。少量的咬合高点或𬌗干扰可以通过调𬌗完成,若有明显的咬合高点或𬌗干扰,调𬌗会导致嵌体强度降低或颜色不协调等情况时,需重新修复,必要时需要重新进行牙体预备。

3. 食物嵌塞　嵌体修复后若出现食物嵌塞,一般与接触区恢复不佳有关,通常需要重新修复。但是,若对𬌗牙存在充填式牙尖、存在与邻牙边缘嵴高度不协调等情况时应首先消除相应情况后再重新修复。

4. 嵌体脱落　以金属合金嵌体为例,脱落的嵌体一般是完整的。首先应检查和分析嵌体脱落的原因。若脱落的原因主要为粘接的问题,可考虑直接重新粘接,必要时可以将水门汀换为树脂粘接剂;若脱落的原因主要是嵌体洞形固位不佳,则需考虑重新预备后修复,必要时更改为全冠或其他修复类型;若导致脱落的原因有咬合因素存在,重新粘接前后均应注意调𬌗,避免早接触点和𬌗干扰;若嵌体脱落的原因为上述综合因素导致,在处理时应综合考虑消除上述综合因素。若为全瓷或树脂嵌体,还需考虑脱落的嵌体是否完整无折裂,若有折裂需重新修复,重新修复前也应检查和分析导致脱落折裂的原因,只有在消除上述因素后才能开始重新修复。

5. 全瓷或树脂嵌体颜色与邻牙不匹配　全瓷或树脂嵌体粘接后的颜色有时会出现与邻牙不协调的现象,若发生此类现象,一般需要重新修复。但此类现象通常可提前预防。因嵌体厚度较大,粘接前和粘接后的颜色差异变化不显著,所以在粘接前务必将颜色调整合适后再粘接。最好在技工室制作阶段或 CAD/CAM 选择切削瓷块阶段就做好颜色的选择和分层处理,后期再通过外染色弥补,一般可以达到满意的美学效果。若存在牙体预备量不足导致的颜色不协调时,则须重新预备再进行修复。树脂嵌体虽然可以通过适当磨除表层部分树脂再进行口内树脂重新堆塑,但此种做法会降低强度和耐磨性,不建议采用。

6. 牙齿折裂　嵌体不覆盖牙尖,不能防止侧向力所导致的不利应力,因此,嵌体修复有时会发生修复牙齿的牙尖劈裂。针对上述现象,首先在修复前应尽量做到预防牙齿的折裂,保证剩余牙体组织有足够的厚度,必要时改变嵌体的设计为高嵌体、全冠修复。若发生牙齿折裂,应根据折裂的程度判断预后并处理。若劈裂的牙体组织不多,牙髓未暴露,高嵌体修复可以获得足够的固位,此时可以改为高嵌体修复;若高嵌体修复无法获得足够的固位,则须改为全冠修复。若涉及牙髓暴露,剩余牙体组织位于龈上或齐龈,可以考虑根管治疗后做全冠或桩核冠修复;若劈裂牙齿断面位于龈下较深,通过牙冠延长术仍可以获得较好预后时,可以保留修复。若劈裂牙齿断面深而不能保留,则需建议拔除后考虑种植或其他方法修复。

第二节　贴面修复的技术操作

一、全瓷贴面预备

1. 唇面预备　应依据唇面外形分两个平面进行(图9-16):龈端 $1/3 \sim 1/2$ 和切端 $1/2 \sim 2/3$。

预备量依据患牙染色程度以及瓷材料强度不同使用0.3~0.8mm不同的预备量。当牙齿无明显染色,而且所用瓷材料强度足够时预备量以0.5mm为佳。当牙染色明显或瓷强度不够时,多应达到0.8mm。

预备时首先用专用金钢砂刻度指示车针在牙颈部形成0.3mm或0.5mm的指示沟,在切端部分形成0.5mm或0.8mm的指示沟(图9-17),然后利用圆头锥形车针去除深度指示沟之间的剩余牙体组织。

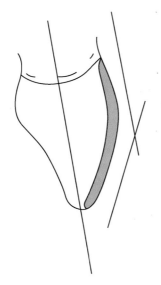

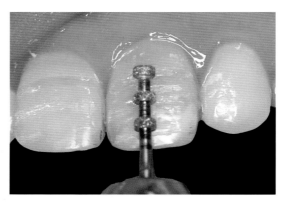

图9-16 唇面预备应依据唇面外形预备　　　　图9-17 唇面预备指示沟

2. 邻面预备　是唇面预备的延续,用圆头锥形车针继续原来的预备直达邻面,并务必保证有足够的预备量,而且预备邻面时务必使车针长轴和牙体长轴保持一致。邻面的预备应扩展到接触区,但不应该破坏接触区,最大程度可以进入接触区达1mm(图9-18)。但近、远中接触区均应该用金刚砂条锉开少许(图9-19)。

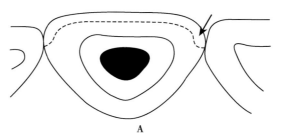

A

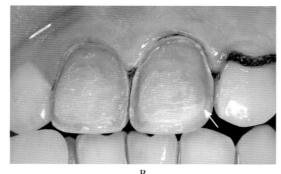

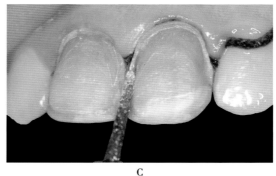

B　　　　　　　　　　　　　　　　　　　C

图9-18 邻面预备

A. 邻面预备的舌向伸展程度模式图;B. 邻面预备的舌向伸展程度;C. 邻面预备中

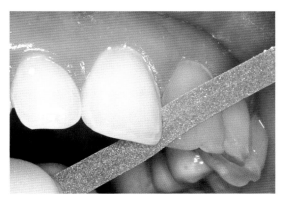

图 9-19　用金刚砂条锉开接触区

美观需求也可设计龈下 0.5mm 边缘。

3. 切端预备　①开窗型牙体预备：在完整保留舌侧牙体组织的前提下于切缘处制备一浅凹槽形或无角肩台（图 9-20A）；②对接型牙体预备：均匀去除 1mm 以内的切端牙体组织（图 9-20B）；③包绕型牙体预备：切端去除 1mm 牙体组织，且向舌侧制备 0.5mm 浅凹槽形或无角肩台（图 9-20C）。

4. 龈缘预备　瓷贴面龈端边缘应为浅凹槽型或无角肩台（图 9-21），位于龈上或近龈缘处。但在修复重度变色牙时，为

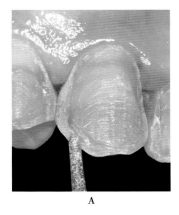 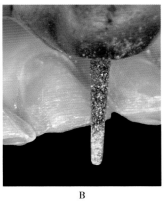 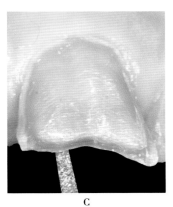

A　　　　　　　　　　B　　　　　　　　　　C

图 9-20　切端预备类型
A. 开窗型；B. 对接型；C. 包绕型

5. 精修完成　预备体精修的目的是去除有可能导致贴面应力集中的尖锐点线角，去除无基釉等不连续之处，可用细粒度直径较粗的圆头锥形金刚砂车针进行（图 9-22），精修完成后的预备体应该没有尖锐的点线角，龈边缘光滑连续。

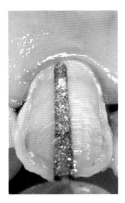 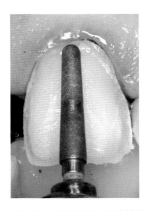

图 9-21　龈缘预备　　　　　　　　图 9-22　用细粒度车针精修

二、排　龈

见第三章第三节。

三、制 取 印 模

四、全瓷贴面的试戴与粘接

1. 全瓷贴面的口内试戴与外形调改　首先应检查贴面的就位和适合性。若组织面或边缘有干扰点,可用高点指示剂显示并调磨(图9-23),以保证修复体与预备牙面及边缘高度吻合且无悬突。若同时试戴多个贴面时,要确保相邻贴面修复体的邻面接触合适,避免相互影响就位,需要调整时可用咬合纸检查(图9-24)。贴面完全就位后,还需检查贴面的大小、形态、厚度、表面质地、排列等,若有必要可以修改直至符合要求(图9-25)。需要注意的是,瓷贴面的咬合高点一般要待粘接后才能调改。

2. 试粘贴面和确定颜色　全瓷贴面的厚度通常只有0.5~0.8mm。最终瓷贴面的颜色效果受瓷贴面制作方法、材料类型、贴面厚度、修复体表面形态及质地、树脂粘接剂及遮色剂等多因素的影响。首先,在修复前应对最终的颜色效果有基本的判断,排除非适应证的情况。其次,利用外

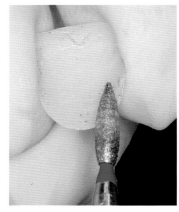

图9-23　贴面组织面调改

染色、表面质地修饰等方法适当弥补颜色的差异。再次,利用不同颜色的树脂粘接剂粘接也可适当弥补颜色的差异。粘接贴面前一般应使用试色糊剂进行试色,但须注意试色糊剂与粘接剂之间也会有颜色差异。粘接时,遮色粘接剂可以与不同颜色的粘接剂混合使用,以达到不同程度的遮色效果;建议不要单独使用遮色粘接剂,以免使粘接后的颜色缺少层次感,产生蜡白样的非自然效果。

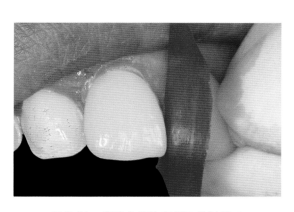

图9-24　用咬合纸检查邻面接触情况

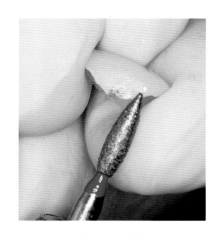

图9-25　修整贴面外形

3. 全瓷贴面的粘接　全瓷贴面的粘接时建议使用橡皮障。全瓷贴面粘接前的处理分为两个方面:①瓷贴面修复体组织面的处理。制作瓷贴面的材料一般为玻璃陶瓷类(氧化硅基)全瓷材料,其在粘接前需用5%氢氟酸酸蚀组织面1分钟,然后涂硅烷偶联剂以增强粘接强度。②基牙牙面的处理。釉质表面一般需用37%磷酸酸蚀30秒至1分钟,然后用清水冲洗干净。若基

牙牙面均为釉质,吹干后即可行下一步操作;若有牙本质外露,牙本质部分则需减少酸蚀时间至15～20秒,吹干牙本质时还需注意保持牙本质表面的湿润(牙本质湿粘接理论)。之后再涂粘接剂,并用试色时选定的树脂粘接剂将瓷贴面固定于基牙上。当确认完全就位后,可先将修复边缘处的粘接剂光照2～3秒进行预固化,去除多余粘接剂后再最后光固化。贴面固定后要确保彻底清除龈沟内的粘接剂,粘接前在龈沟内预先放置排龈线有利于去除龈沟内多余的粘接剂。此外,邻牙间的邻接触应能通过牙线以便定期清洁邻面,必要时需使用金刚砂条分开牙接触并磨光邻接触。

4. 全瓷贴面的调𬌗、抛光　全瓷贴面的调𬌗需在粘接后完成,否则易导致贴面的折裂。粘接后的调𬌗应确保正中、前伸、侧方𬌗无早接触或干扰。前伸和侧方𬌗应尽量保证多牙的接触。调𬌗后应对龈缘及调改调𬌗处进行抛光处理,以减少菌斑堆积,维护牙周组织、邻近牙体组织或邻牙的健康。

5. 全瓷贴面戴用后的防护　全瓷贴面修复的长期成功还依赖患者的个人防护。应尽量避免进食切割坚韧和坚硬食物,以预防修复体受损;全瓷贴面修复后,一般要求患者定期就医随访;并且也应作好口腔卫生,如用牙线清洁邻面,减少邻面粘接界面的继发龋等等。

五、全瓷贴面试戴后的问题及处理

作为一种微创修复治疗手段,全瓷贴面已被广泛应用于美学修复,且获得了长期可靠的临床效果。当出现以下问题时,应该及时处理。

1. 全瓷贴面的脱粘接　首先检查脱粘接的全瓷贴面是否完整无折裂,然后需要分析导致全瓷贴面脱粘接的原因。若脱粘接的原因主要为粘接步骤或粘接技术的问题,而且脱粘接的全瓷贴面完整,可考虑直接重新粘接;若导致脱粘接的原因有咬合因素存在,重新粘接后还应注意调𬌗,避免早接触点和𬌗干扰。若检查发现全瓷贴面不完整或有裂纹等,应该重新制作全瓷贴面。但是在重新制取印模前应仔细检查导致全瓷贴面脱粘接的原因,若有预备量不足,咬合早接触或𬌗干扰等问题,需要对预备体或对𬌗牙进行适当的修整,以使重新修复时全瓷贴面能获得长久的粘接的效果。

2. 全瓷贴面颜色及外形与邻牙不匹配　全瓷贴面因牙体预备量及厚度有限,粘接后的颜色和形态特征常出现与邻牙不协调的现象,若发生此类现象,一般需要重新修复。此类现象最好是在适应证选择时期提前预防。首先应确定瓷贴面是否是适应证,是否能够达到预期的修复效果,如修复后的颜色及外形突度是否能够达到与邻牙相协调等。在设计全瓷贴面时,就应充分评估全瓷贴面修复后的效果,若有必要,需联合牙齿漂白、牙龈或牙周手术、正畸等多学科治疗。其次,在牙体预备、全瓷贴面制作及粘接过程中要保证足够的瓷贴面预备量和足够的瓷贴面厚度,粘接过程中适当使用合适颜色的粘接剂和处理,才能保证形成匹配的瓷贴面外形和颜色特征。

3. 全瓷贴面的折裂　全瓷贴面折裂分为以下几种情况:粘接完好,全瓷贴面局部出现很小的折裂;粘接完好,但全瓷贴面表面出现裂纹;全瓷贴面局部出现较大的折裂并脱落等等。若粘接完好,全瓷贴面局部仅出现很小的折裂,且对外形颜色影响较小时,可以经适当调磨抛光后继续使用;若出现其他情况的折裂,一般要求重新修复。但重新修复时应仔细检查导致全瓷贴面折裂的原因,如全瓷贴面的设计是否合理,全瓷贴面的预备量是否足够,是否存在咬合早接触或𬌗干扰等问题。若选择全瓷贴面的适应证不恰当,则需更改修复设计;若适应证选择和修复体设计适当,则需要对预备体进行适当的修整或适当调𬌗,以使重新修复时的全瓷贴面能获得长久的效果。

4. 全瓷贴面修复术后敏感　全瓷贴面虽然属于微创修复,但少量切割牙齿有时也会造成牙本质敏感,该现象一般会逐步缓解或消失。其主要原因是因牙齿颈部釉质较薄,预备时已达牙本质层,或因牙齿自身釉质缺损或发育不全,牙本质已暴露。减少术后敏感的方法是尽量保证全瓷贴面的预备在釉质层,但因牙体预备量的要求确实需要预备到牙本质层时,在酸蚀、粘接过程中应按照牙本质粘接的原则局部处理牙本质粘接面,避免按照牙釉质的粘接方法统一处理粘接面,以尽量减少术后敏感。

(周永胜)

第三节 桩核冠修复的技术操作

一、准 备 工 作

牙体预备前,参照 X 线牙片了解牙根的长度、直径、方向、根管充填情况以及牙周支持组织情况(图9-26),选择器械,调整体位。

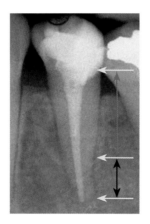

1. 使用牙周探针
2. 确定冠部测量根长的参照点,根充时根长度减去3~5mm,即为去除根充牙胶的长度

图 9-26 确定桩核的长度

二、冠部余留牙体预备

1. 按照最终所选择的全冠修复体要求与方法进行牙体预备(车针的选择及操作步骤详见全冠的牙体预备),但此时不必做出龈沟内缘,也不需要精修(图9-27)。

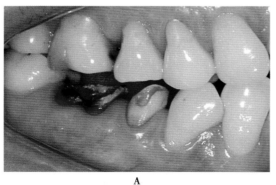 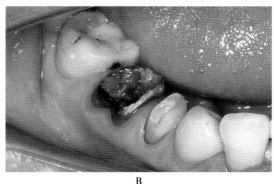

A   B

图 9-27 修复前照片(唇面和殆面)
A. 侧面像;B. 殆面像

2. 去除原有充填物及龋坏组织,去除薄壁弱尖,修整余留根面,确定最终边缘线(图9-28)。

学习笔记

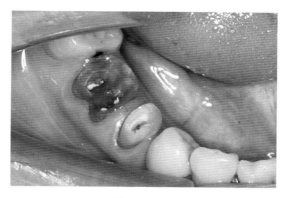

图 9-28　简单牙体预备（𬌗面）

三、根管桩道的预备（图 9-29 ~ 图 9-32）

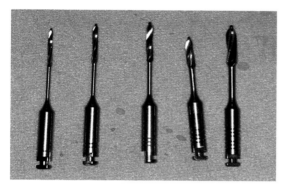

图 9-29　根管预备常用扩孔钻

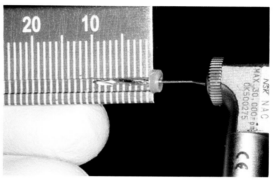

图 9-30　扩孔钻上标记根管预备长度

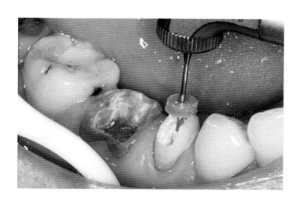

图 9-31　分体桩的多桩道预备：选择与髓腔内壁方向较为一致的根管作为主根管，其余根管作为次根管，根据牙体缺损范围选择预备 2 ~ 3 个桩道

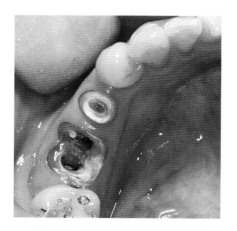

图 9-32　根管预备完成后的状态

四、桩核印模的制取（图 9-33 ～图 9-38）

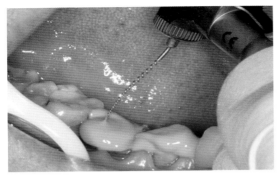

图 9-33　根管内注入高流动性印模材料,用螺旋输送器将印模材料导入根管

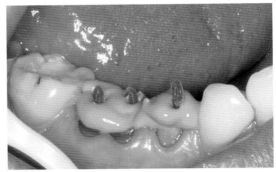

图 9-34　插入金属针或塑料针,将印模材料注满根管

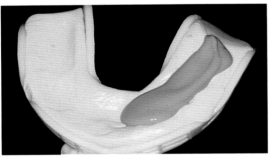

图 9-35　同时将印模材料放置在托盘上

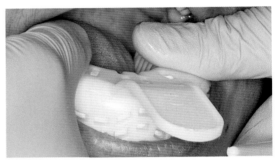

图 9-36　将托盘在口内就位

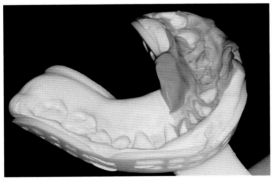

图 9-37　印模材料凝固后,顺根管方向取下,检查印模是否完整,是否有气泡,边缘是否清晰

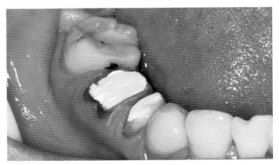

图 9-38　用氧化锌、牙胶等材料将根管口暂封,避免二次感染

知识点

　　参照 X 线牙片,根据根管治疗时记录的根管长度,确认桩的长度,标记在扩孔钻上,根据牙冠高度切除量适当降低标记的工作长度。目前临床上多采用机械法,使用 Gates Gliden drill 由细到粗去除设计长度的根充材料。再使用 Peeso reamer drill 或选定的预成桩系统配套的预备钻对根管进行由细到粗的逐级预备、去除倒凹、平滑根管内壁。

五、桩核试戴,粘接(图 9-39 ~ 图 9-45)

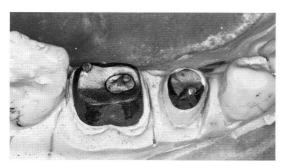

图 9-39 技工制作完成的后牙分裂桩

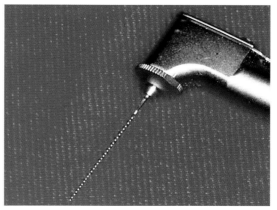

图 9-40 螺旋输送器

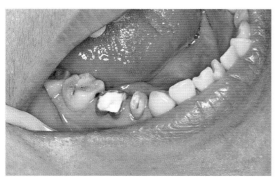

图 9-41 将树脂粘固剂注入根管口

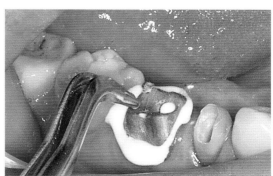

图 9-42 按照就位道方向,先将主桩核就位

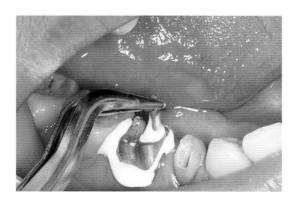

图 9-43 记好就位方向,放入插销桩,保证完全就位后,保持稳定

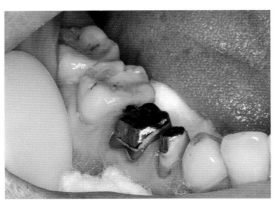

图 9-44 去除多余粘固剂,等待凝固剂凝固 10 分钟,开始行全冠牙体预备(见第三章第三节)

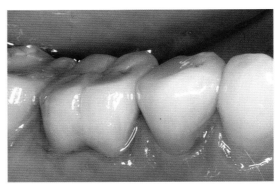

图 9-45 桩核上制作完成的全瓷冠

(吴 哲)

第四节 全冠的技术操作

一、前牙全瓷冠的牙体预备及取模(图 9-46 ~ 图 9-57)

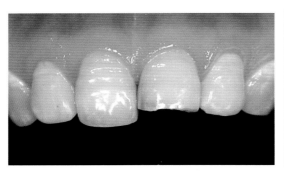

图 9-46 牙齿预备前

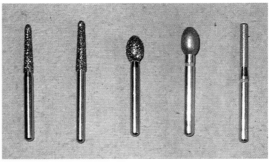

图 9-47 牙体预备车针

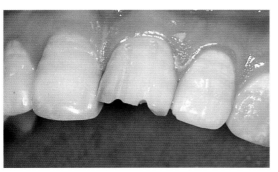

图 9-48 切端和唇面定深

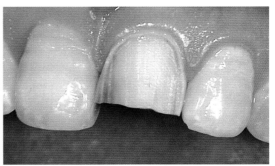

图 9-49 切端和唇面的制备

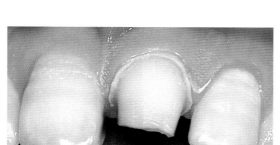

图 9-50　邻面制备

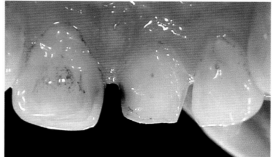

图 9-51　舌侧预备

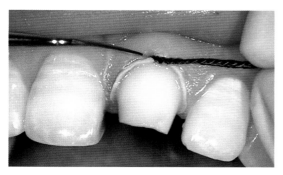

图 9-52　排龈

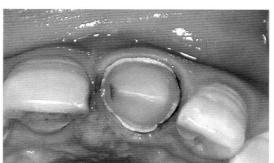

图 9-53　修整轴面及肩台

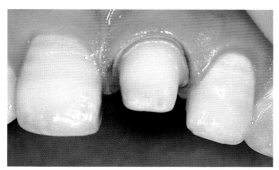

图 9-54　抛光轴面及肩台

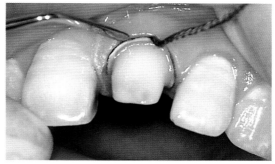

图 9-55　根据牙龈厚度及龈沟深度置入第二根排龈线

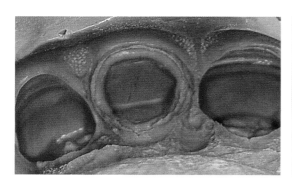

图 9-56　取出第二根牙龈线，用两步法制取印模

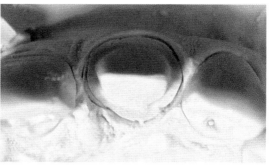

图 9-57　石膏模型

二、后牙金属烤瓷单冠牙体预备（图9-58～图9-65）

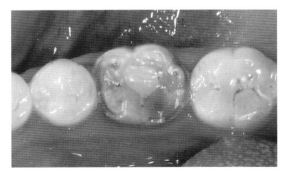

图 9-58 牙体预备前

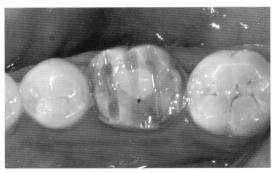

图 9-59 𬌗面定深

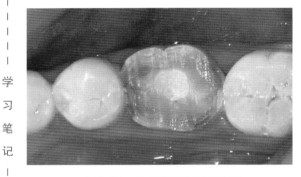

图 9-60 按照定深沟预备𬌗面

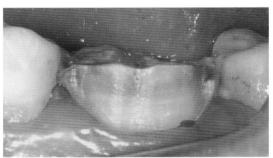

图 9-61 颊面预备

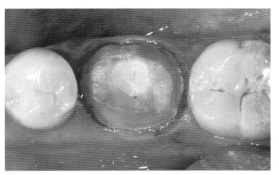

图 9-62 近远中邻面预备

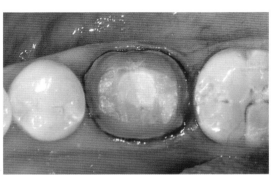

图 9-63 舌面预备

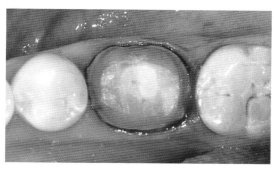

图 9-64　放置排龈线

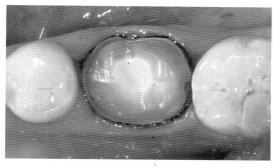

图 9-65　修整轴面及肩台

（麻健丰）

第十章

牙列缺损固定修复技术

第一节　后牙牙列缺损的固定修复的技术操作

第一步：准备工作

在进行牙体预备前，应首先询问患者当天的身体状况，在确认患者无任何不适后，即可开始。首先使用比色板比色（图 10-1），然后制取患者固定桥基牙的暂时冠印模。根据无痛治疗原则，对基牙进行局部麻醉（图 10-2），以本例患者为例，虽然基牙已经进行过根管治疗，但考虑需排龈，仍需要进行局部麻醉。

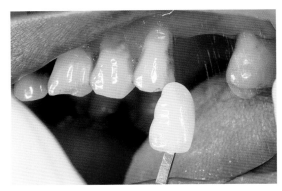
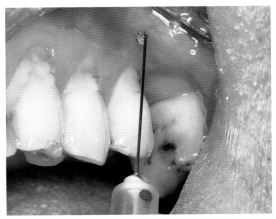

图 10-1　预备前比色　　　　　　　　图 10-2　基牙局部麻醉

知识点

比色的基本要求

1. 比色环境应尽可能模拟自然光条件，周围环境应以灰色基调为好，避免干扰。
2. 应充分清洁天然牙，去除烟斑或茶垢等。
3. 比色应在就诊开始时进行，比色时间要短，避免眼睛疲劳产生影响。
4. 最终的比色结果应征求患者的意见，并被患者接受。

第二步：牙体预备

按照最终所选择的全冠修复体要求与方法进行牙体预备（车针的选择及操作步骤详见全冠的牙体预备），若基牙有龋坏组织，在基牙预备时，需要除净龋坏组织。若除净龋坏组织后，基牙上形成较大的窝洞，可使用光固化树脂填补，防止影响取模和形成共同就位道。若出现较大程度的牙体缺损，应增加桩核修复，提高抗力形和固位形（图 10-3）。

预备肩台时，应首先排龈（图 10-4），旋转加压，排龈器与牙体轴面呈 15°~30°，按照近（远）中→唇面→近（远）中→舌面→近（远）中的顺序进行。目的是保护龈沟上皮和结合上皮在备牙时不受损伤，保证肩台预备的质量，并在一定程度上确保生物学宽度不被侵犯。

预备后牙时，若基牙舌向倾斜或有较大倒凹，可以选择龈上肩台。固定桥的基牙预备，从操作上来讲，与冠的基牙预备基本一致。但是，在固定桥的预备中，应注意预备后基牙的共同就位道（图 10-5）。

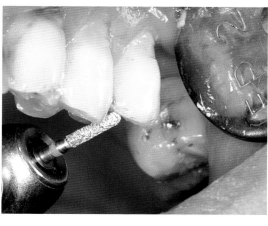

图 10-3　基牙预备

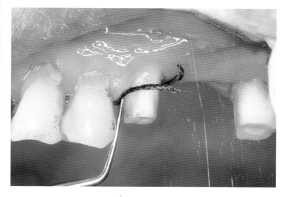

图 10-4　排龈

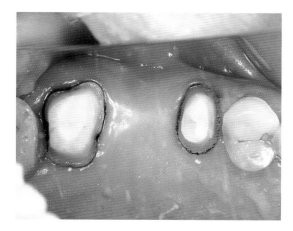

图 10-5　基牙预完成,基牙具有良好的共同就位道

知识点

基牙的共同就位道及其判定方法

　　一般情况下,只要牙排列位置正常,顺着各桥基牙的长轴方向进行牙体预备,即可获得共同就位道。对于轻度倾斜移位的桥基牙,可适当消除倒凹或稍微改变就位道方向,便可获得共同就位道。桥基牙倾斜严重时,若强行取得共同就位道,容易在基牙预备时,造成牙髓损伤,且𬌗力不宜沿牙齿长轴传导,造成牙周组织创伤。近年来,光弹实验证明,桥基牙倾斜在 30°以内者,尚可改善倾斜桥基牙的应力状况。此外,对于倾斜移位的牙齿,若有条件,建议先经正畸治疗改善,再进行固定修复。

　　在固定桥基牙预备时,应采用多个基牙的同向面同期预备。当口内观测修复体无法直视时,用手指建立一个坚固的支撑,持口镜以一定角度位于基牙预备体上方 1~2cm 处,用一只眼睛观察,应注意让口镜尽可能远放并平行移动,直到该预备过的基牙出现在中央。然后以手指支撑为支点,移动镜子而不改变角度,直到第二个基牙预备体出现在镜子中央,并从颊舌侧观察近远中面是否平行,从𬌗面观测颊舌面是否平行,以便进一步修整。对于多基牙的共同就位道,建议在上级医师的指导下,参考该方法进行。

第三步:印模制取、颌位关系记录和暂时冠桥的制作与粘接

　　预备完成后,进行印模的制取。为了精确地获得患者基牙及相应组织的印模,需要采用硅橡胶印模技术(参考冠的印模制取)(图 10-6)。在制取硅橡胶印模时,选择 2 步法进行,在操作

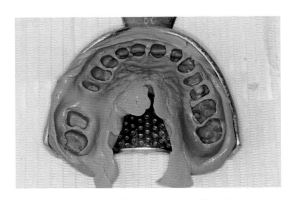

图 10-6 制取完成的硅橡胶印模

过程中,应严格遵守操作时间。

预备完成后,若患者咬合关系不良或缺牙较多,还需要使用咬合记录硅橡胶记录咬合关系(图 10-7),并再次确认患者咬合时位于正中接触位。

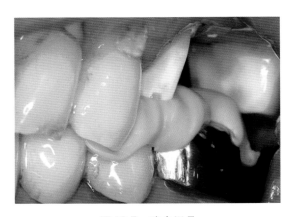

图 10-7 咬合记录
硅橡胶记录咬合关系

知识点

硅橡胶精细印模

硅橡胶印模材料分为缩聚型和加成型硅橡胶。缩聚型硅橡胶价格便宜,但印模稳定性较差;加成型硅橡胶制取的印模尺寸稳定性好,但是乳胶和牙龈收缩液会影响加成型硅橡胶的聚合,因此,应避免佩戴乳胶手套,不能与牙龈收缩液配合使用。

硅橡胶制取印模时,可分为一步法和两步法制取。一步法就是将混合好的油泥型或低流动性硅橡胶放入托盘,同时在预备过的基牙及周围注入高流动性硅橡胶印模材料,托盘就位后一次性取出印模,但该方法技术要求高。两步法取印模时,使用混合油泥的初印模凝固取出后,修去影响印模二次复位及患牙周边 1~2mm 范围的印模材料,并制作排溢沟。然后添加适量高流动性硅橡胶印模材料至印模区,将托盘重新在牙列就位,凝固后可获得更精确的终印模。

预备后的基牙需要制作暂时冠桥保护(材料选择参考全冠预备中暂时冠的制作),该患者采用的是口内直接法制作暂时固定桥。用气枪将预备前制备的暂时冠桥印模表面吹干,用混合枪注入暂时冠材料,放入患者口内完全就位,凝固后,将其取出,修整多余的材料,重新戴入口内,调整咬合,抛光。

口内直接法制作暂时冠桥

方法1（图10-8）：

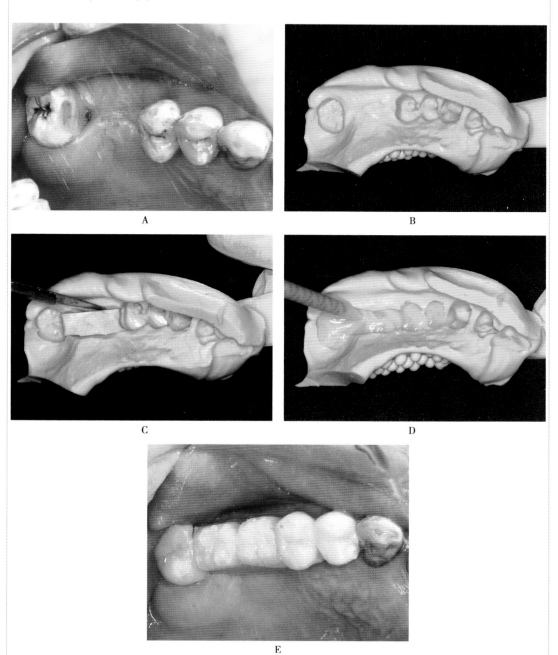

图 10-8　口内直接法制作暂时固定桥方法 1

A. 牙体预备前以印模记录患者原基牙形态；B. 刮除桥体部分的印模材，形成暂时桥阴模；C. 基牙预备后，将暂时桥材料调拌后注入印模内的间隙；D. 再次将印模放入口内使其完全就位，待材料基本凝固时将托盘、印模及暂时桥整体取出；E. 待暂时桥在印模内完全凝固后取出并对其边缘和外形进行修整，戴入口内调整咬合，抛光后即完成

方法 2 (图 10-9) :

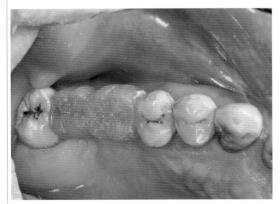

A

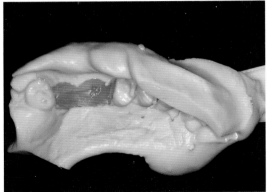

B

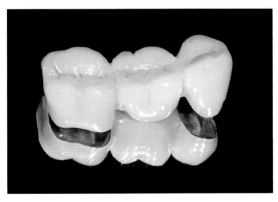

C

图 10-9　口内直接法制作暂时固定桥方法 2

A. 牙体预备前用软蜡在口内缺隙处直接形成桥体雏形,以印模记录患者口内基牙和桥体的形态;B. 基牙预备后,同方法 1 将暂时桥材料调拌后注入印模内的基牙间隙,将印模再次放入口内就位;C. 待材料凝固后将其取出,修整形态及边缘,调整咬合,抛光完成

若基牙是活髓牙,可在粘固暂时冠前,使用脱敏剂涂抹在基牙表面,以减轻患者基牙预备后牙髓敏感的症状。暂时冠粘固时,如果选择全瓷修复,使用不含丁香油成分的暂时粘固剂;如果选择非全瓷修复,可选择含丁香油成分的暂时粘固剂。

第四步:戴牙(图 10-10 ~ 图 10-13)

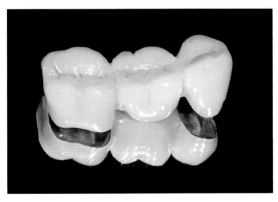

图 10-10　固定桥

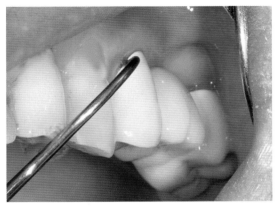

图 10-11　检查边缘密合性

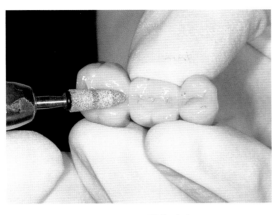

图 10-12 调整咬合

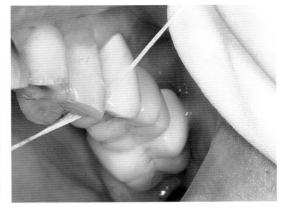

图 10-13 检查邻接

戴牙前应首先检查修复体,然后取下患者佩戴的暂时桥,清洁基牙。试戴固定桥(表 10-1),调改就位后,检查修复体边缘适合性,使用探针确认修复体的龈边缘与患牙衔接处形成一个连续、光滑一致的面,调整咬合和邻接(邻接的检查和咬合的调整参考第三章第四节全冠)。

表 10-1 固定桥就位困难的原因和处理

原因	邻接过紧	冠内阻挡	软组织阻挡
临床表现	试戴时表现为固定桥被卡在两邻牙之间	在固位体内面形成金属瘤或粗糙面	牙龈黏膜发白
检查方法	牙线或邻面接触检查片	咬合指示剂或试纸	固定桥就位时是否有来自牙龈方向的阻力,就位后修复体边缘牙龈是否变色且持续较长时间
调改标准	调改后,牙线可以有阻力的通过,用 50μm 的邻面接触检查片可以顺利通过邻接区,但 110μm 的无法通过邻接区	调改阻挡点,然后戴入观察,反复操作,指导	调整发白处的修复体边缘,直至就位后牙龈黏膜无颜色明显变化

与患者确认固定桥颜色和外形是否满意。若有不满意,则需要技工中心进行调整,直到患者满意。

粘固前,应隔湿基牙;粘固后,待粘接材料未完全凝固前去除多余的粘接剂(该患者选用的是玻璃离子类粘固剂),并再次确认固定桥在口内的咬合情况(图 10-14)。全部治疗结束后,应对患者进行口腔卫生宣教,嘱患者避免咬硬物,注意口腔卫生维护,定期复诊。

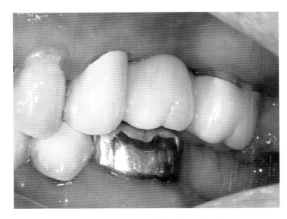

图 10-14 牙固定桥粘固完成

> **知识点**
>
> 常用粘接剂、粘固剂材料的选择
>
> 　　磷酸锌粘固剂：具有较强的抗压强度，是一种粘固力很强的粘固剂。一般认为对牙髓有刺激作用，活髓牙不宜使用。
>
> 　　聚羧酸锌粘固剂：抗张强度高，但抗压强度很低，是一种粘固力较高的粘固剂。牙体预备量大，牙髓敏感者可以使用。
>
> 　　玻璃离子粘固剂：粘固强度与聚羧酸锌粘固剂相当，粘固过程中具有抑菌作用。
>
> 　　树脂水门汀粘接剂：粘接强度比传统粘固剂高，不溶于水。常用于全瓷修复材料制作的修复体。

第二节　前牙牙列缺损的固定修复的技术操作

第一步：准备工作及局部麻醉

在进行牙体预备前，应首先询问患者当天的身体状况。在确认患者一切正常后，常规比色，然后给予基牙局部麻醉。

第二步：牙体预备和排龈

以本病例为例，按照最终所选择的氧化锆基全瓷修复体要求，12 牙纤维桩+树脂核修复，然后行 12、21、22 牙体预备（纤维桩桩核修复、车针的选择及操作步骤详见全冠的牙体预备）。基牙预备时，使用硅橡胶预备导板（图 10-15），作为基牙预备量的参考。

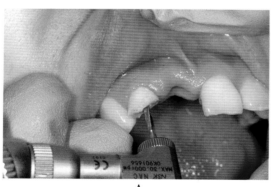
A

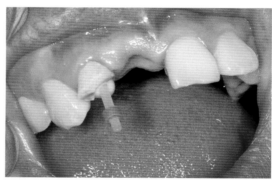
B

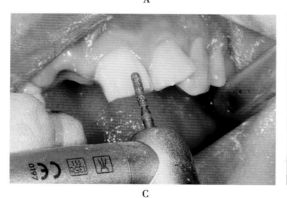
C

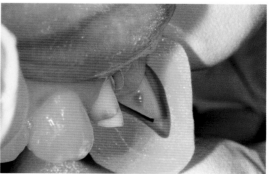
D

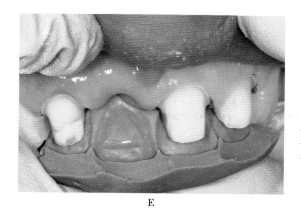

E

图 10-15　应用硅橡胶导板参考基牙预备量
A. 根管预备；B. 纤维桩修复残根；C. 牙体预备；D. 检查唇颊面预备量；E. 检查切断预备量

由于是前牙的美学修复，因此修复体边缘的选择应为龈下边缘设计。排龈（图 10-16）时，应注意保护龈沟上皮和结合上皮在备牙时不受损伤，保证肩台预备的质量，并在一定程度上确保生物学宽度不被侵犯。

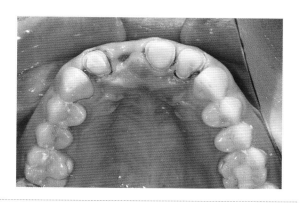

图 10-16　排龈

知识点

生物学宽度

健康的牙周组织包括：上皮附着，结缔组织附着和龈沟结构。生物学宽度（见图 10-17）是指上皮附着与结缔组织附着，平均值约为 2.04mm。冠修复体边缘的处理必须避免侵害或破坏生物学宽度。因此，必须要采用排龈技术来保护生物学宽度。

排龈时应注意：选择合适的排龈线，力量轻柔，排龈时间应小于 15 分钟。

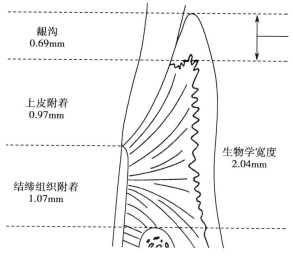

龈沟
0.69mm

上皮附着
0.97mm

生物学宽度
2.04mm

结缔组织附着
1.07mm

图 10-17　生物学宽度

第三步：制作暂时冠桥

在制作暂时冠桥时，桥体龈面的形态对于将来缺牙区牙龈塑形及美学修复极其重要（图 10-18，图 10-19）。

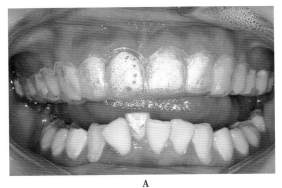
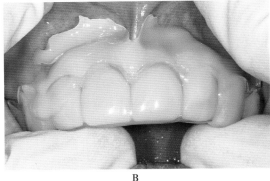

A   B

图 10-18　暂时冠桥导板口内制作暂时冠桥

A. 用预先制作好的导板制备临时冠；B. 待材料凝固后取下精修

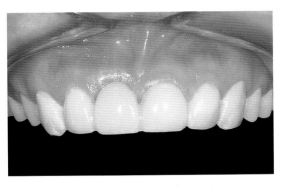

图 10-19　暂时冠桥带入口内

第四步：复诊、取模、制作修复体（图 10-20 ~ 图 10-22）

3 个月后复诊，可见 11 缺牙区软组织外形良好，排龈，硅橡胶两步法取模，制作氧化锆全瓷桥。

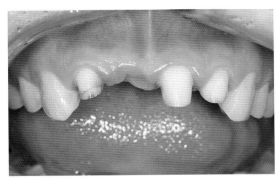
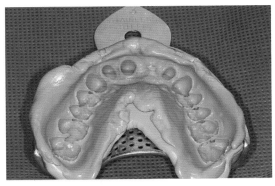

图 10-20　三个月后复诊　　　　　　图 10-21　硅橡胶制取印模

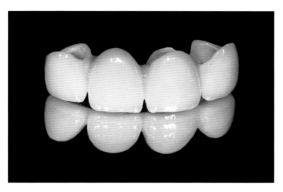

图 10-22　制作完成的氧化锆全瓷桥

第五步:戴牙

试戴氧化锆全瓷桥,征询患者对外形、颜色等的意见,可进行进一步的微调,直至患者满意。最后,调𬌗、抛光、粘接(该患者选用的是树脂类粘接剂),完成最终修复(图 10-23)。常规医嘱,定期复诊。

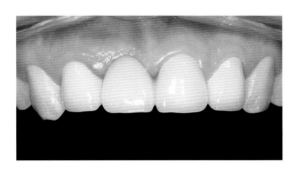

图 10-23　最终修复

前牙固定桥调𬌗的基本要求

前牙固定桥调𬌗时,仍应该按照正中𬌗、侧方𬌗与前伸𬌗三种位置关系进行咬合调改。调改完成后,在正中𬌗时前牙应该不接触,下牙前伸时应该有接触。调改的标准是在正中𬌗时上下牙之间应有 13μm 的间隙,置于上下牙之间的 10μm 的咬合试纸可以被完整拉出。前伸𬌗时应该由 2 组牙或更多组牙同时保持接触,防止对某一组牙造成𬌗创伤。

(陈吉华)

第十一章 牙列缺损可摘局部义齿修复技术

一、修复前检查及准备

包括修复前检查、诊断、设计,医患交流和修复方法的选择。

二、口腔预备

可摘局部义齿修复的口腔预备包括两个阶段,第一阶段通常包括牙周治疗、牙体充填治疗、根管治疗、正畸及外科治疗等,其目的是创造一个合适的口腔环境以便于进行修复。第二阶段是口腔牙体预备,完成修复前准备工作后,按照已在诊断模型上做好的设计,进行口内设计与牙体预备,包括导平面的预备、基牙外形的修整、支托凹的预备、隙卡沟的预备等。建议在诊断模型上标记出要预备的位置,推荐的临床牙体预备顺序是:先预备导平面,再降低观测线改善卡环位置,然后扩大外展隙,预备出小连接体和隙卡沟的位置,最后预备支托凹,必要时调磨基牙牙冠形态确定固位倒凹。

以图 11-1 中 Kennedy 第二类第一亚类为例,应该进行如下制备:15、25、27 导平面,15 近中𬌗支托凹,25 远中𬌗支托凹,27 近中𬌗支托凹,23 舌支托凹。

1. 导平面的制备 导平面是指多个在基牙上预备出的与义齿就位道一致的彼此平行的竖向平面(图 11-2)。

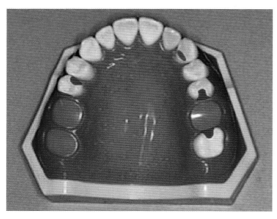

图 11-1 导平面及支托凹的预备

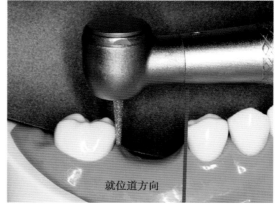

就位道方向

图 11-2 导平面的预备

导平面除了与可摘局部义齿的就位及脱位方向关系密切外,还具有以下作用:导平面与导面板产生摩擦力,增加义齿的固位;抵抗除就位及脱位方向以外任何方向的脱出,起稳定制约作用;戴入修复体时使基牙所受楔力减至最少;减少了基牙与义齿间的空隙,避免食物嵌塞。

2. 支托凹的制备 支托必须位于基牙上预备过的支托凹内,沿基牙长轴传递𬌗力并且不妨碍咬合,与基牙天然外形一致。通常支托凹有𬌗支托凹、切支托凹和舌支托凹三种,由于切支托凹对美观影响较大,应用较少。

(1)后牙𬌗支托凹的预备:𬌗支托凹一般预备在缺隙两侧基牙,后牙𬌗面的近、远中边缘嵴处(图 11-3)。

𬌗支托凹外形与大小有如下特征:𬌗支托凹的长度一般为磨牙近远中径的 1/4 或前磨牙近

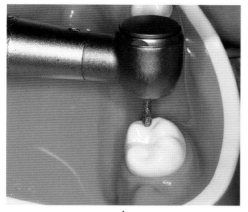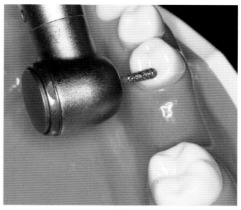

图 11-3　殆支托凹的预备
A. 磨牙殆支托凹的预备；B. 前磨牙殆支托凹的预备

远中径的 1/3，呈圆钝的三角形外观，底部位于基牙殆面边缘嵴处，宽度约为磨牙颊舌径的 1/3 或前磨牙颊舌径的 1/2；侧面观为一匙形，与小连接体交角小于 90°（图 11-4），厚度为 1～1.5mm。

　　邻近游离端缺牙区的基牙需要在远中放支托时，方可设计与小连接体交角大于 90° 的殆支托凹，此时卡环的固位臂不宜使用圆环形卡臂。当基牙倾斜、萌出不足时，可设计为覆盖型殆支托，其大小、殆面形态根据对颌牙殆面处理。

　　（2）舌支托凹的预备：舌隆突支托主要用于上下颌尖牙及上颌切牙，一般情况下舌支托凹应位于舌隆突上方中央区，颈 1/3 和中 1/3 交界处，侧方观呈圆钝 V 字型，可以用小圆钨钢钻、圆头金钢砂或火焰状钻针进行舌隆突支托凹的预备。当前牙舌隆突外形不明显时，也可设计舌侧球形支托凹，在边缘嵴内侧用球钻预备出 1.5mm 深的球形凹（图 11-5，图 11-6）。

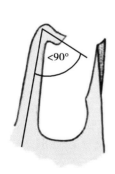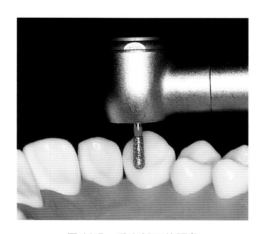

图 11-4　支托与基牙长轴方向夹角 ≤90°　　　　　图 11-5　舌支托凹的预备

　　3. 卡环沟的预备　除了导平面和支托凹，隙卡沟也在可摘局部义齿牙体预备中经常用到。隙卡沟位于通过的基牙与其相邻牙的殆面殆外展隙区，隙卡通过隙卡沟时应无殆干扰。沟的深度和宽度应依据牙的大小和选用卡环钢丝或铸造部件的粗细而异。注意侧方殆时，隙卡沟的预备深度是否足够。隙卡沟深度一般为 0.9～1mm 为宜，沟底要与卡环的圆钝形态一致而不是楔形，以免使相邻两牙遭受侧向挤压力而移位。颊舌外展隙的转角处应圆钝，以便于卡环的制作。尽量利用天然牙间隙，或少磨除牙体组织，必要时可调磨对颌牙牙尖以便获得足够的间隙（图 11-7）。

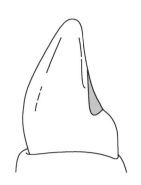

图 11-6 舌支托凹侧面观

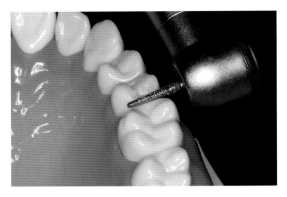

图 11-7 隙卡沟的预备

预备方法:是用较锐的刃状金钢砂钻针沿相邻两牙颊、舌方向和近远中方向滑动磨切两牙的釉质,但注意不要破坏两个相邻牙的接触点,以免形成楔力使基牙移动(图 11-8)。如与对颌牙之间有自然间隙,必须修整沟底,使之形成圆钝外形。

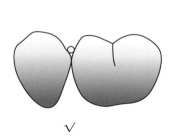 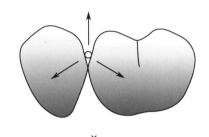

图 11-8 隙卡沟的形态

三、功能性印模的制取和模型的修整

可摘局部义齿是在模型上通过间接法制作完成的,因此必须通过印模和模型如实地反映口腔的解剖结构情况及牙列缺失情况。精确的印模是保证制作高质量义齿的先决条件。临床常用的印模有解剖式印模和功能性印模两类。

解剖式印模是在承托义齿的软硬组织处于非功能状态下取得的,为无压力印模。对于牙支持式和黏膜支持式义齿都可以采取这种印模。

功能性印模是在一定压力状态下取得的印模,也称选择性压力印模。适用于基牙和黏膜混合支持式义齿,特别是 Kennedy 第一类和第二类的义齿修复,这种义齿在功能状态时,鞍基远端下沉的程度比基牙端多,这种不同程度的鞍基下沉使基牙受到向远中牵拉的扭力。目前尚没有一种印模材料能一次性地同时记录牙列的解剖外形及剩余牙槽嵴在一定负荷下的外形。因此,对游离端缺失的病例,一般需采用二次印模法制取功能性印模。

1. 制取功能性印模法(图 11-9 ~ 图 11-12)

(1) 调整体位。

(2) 选择合适的成品托盘,制取初印模,灌注石膏模型。

(3) 制作个别托盘(图 11-13,图 11-14):在初模型上均匀覆盖 2 ~ 3mm 厚的蜡片,再用 1.5 ~ 2.5mm 厚的自凝塑料或光固化树脂板均匀覆盖,边缘同样达到适当的伸展范围,前端捏制一个手柄,固化后与模型彻底分离,形成个别托盘。个别托盘上需制备多个孔隙洞,有利于印模材料的附着。

(4) 边缘整塑,制取终印模(图 11-15 ~ 图 11-18)。

(5) 在模型上设计可摘局部义齿支架(图 11-19 ~ 图 11-22)。

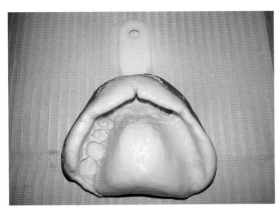

图 11-9　上颌初印模

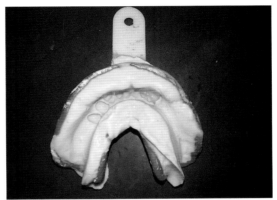

图 11-10　下颌初印模

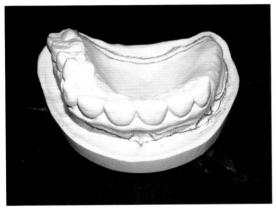

图 11-11　上颌初模型

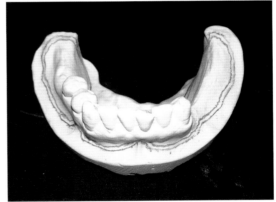

图 11-12　下颌初模型

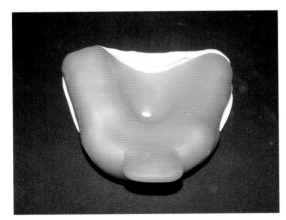

图 11-13　上颌个别托盘

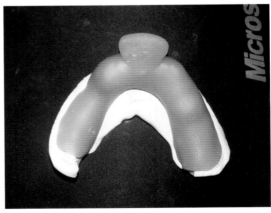

图 11-14　下颌个别托盘

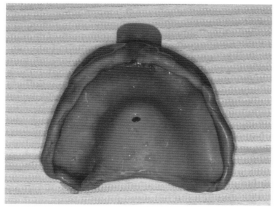

图 11-15　上颌边缘整塑

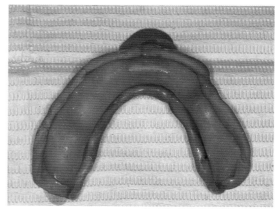

图 11-16　下颌边缘整塑

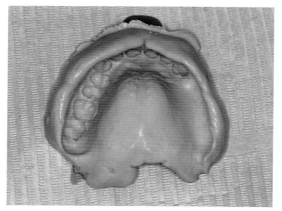

图 11-17　上颌常规印模

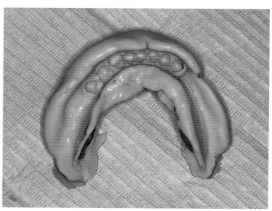

图 11-18　下颌常规印模

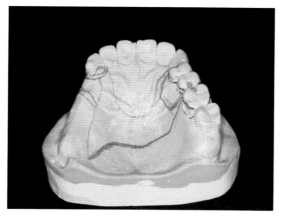

图 11-19　上颌模型上设计支架

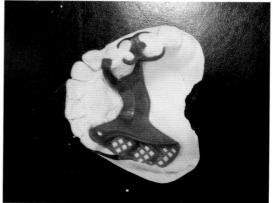

图 11-20　上颌模型上完成蜡型

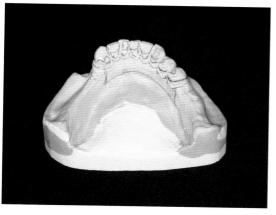

图 11-21　下颌模型上设计支架

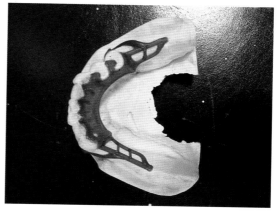

图 11-22　下颌模型上完成蜡型

（6）完成后的金属支架，复位于模型上（图 11-23，11-24）。

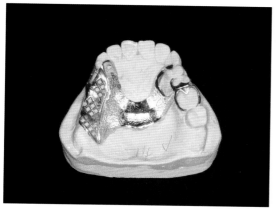

图 11-23　上颌支架复位于模型

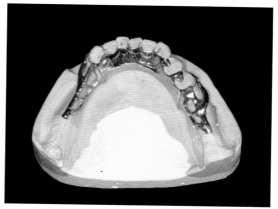

图 11-24　下颌支架复位于模型

（7）口内试戴金属支架及基板（图 11-25 ~ 图 11-28）。

用自凝树脂在游离端缺牙区制作暂时基板，口内试戴金属支架及基板，修整基板边缘，加蜡，肌功能修整。将成形好的蜡边缘及组织面均匀修去约 2mm，预留印模材间隙。

（8）暂基板上制作蜡堤，刻出 V 字形沟（图 11-29，图 11-30）。

（9）制取终印模（图 11-31 ~ 图 11-36）。

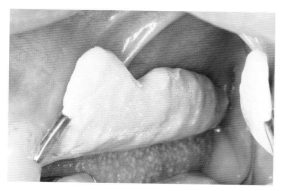

图 11-25　口内试戴支架及恒基板

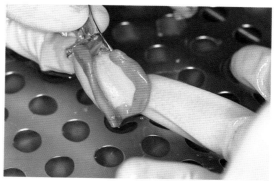

图 11-26　在基板边缘加蜡

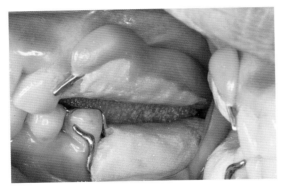

图 11-27　口内肌功能修整

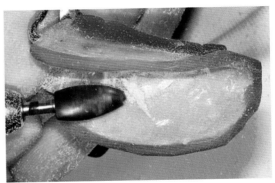

图 11-28　预留印模材空间

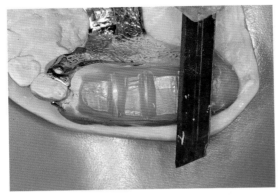

图 11-29　上颌蜡堤

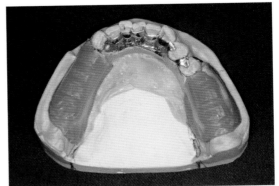

图 11-30　下颌蜡堤

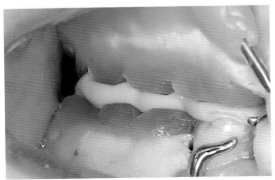

图 11-31　右侧咬合记录

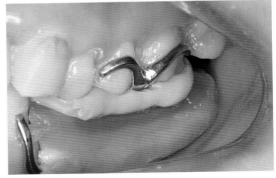

图 11-32　左侧咬合记录

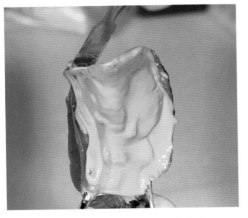

图 11-33　印模材料置于暂基板组织面

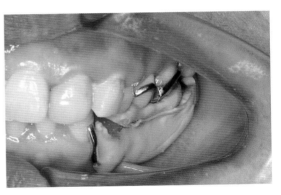

图 11-34　口内就位，肌功能整塑成形

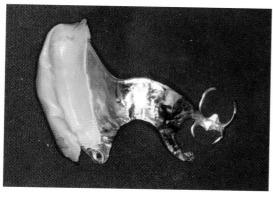

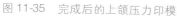

图 11-35 完成后的上颌压力印模

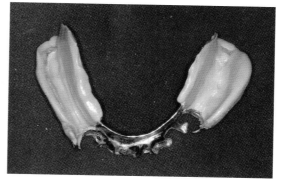

图 11-36 完成后的下颌压力印模

将硅橡胶咬合印模材料置于蜡堤上,戴入口内作正中记录后取出。调拌硅橡胶印模材料,置于暂时基板的组织面,在口内就位,嘱患者作正中咬合,分区进行肌功能修整,待印模材料结固即可获得游离端的功能性印模。

（10）将原模型游离端牙槽嵴部分修掉,并在模型边缘制作小的凹槽(图 11-37,图 11-38)。

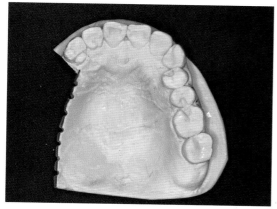

图 11-37 修掉上颌模型游离端部分

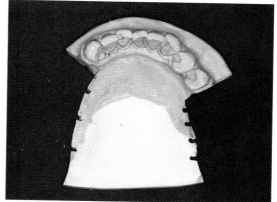

图 11-38 修掉下颌模型游离端部分

（11）将制取的功能性印模及支架完全复位于原模型上(图 11-39,图 11-40)。

（12）蜡条包绕功能性印模边缘,在蜡条外以蜡片包绕新制取的功能性印模(图 11-41,图 11-42)。

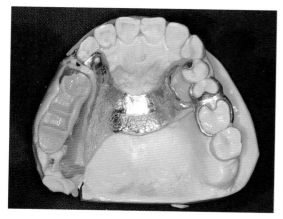

图 11-39 复位后的上颌支架及功能性印模

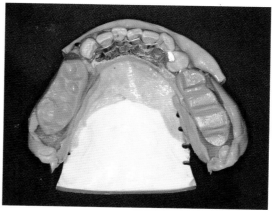

图 11-40 复位后的下颌支架及功能性印模

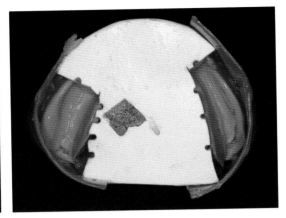

图 11-41 蜡片包绕上颌功能性印模 图 11-42 蜡片包绕下颌功能性印模

（13）用不同颜色的石膏灌注模型（图 11-43，图 11-44）。

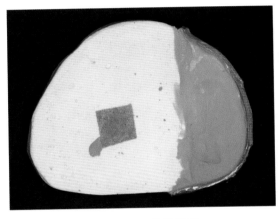

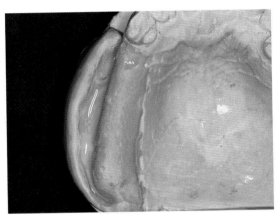

图 11-43 灌注模型 图 11-44 完成的终模型

四、确定颌位关系和上殆架

确定颌位关系是制作可摘局部义齿不可缺少的重要步骤之一。由于缺牙数目和位置不同，确定颌位关系的方法也不同。对牙列缺损患者确定正中咬合关系的方法有以下几种：

1. 在模型上利用余留牙确定上下颌牙的关系 适用于缺牙数目较少，余留牙的上下颌关系正常者。将上下颌模型相对咬合，看清楚上下颌牙的正确位置关系，用有色铅笔在模型的相关位置画线即可。

2. 利用蜡殆记录确定上下颌关系 在口内仍有保持上下颌垂直关系的后牙，但在模型上不易确定颌位关系时采用此方法。将蜡片烤软，叠 1~2 层宽约 1cm 蜡条，置于患者口内下颌牙列的面上，嘱其作正中殆位咬合，校正无误后取出放在模型上，对好上颌模型，可获得正确的颌位关系。

3. 利用殆堤记录上下颌关系 单侧或双侧游离端缺失，每侧缺失 2 个牙以上，或者上下牙列缺失牙亦无对颌，但仍有其他余留牙维持上下颌的垂直距离时，可以在模型上制作暂基托和殆堤，放入患者口中作正中位咬合，取出殆堤记录放回到模型上，依照殆堤提供的咬合印迹，对准上下颌模型，即可取得正确的颌位关系（图 11-45）。

4. 确定颌位关系后，将上下颌模型和蜡殆记录固定在一起，调拌石膏将模型固定在殆架上（图 11-46）。

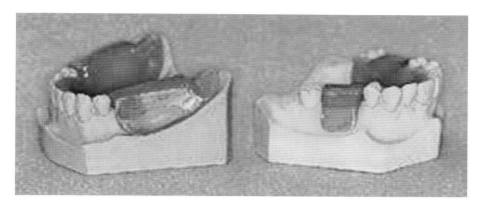

图 11-45 殆堤

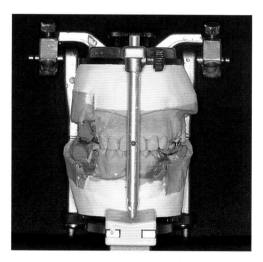

图 11-46 模型固定在殆架上

五、模型设计和模型预备

观测模型过程包括确定义齿的就位道,测量基牙和黏膜倒凹情况确定共同就位道,绘出各基牙观测线。结合临床检查情况,在模型上确定基牙的数目和分布、卡环和大连接体的类型、设计基托的伸展范围,确定最佳的义齿设计方案(图 11-47 ~ 图 11-50)。

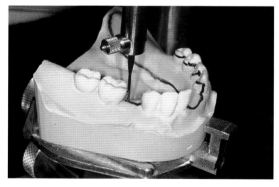

图 11-47 观测仪测量基牙和黏膜倒凹

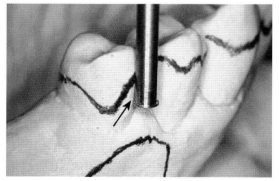

图 11-48 测量基牙倒凹深度

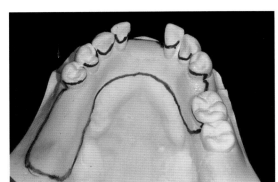

图 11-49 绘出基牙观测线

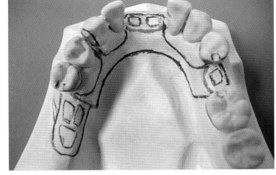

图 11-50 画出设计图

六、技工室加工制作

七、可摘局部义齿的试戴

1. 戴义齿前的准备工作 查对义齿,义齿设计与口腔组织形态是否相符,检查义齿支托、卡环、基托有无过长过厚过于尖锐和短缺,基托组织面有无多余突起和残留石膏,卡环尖端是否磨圆钝,卡环有无变形,基托、连接杆有无磨光,向患者说明戴牙的过程及期间可能出现的异物感、恶心、发音不清等现象,以取得患者的配合。

2. 初戴义齿注意事项 不能强行戴入义齿,以免造成患者疼痛和摘除困难,当义齿就位困难时,用红蓝咬合纸进行检查,确定阻碍义齿戴入的部位,调磨阻碍就位的着色点及基托近龈缘处和进入基牙和软组织倒凹处的基托,直到义齿完全就位。可摘局部义齿就位困难的原因包括卡环过紧、殆支托移位、基托和人工牙进入软、硬组织倒凹区。支架变形或设计不当亦可导致义齿就位困难。

3. 义齿完全就位的标志 义齿初戴就位后应仔细检查义齿与软组织、基牙的适合度,义齿与相邻活动组织之间的关系,固位力大小是否达到理想状态,牙齿接触关系如何,是否能满足患者的美观要求。设计科学、制作精良的可摘局部义齿应能在口内顺利戴入和取下,且固位良好,基托伸展合适,殆关系良好,患者戴入后能很快适应和恢复功能。

4. 医嘱 适应与克服初戴义齿的异物感,循序渐进使用义齿。可摘局部义齿晚间应取下泡在冷水中,如有不适,应及时复诊,复诊前2~3小时戴上义齿,不要自行调改义齿。

5. 复诊与疗效维持 根据患者情况嘱其定期进行口腔检查,随着口腔组织的变化和义齿出现材料老化、磨损、损坏等情况,可能需要对义齿进行重衬、修理或重新制作。

(冯云枝 朱洪水)

第十二章 种植修复技术

第一节 种植外科手术操作

口腔种植学是20世纪30年代发展起来的一门独立的新兴分支学科,主要包括种植外科、种植义齿修复、种植材料、种植力学及种植生物学等内容。口腔种植学涉及多个学科,包括口腔颌面外科、口腔修复科、牙周病学科、口腔影像学科以及口腔材料学科等,其中涉及外科的内容则被称为种植外科。

种植外科手术一般分为非埋入式和埋入式。非埋入式种植术式是在Ⅰ期手术时就将其覆盖螺丝穿出牙龈,待完成骨结合后可直接安装基台进行冠部修复,无需Ⅱ期手术。埋入式种植术式在Ⅰ期手术时需要将种植体埋入颌骨后严密缝合,使种植体在一个封闭的环境中完成骨结合后再进行Ⅱ期手术。

一、植入前准备

1. 消毒、铺巾 根据术区选择患者最佳体位。0.12%~0.2%氯己定液含漱进行口内消毒,0.5%碘伏进行口腔周围皮肤的消毒,消毒完铺巾。

2. 麻醉 简单的单牙种植一般可选择局部浸润麻醉。

知识点

麻醉方式及麻药的选择

下颌后牙区的单牙种植也可选择下牙槽神经阻滞麻醉。多牙种植时下颌一般可用下牙槽神经、舌神经及颊神经阻滞麻醉;上颌一般是用上牙槽前、中或后神经,腭大及鼻腭神经麻醉。麻药一般可用2%普鲁卡因、2%利多卡因或0.5%布比卡因。

二、种植区预备

1. 切开及翻瓣

(1) 切口设计:根据局部情况,手术切口可选择偏离牙槽嵴顶的水平切口(前庭区切口或腭侧切口等),也可选择牙槽嵴顶水平切口(角形切口、T形切口或H形切口等)以及其他切口。

(2) 切开、翻瓣:距牙槽嵴顶3mm在唇侧或腭侧切开黏膜,剥离翻起黏骨膜瓣,充分暴露骨面。必要时可用缝线牵引黏骨膜瓣,暴露术区,防止器械损伤软组织(图12-1)。

2. 修整牙槽嵴 用刮匙去净骨表面粘连的软组织,尤其是种植窝附近。种植区骨面的过锐骨尖也需磨平。

3. 种植体定位 种植体可以通过球钻定位(图12-2),以确定种植体在骨表面的近远中及颊舌向位置。也可在术前诊断设计完成后,制作外科导板,术中辅助口内定位。

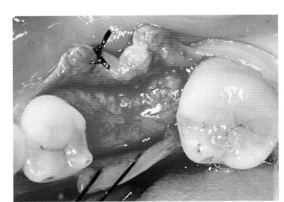

图 12-1　切开、翻瓣图

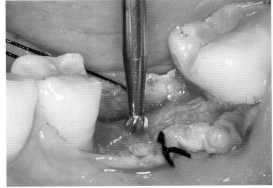

图 12-2　球钻定位

 知识点

受植区的要求

　　种植体唇颊、舌腭侧骨质应健康且厚度不能少于 1.5mm，种植体之间不能少于 2mm，种植体与天然邻牙之间的距离不能少于 2mm，种植体末端距离下颌管不能少于 2mm。

三、种植窝预备

　　1. 先锋钻导向　先锋钻预备，置入平行杆检查预备方向，确定种植体的长轴方向（图 12-3，图 12-4）。用测量工具确定种植窝深度。

　　2. 扩孔钻扩孔（逐级备洞）　确定种植体的方向和深度后，使用扩孔钻沿确定的方向和深度，由细到粗，逐级更换，提拉式扩孔（图 12-5）。

　　3. 螺纹成形、颈部成形

　　（1）螺纹成形：使用螺纹成型器形成洞内壁的螺纹形状（图 12-6），以配合种植体表面的螺纹结构，方便种植体顺利旋入孔内。

　　（2）颈部成形：使用颈部成形钻可预备出特殊的颈部形态，使种植窝的颈部外形和种植体领口的外形一致，便于种植体的顺利植入。

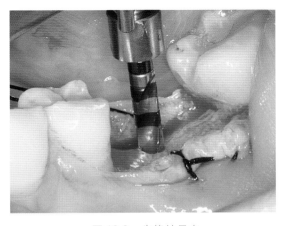

图 12-3　先锋钻导向

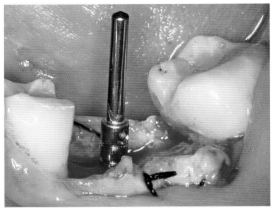

图 12-4　定位杆定位

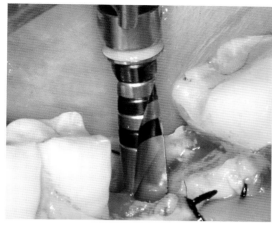

图 12-5　扩孔钻扩孔

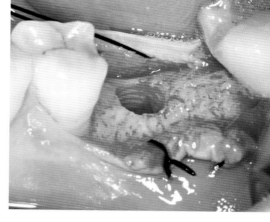

图 12-6　螺纹成形

知识点

备洞过程注意事项

　　以上所有钻骨过程,均需不间断地用 4℃ 等渗生理盐水在钻孔局部冲洗降温。钻骨时应采用提拉式手法。钻速一般要小于 2000 转/分钟,局部产热不超过 47℃,否则容易损伤骨细胞的活力。

四、种植体植入

　　1. 植入种植体　将预选的种植体安装在种植机慢速手机上,对准牙槽窝使其在中央位置,即种植体长轴与种植窝长轴保持一致,以 15～20 转/分钟速度缓慢旋入种植窝(图 12-7)。

　　2. 安放覆盖螺丝　将覆盖螺丝拧入种植体上端螺孔,使其严密到位。

　　3. 缝合创口　用生理盐水冲洗创口,将黏骨膜瓣复位,严密缝合关闭创口(图 12-8),术后用纱布卷咬压约 30 分钟。

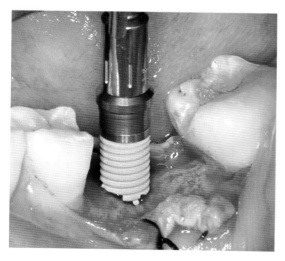

图 12-7　植入种植体

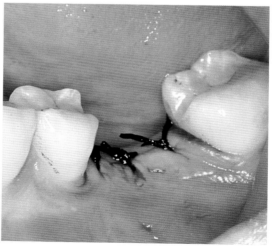

图 12-8　缝合

> **知识点**
>
> **非埋入式与埋入式种植术式的区别**
>
> 非埋入式种植术式是在第一次手术时就将其覆盖螺丝穿出牙龈,待完成骨结合后可直接安装基台进行冠部修复,无需Ⅱ期手术。埋入式种植术式在第一次手术时需要将种植体埋入颌骨后严密缝合,使种植体在一个封闭的环境中完成骨结合后再进行Ⅱ期手术。

五、Ⅱ期手术

Ⅱ期手术,又称种植基台连接术。Ⅰ期手术后3~4个月待种植体与颌骨完成骨结合后,再行Ⅱ期手术,安装愈合基台。

Ⅱ期手术基本步骤如下:

(1) 切开、剥离:局麻下用触诊法及探针探得覆盖螺丝的位置,在其上方切开表面黏骨膜,剥离周围软组织,显露覆盖螺丝。

(2) 安装愈合基台:旋下覆盖螺丝,清除其原位置处周围的软硬组织。根据牙龈厚度选择相应高度的愈合基台。

(3) 缝合创口:严密缝合基台两侧牙龈。

六、种植外科手术流程图

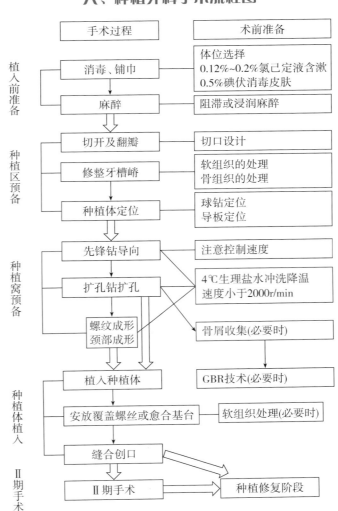

学习笔记

第二节　常用的种植印模技术

　　种植修复的印模方法与常规修复的印模方法有所不同,种植修复印模不仅要准确反映口腔内剩余牙的解剖形态和周围软组织状况,同时需要在印模过程中使用相应的转移杆和替代体将种植体在骨内的位置和方向准确复制到模型上,然后再在替代体上进行上部结构的修复。每套种植体的厂家均提供有配套的修复工具盒,其取模方法也受制于种植系统的设计(图12-9)。

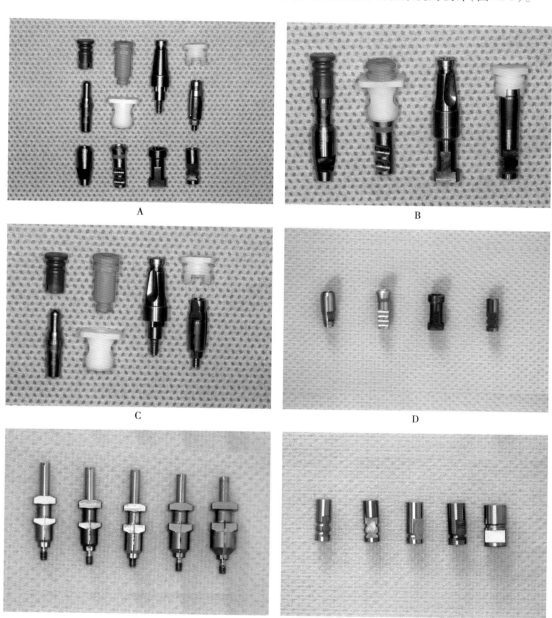

图 12-9　转移杆和替代体

A,B. 常用的转移杆和替代体;C,D. 常用闭合式取模转移杆和替代体;E,F. 常用的开窗式取模转移杆和替代体

　　上部结构精确就位的前提是要有精确的印模,对印模材料的基本要求包括:要有一定的强度,用来稳定承托印模帽和转移杆并防止印模帽和转移杆的脱位;能够精细记录牙龈外形和其

他的牙齿解剖外形;性能稳定,不与其他材料如义龈材料发生反应;可消毒处理。因此,通常选用流动性和可塑性好、体积收缩小的印模材料,如硅橡胶、聚醚橡胶等,普通藻酸盐类印模材料不适合用于种植修复。

选择托盘的原则与传统方法一样,要考虑印模帽和转移杆周围有足够的空间和覆盖深度,对于复杂的病例,如多颗种植体的修复,可采取个别托盘来制取印模(图12-10)。

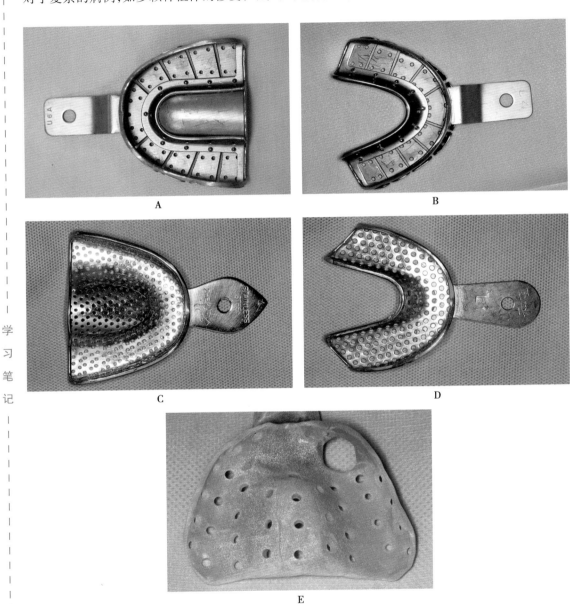

图 12-10 托盘
A,B. 可拆卸式取模托盘;C,D. 常用的闭窗式取模托盘;E. 个别托盘

根据托盘是否开窗分为开窗式印模和闭窗式印模。

一、开窗式种植取模方法

适应证:对于部分牙龈过厚的患者,由于种植体平面位于龈下,闭窗式印模转移杆的弹性卡口不易就位。

使用开窗的托盘和中央带有固定螺丝的转移杆制取的印模,称为开窗式印模技术。其中托盘开窗的范围不宜过大或过小,需保证转移杆能顺利通过而不碰到所开窗的边缘。托盘在口内就位后转移杆中的固定螺丝需高出托盘。制取印模时先将转移杆用中央固定螺丝固定到种植体上,试戴开窗的个别托盘,确定中央固定螺丝能从开窗处穿出后制取印模。先用输送枪将轻体硅橡胶注入转移杆周围,防止出现气泡,再将盛有重体硅橡胶印模材的托盘在口腔内就位。待印模材凝固后,从开口处拧松固定螺丝,使其完全脱位后将托盘从口腔内取出,此时,转移杆被凝固的印模材料牢固包围固定,随印模材料带出口腔。最后将替代体用中央固定螺丝固定在转移杆上,于替代体周围注入人工牙龈,灌注石膏模型(图12-11~图12-23)。需注意:在口外旋紧固定螺丝时,应尽量采用与口内旋紧时相同的拧紧力度,以免引起转移杆发生移位偏移。该技术精度高,但在磨牙区操作比较困难。

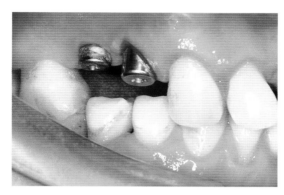

图 12-11　14、15 两枚植体愈合良好

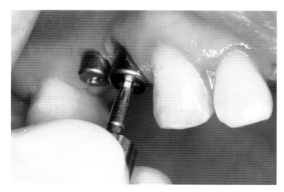

图 12-12　旋下愈合基台

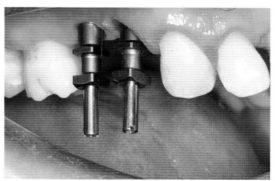

图 12-13　旋上开窗式转移杆

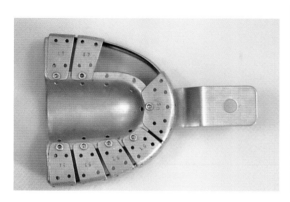

图 12-14　托盘相应部位开窗

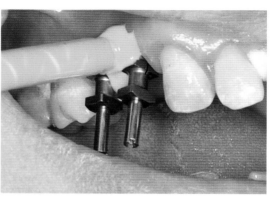

图 12-15　转移杆周围注入轻体硅橡胶

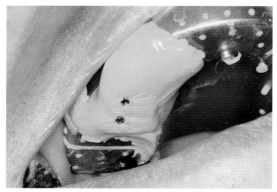

图 12-16　托盘在口内就位

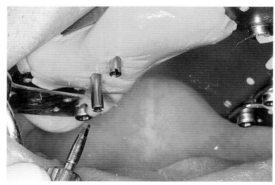

图 12-17　旋下转移杆中央的固定螺丝

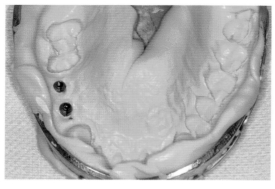

图 12-18　取出托盘

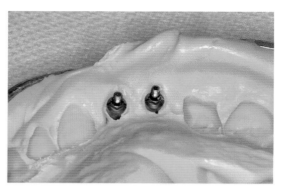

图 12-19　于固定在印模材中的转移杆上固定替代体

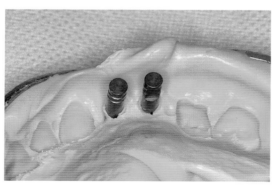

图 12-20　旋紧中央固定螺丝

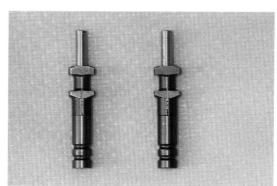

图 12-21　替代体与转移杆连接

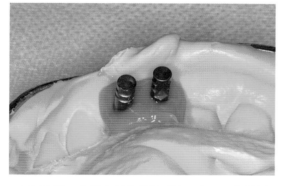

图 12-22　印模中替代体周围注入人工牙龈材料

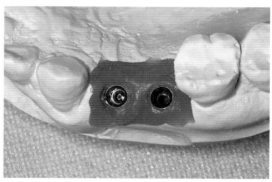

图 12-23　灌注石膏模型

二、闭窗式种植取模方法

适应证:常规单牙缺失或部分牙缺失需要进行修复的病例。

使用封闭式托盘和不带有固定螺丝的转移杆制取的印模,称为闭窗式印模技术。转移杆通过弹性结构或其中的中央螺丝可以直接以卡紧形式或固定形式固定于种植体上,再将与之匹配的印模帽就位于转移杆上,不需要转移杆中央的固定螺丝的固定;制取印模时同样是先用输送枪将轻体硅橡胶注入转移杆周围,防止气泡产生,将盛有重体硅橡胶的封闭式托盘在口腔内就位,印模材凝固后,直接将托盘从口腔内取出,此时,转移杆的弹性结构或印模帽被凝固的印模材料牢固包围,随托盘带出口腔。将替代体固定于转移杆后同样以卡紧形式固定于印模材中的弹性结构或印模帽中,于替代体周围注入人工牙龈,灌注石膏模型(图 12-24 ~ 图 12-32)。该技术操作相对简单;精度略低于开窗式印模技术,但随着口腔种植修复器械和取模材料的不断进步,闭窗式取模技术的精度已有很大提高,基本能满足临床要求。

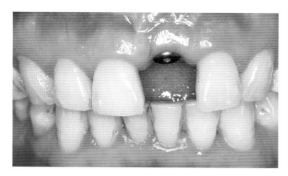

图 12-24 种植体植入 3 个月后

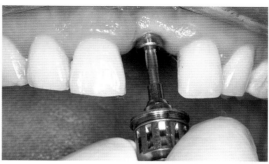

图 12-25 旋下愈合基台

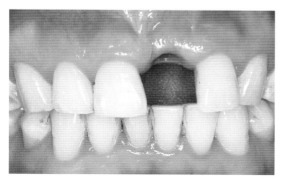

图 12-26 旋下愈合基台后

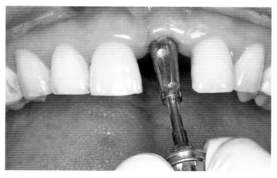

图 12-27 旋入转移杆

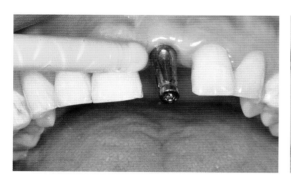

图 12-28 转移杆周围注入轻体硅橡胶

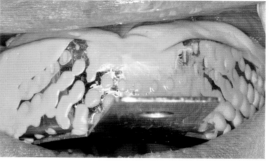

图 12-29 将盛有重体硅橡胶的封闭式托盘在口腔内就位

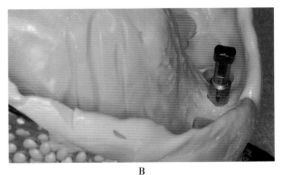

A

B

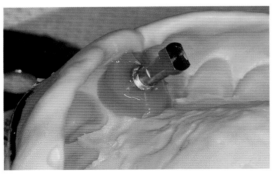

C

图 12-30　将转移杆和替代体插入于印模中
A. 完成后的印模；B. 固定后的转移杆和替代体插入印模中；C. 固定后的转移杆和替代体

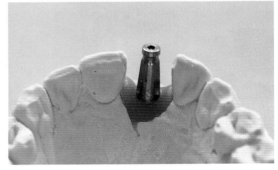

图 12-31　替代体周围注入人工牙龈材料图　　　　　图 12-32　灌注石膏模型

【问题】在为多颗牙缺失或无牙颌患者取模时，为了提高印模的精确性，可以为患者制作个别托盘，我们应采用何种个别托盘制作方法？

思路：目前根据所用材料的不同可分为：自凝树脂涂布法和光敏树脂固化法。现因光敏树脂材料操作相对简便，无明显异味，并能快速成型，故在临床上常用。以下介绍光敏树脂固化法制作个别托盘。

1. 在模型上用铅笔画出所需个别托盘边缘的范围，这个边缘需比常规取模时的黏膜转折线短 1.0~2.0mm，同时在唇、颊、舌系带处留出足够的空间，避免妨碍肌功能修整时唇颊舌的运动，下颌个别托盘边缘要包括磨牙后垫和下颌舌骨线，上颌的个别托盘后缘区需超过颤动线2.0~3.0mm。

2. 画好边缘后，先在种植体上方做一个高 8.0mm、宽 5.0mm 左右的蜡块，其余区域用蜡片垫高约 2.0mm，起占位作用，以便为安放转移杆和容纳印模材料留出空间。

3. 涂上分离剂后,将预成光敏树脂膜片压到模型上,按所画的线去除多余材料,在种植区开一直径约为 5.0mm 的孔以便固位螺丝能从孔内穿出,再在托盘其他区域打数个小孔防止印模材与托盘分离。将多余的材料制作托盘手柄,手柄要垂直于牙槽嵴。最后光固化 5~10 分钟,修整托盘边缘,磨光备用。

（陈　江）

第十三章 美学修复技术

第一节 美学固定修复的技术操作

第一步:患者颌面部及口内数码照片的拍摄及美学两要素分析评估(图 13-1,图 13-2)

面部照片

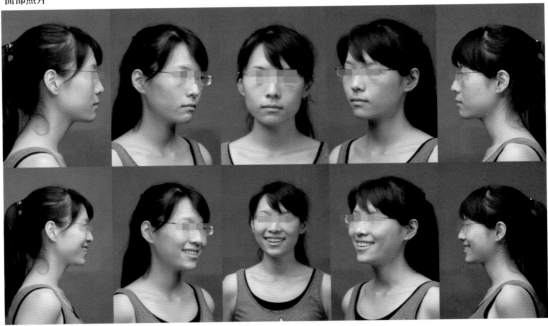

口唇照片

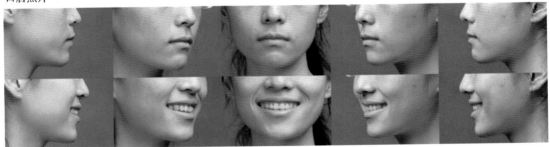

口内照片

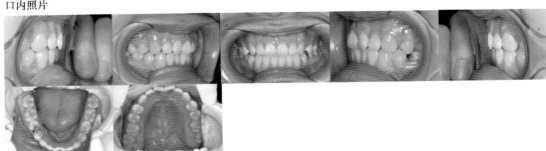

图 13-1 美学修复数码照片的收集

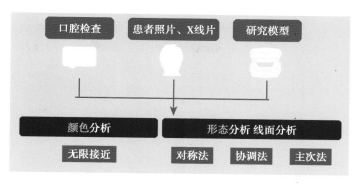

图 13-2 美学两要素分析

第二步:诊断模型取模,模型设计画线,完成美观诊断蜡型

美学诊断蜡型(esthetic diagnosis wax up)是按照美学原则、用蜡制作的修复体外形,主要用于牙及牙列外形评价的美学修复预告技术。通常是在进行修复治疗前,在患者模型上,通过蜡制作出最终的修复效果(图 13-3 ~ 图 13-5)。美学诊断蜡型在美学修复临床中十分重要,有如下作用:

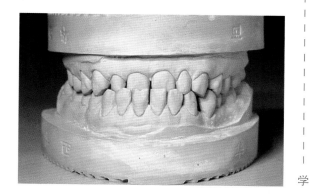

图 13-3 石膏模型

1. 预告美学修复的修复体形态效果。

2. 翻制美学诊断树脂面罩和暂时冠,转移美学设计。

3. 制作硅橡胶美学导板,转移美学设计,指导牙体预备。

4. 也可指导牙龈、牙槽骨的外科成形。因此,美学诊断蜡型对整个美学修复过程有重要的指导意义。

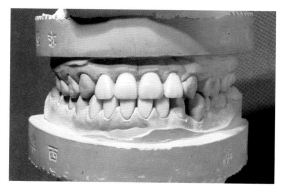

图 13-4 美学诊断蜡型

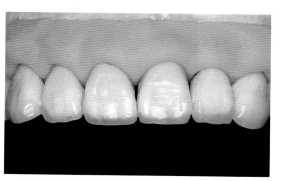

图 13-5 美学诊断蜡型

第三步:硅橡胶导板制作

硅橡胶美学导板(silicon index)这一名称尚待商榷。这种技术是使用硅橡胶制取的美学诊断蜡型阴模,也是一种美学修复的预告技术。通过这种技术,用临时树脂材料,我们能够快速制作美学诊断树脂面罩以及暂时冠,也能根据导板留取的最终修复体空间需要指导临床牙体预备(图 13-6)。

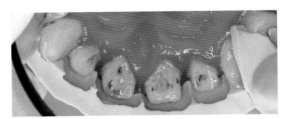
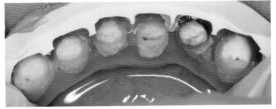

图 13-6   通过硅橡胶美学导板检查未来修复体预留空间情况

第四步:美学诊断树脂面罩及暂时冠制作

美学诊断树脂面罩(mock up)是指在患者口内用树脂材料制作的反映美学修复效果的暂时修复体。诊断树脂面罩是在患者口内的美学疗效预告。通过它,医师能直观地评价美学设计的修复体形态与面部、口唇的协调关系;患者也能直观地对修复体形态进行感受与评价。诊断树脂面罩一般是通过硅橡胶复制美学诊断蜡型形态翻制后转移而成,有时也可直接在口内制作。除此以外,以美学诊断蜡型翻制的暂时冠,也可用于患者的临时美学评价,即患者口内美学预告的效果(图 13-7 ~ 图 13-11)。

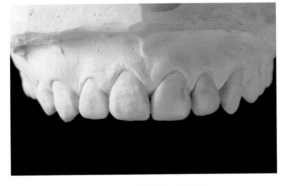
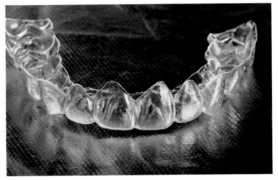

图 13-7   美学诊断蜡型   图 13-8   制作硅橡胶美学导板

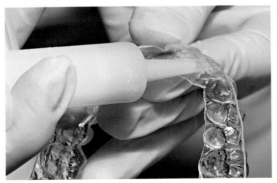
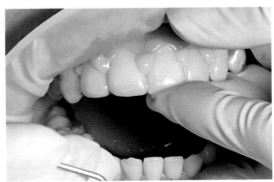

图 13-9   注入暂时冠材料   图 13-10   口内制作树脂罩面

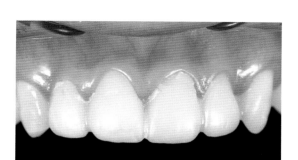

图 13-11 美学诊断树脂罩面完成

第五步: 修复体完成后治疗前后的美学线面关系改进再评估(图 13-12)

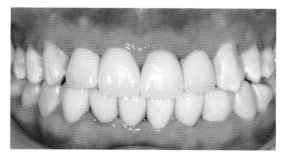 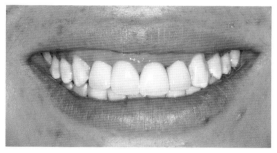

图 13-12 美学修复体制作完成

第二节 美观卡环的活动修复操作

第一步: 拍摄患者颌面部及口内数码照片及面容(图 13-13)、笑容分析(图 13-14)

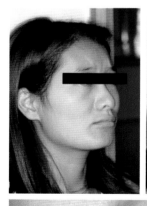 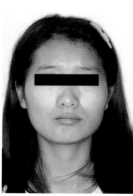 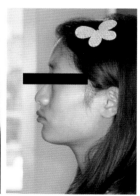 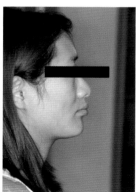

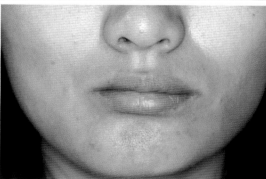 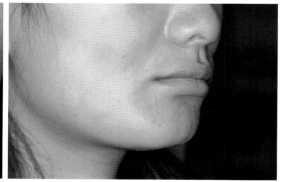

图 13-13 数码照片的收集

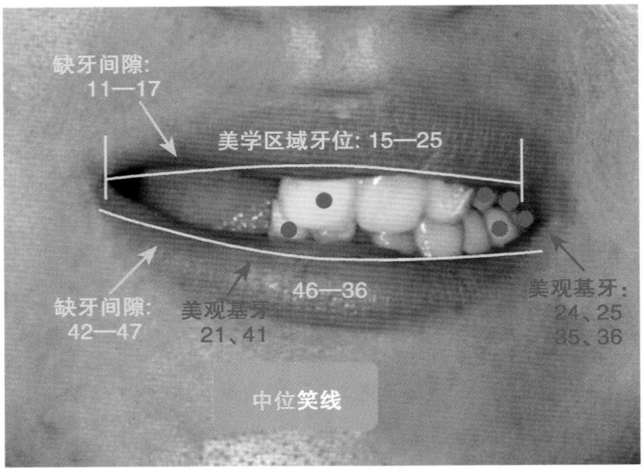

图 13-14　笑容分析

第二步:诊断模型取模,模型设计

1. 首先判断患者是何种牙列缺损类型,不同的缺损情况有不同的设计原则。

（1）Kennedy 第一类、第二类游离缺失（图 13-15）

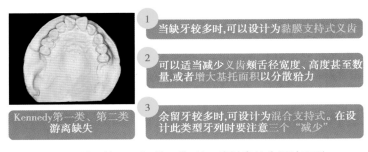

① 当缺牙较多时,可以设计为黏膜支持式义齿

② 可以适当减少义齿颊舌径宽度、高度甚至数量,或者增大基托面积以分散殆力

Kennedy第一类、第二类游离缺失

③ 余留牙较多时,可设计为混合支持式。在设计此类型牙列时要注意三个"减少"

图 13-15　Kennedy 第一类、第二类游离缺失设计原则

1）当缺牙较多并且基牙无法承担较大咬合力时,可以设计活动义齿的支持方式为黏膜支持式——黏膜承担起主要支持作用。为了减少牙槽嵴所受压力,可以减小义齿颊舌径宽度、高度甚至数量,或者增大基托面积以分散殆力。

2）余留牙较多且口腔组织情况良好时,活动义齿的支持方式可为混合支持式——黏膜和天然牙共同支持殆力。混合支持式义齿的设计最为复杂,设计不当可能会导致基牙松动、黏膜压痛、牙槽骨加速吸收等后果。在设计此类型牙列时要注意减少下沉、旋转和摇摆。

（2）Kennedy 第三类非游离缺失（图 13-16）

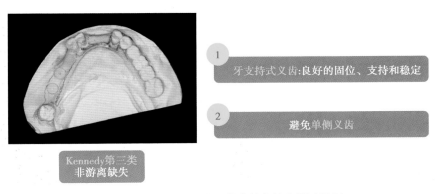

① 牙支持式义齿:良好的固位、支持和稳定

② 避免单侧义齿

Kennedy第三类非游离缺失

图 13-16　Kennedy 第三类非游离缺失设计原则

Kennedy 第三类缺失牙列的缺隙前后都有基牙,即义齿为牙支持式。此种支持方式通常能提供良好的固位、支持、稳定作用。需要注意一点:除非缺隙较小可以选择隐形义齿修复,活动义齿要尽量避免设计成单侧义齿——仅牙弓一侧有义齿,以免义齿的冠状面旋转。

（3）Kennedy 第四类前牙缺失（图 13-17）:Kennedy Ⅳ 类牙弓缺失了前牙,美观基牙一般都位于美学区域牙位。从美观的角度考虑,缺隙侧基牙上要避免设计颊侧卡环,可以使用邻面固位美观卡环（前牙邻面板式卡环、Twin-Flex 卡环等）。邻面固位美观卡环必须搭配其他卡环一起使用否则不能满足固位力需求。可以在非美观区域牙位上放置传统卡环。如果缺失牙不多,可以只在缺隙侧基牙上放置邻面板。缺失牙较多时,为了避免义齿下沉,要在基牙上放置支托。

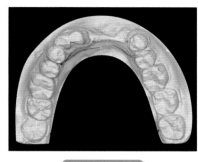

① 使用邻面固位美观卡环,但必须搭配其他卡环共同使用

② 缺失牙不多时,基牙放置邻面板即可;缺失牙较多时,要设置支托

Kennedy 第四类前牙缺失

图 13-17　Kennedy 第四类游离缺失设计原则

2. 然后依据美观基牙结合研究模型,最终确认基牙。基牙的选择必须遵循以下 7 个原则（图 13-18）:

（1）首先选择邻近缺隙的基牙,提升固位力、稳定性,并缩小义齿结构。

（2）当患者余留牙较少时（不大于 4 颗）,要尽可能利用每一个可能的基牙。余留牙数量较多、条件较好时,基牙数量最好不要超过 4 个。太过复杂的支架结构不利于患者摘戴和清洁。并且由于侧向力增加,可能造成牙周创伤。

（3）基牙的分布要尽可能满足三点面式分布,直接固位体的连线形成的平面的中心要尽可能位于义齿的中心,达到理想的稳定性。

（4）在合理设计的基础上,尽量使用非美观区域牙位的卡抱式卡环。

（5）尽量选择牙周膜面积较大的基牙,例如尖牙、第一前磨牙。要选择牙周健康良好的基牙。如果患者有牙结石或牙周病,需先进行牙周治疗后再行修复治疗。基牙牙体长轴方向应尽可能与咬合力垂直,增大牙周潜力,并且减少基牙所受的多余负荷。

（6）尽可能选择牙冠完整、固位形好的牙齿作为基牙,具备一定的倒凹深度和倒凹坡度。对于有龋坏的牙齿,卡环的卡抱会影响其自洁作用而加速龋坏进程,必须先行治疗再作基牙。有缺损的基牙在放置固位体前应该先用嵌体或充填等方式恢复外形。

（7）患有牙髓病的牙齿必须经过根管治疗后才能选为基牙;死髓牙牙体硬组织强度较低,固位体的施力可能会导致其发生断裂,所以死髓牙应用桩核、冠等修复体加强强度后再放置固位体。牙本质过敏的牙齿如果经过脱敏治疗后仍对外界刺激敏感,则要避免选做基牙。

3. 利用观测仪确定可摘局部义齿的就位道,并控制影响就位道方向因素的过程,称为观测。观测是医师设计活动义齿的关键步骤。美观卡环修复技术中的模型观测流程,最主要的目的是确定美观固位区。

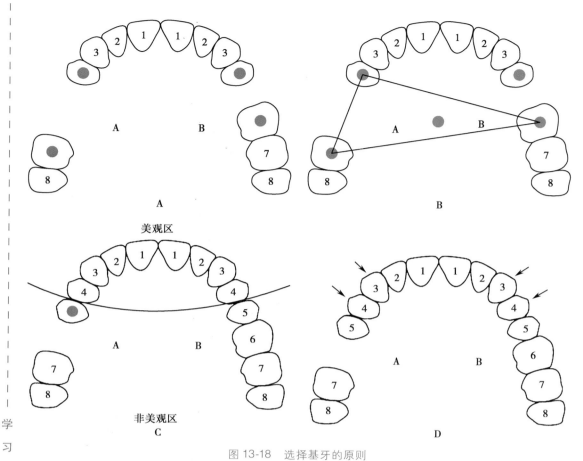

图 13-18 选择基牙的原则

A. 邻接缺隙选基牙;B. 三点面式分布,中心重合;C. 尽量选非美观区基牙;D. 选牙周膜面积大的牙

（1）定位美观就位道:美观就位道的影响因素主要有 3 个:固位区、干扰区、美观。

固位区:倒凹的存在提供了固位力。各基牙倒凹区的量要分配均匀,意思就是不能这个基牙上的倒凹特别深,而在另一个基牙上特别浅。

此外,导平面通过与牙体摩擦也能提供部分固位力。导平面要与就位道平行,互相之间也要平行。

干扰区:口腔软硬组织上影响就位的区域称为干扰区,常见的干扰区包括牙体舌倾区域,一般可以通过调磨消除就位影响,但如果磨除的量实在太多则建议全冠修复,或者更改义齿部件的放置位置。

美观:对于前牙缺失,如果缺隙侧基牙邻面倒凹较大,可以通过调整就位道减少不美观的缝隙。

经过面容分析、笑容分析后,医师应该对美观固位区大致位于牙体的哪一个位置已经"心中有数"。例如:为了不露金属,A2 只能利用邻面;A3 颊轴嵴远中只能依靠牙体遮挡一点点、A4 颈 1/3 可以完全得到唇的遮挡等等。依据这些判断对美观基牙进行观测,定位美观就位道,检查固位区的深度和坡度是否足够。

（2）描绘美观观测线:就位道一旦确定,整副义齿的设计也就基本确定了。观测线是连接牙齿或软组织上最高点的连线。一副模型上可以有多种多样的观测线,选择哪一种观测线取决于医师的经验和义齿设计的侧重点。

（3）确认美观固位区:根据美观观测线确定美观固位区位置。一般临床上常用的美观固位区包括颊轴嵴远中、颈 1/3 和邻面(图 13-19)。

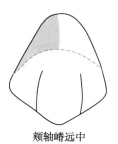 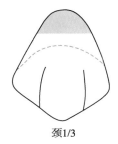 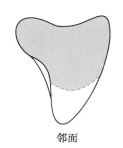

| 颊轴嵴远中 | 颈1/3 | 邻面 |

图 13-19 常用的美观固位区

4. 根据美观固位区所处牙面,选择美观卡环(图 13-20)。然后依据美观基牙牙位(前牙、后牙),最终确定美观卡环类型。

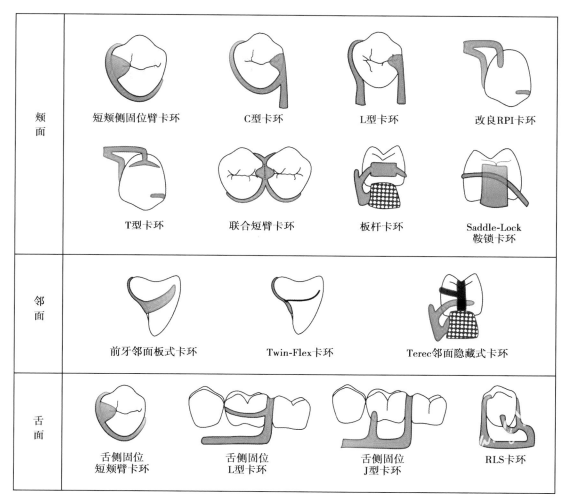

图 13-20 美观卡环按照美观固位区不同分类

第三步:填画工作授权书

美观卡环比较多,填画时容易混淆,产生误会。当然,如果是电子菜单下拉选项,就比较好。但是设计图很多时候还是无法替代的。完成美观卡环的挑选后,在预备基牙之前应该先把工作授权书填画好,以便备牙时检查核对。

1. 推荐使用专用的工作授权书 为了避免传递信息错误,建议使用以下方式:

以《美观卡环修复技术工作授权书》为例,正面包括患者基本信息、微笑暴露区设计和支架设计,反面是15种美观卡环的设计单示意图(图13-21,图13-22),简单明了,易于识别,具有唯一性。工作授权书是提升医师与技师之间信息传递流量的重要途径。

美观卡环修复技术工作授权书

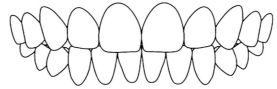

微笑暴露区设计:

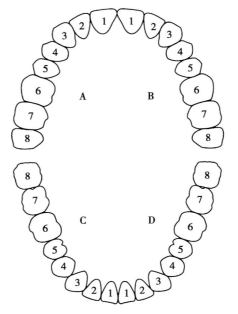

支架设计:

图13-21　美观卡环修复技术工作授权书(正面)

2. 填画示例假设一位患者缺失了15、16、25、26,13Ⅱ度松动,22Ⅰ度松动,对其进行分析设计后填画工作授权书。

(1) 记录缺失牙位(图13-23,图13-24)

(2) 记录松动牙(图13-25)

(3) 描画微笑暴露区(图13-26):通过与患者自然交谈,例如记录姓名、年龄等基本信息时,观察患者口腔进行言语活动时的暴露区,或者让患者连续念出"茄子",观察微笑暴露区范围。用线条标记出微笑暴露区。

(4) 微笑暴露区设计(图13-27):根据微笑暴露区所示的美学区域牙位,对比缺失牙列,选择美观基牙。再次对比患者实际口腔暴露情况,挑选美观卡环,描画并简单注明名称。

(5) 非美观区设计:非美观区视情况可不选择美观卡环设计。选择基牙后描画卡环并注明名称(图13-28),画出铸造支架的其他部分。

(6) 完成:至此工作授权书就填画完成了(图13-29)。其中微笑暴露区的设计非常重要,是技师制作卡环蜡型时重要的方位参考。

其他要求：

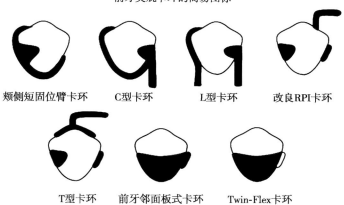

前牙美观卡环的简易图标

颊侧短固位臂卡环　　　C型卡环　　　L型卡环　　　改良RPI卡环

T型卡环　　　前牙邻面板式卡环　　　Twin-Flex卡环

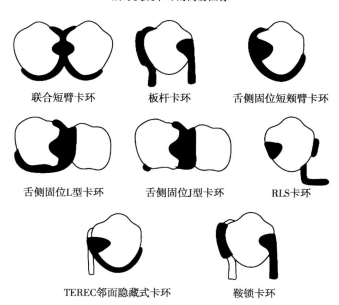

后牙美观卡环的简易图标

联合短臂卡环　　　板杆卡环　　　舌侧固位短颊臂卡环

舌侧固位L型卡环　　　舌侧固位J型卡环　　　RLS卡环

TEREC邻面隐藏式卡环　　　鞍锁卡环

图 13-22　美观卡环修复技术工作授权书（反面）

支架设计：

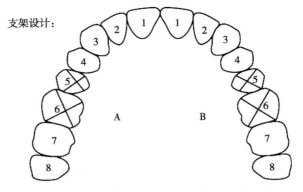

图 13-23 在"支架设计"牙列图上标注缺失牙位

微笑暴露区设计：

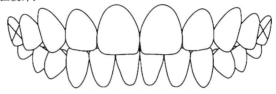

图 13-24 在"微笑暴露区设计"牙列图上也要标注缺失牙位

支架设计：

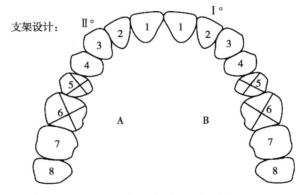

图 13-25 标注松动牙及松动度

微笑暴露区设计：

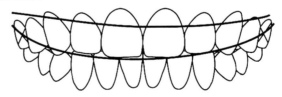

图 13-26 标记微笑暴露区

支架设计：

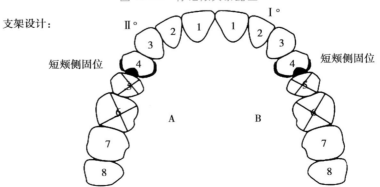

图 13-27 描画美观卡环并注明名称

支架设计：

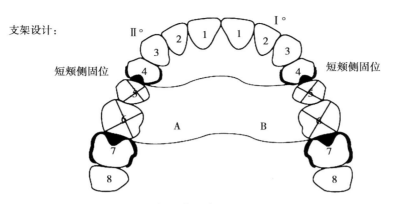

图 13-28 描画传统卡环并注明名称

美观卡环修复技术工作授权书

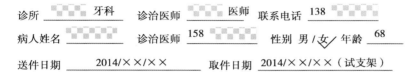

微笑暴露区设计：

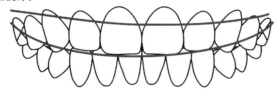

支架设计：

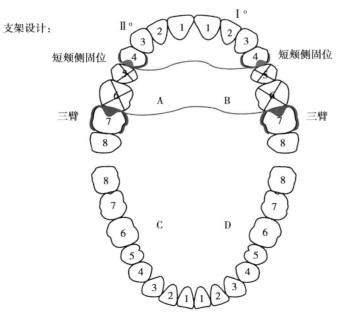

图 13-29 工作授权书填画完成

（于海洋）

参 考 文 献

1. 赵铱民. 口腔修复学. 第 7 版. 北京:人民卫生出版社,2012
2. 巢永烈. 口腔修复学. 北京:人民卫生出版社,2012
3. 原卫生部. 住院医师规范化培训标准(试行),2009
4. 王少海,汪大林,邱小倩. 提高口腔修复住院医师规范化培训质量的初探. 西北医学教育,2012,20(2):421-422
5. 于海洋. 美学修复的临床分析设计及实施(第一册)临床分析设计. 北京:人民卫生出版社,2014
6. 于海洋. 美观卡环修复技术. 北京:人民卫生出版社,2014
7. 马轩祥. 口腔修复学. 沈阳:辽宁科学技术出版社,2001
8. 余占海. 口腔修复学理论与实践. 北京:军事医学科学出版社,2004